Vera Sandberg
Krebs. Und alles ist anders

W0188477

Vera Sandberg

Krebs.
Und alles
ist anders

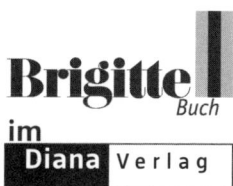

Brigitte *Buch*
im
Diana Verlag

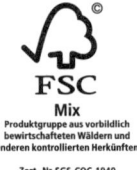

FSC

Mix
Produktgruppe aus vorbildlich
bewirtschafteten Wäldern und
anderen kontrollierten Herkünften

Zert.-Nr. SGS-COC-1940
www.fsc.org
© 1996 Forest Stewardship Council

Verlagsgruppe Random House FSC-DEU-0100
Das für dieses Buch verwendete
FSC-zertifizierte Papier *Munken Premium*
liefert Arctic Paper Munkedals AB, Schweden.

Inhalt

Einleitung

Als ich Anfang 2007 endlich mein altes Vorhaben in Angriff nahm, Tagebuch zu führen, ahnte ich nicht, wie wichtig das Schreiben an diesem Buch für mich werden würde.

In diesem Jahr bekam ich Krebs. In diesem Jahr verließ mich ein Mann, und ich fand einen, den ich lieben kann. In diesem Jahr verstand ich mein Leben neu.

Das Nachdenken im Schreiben hat mir einen Weg zu mir geöffnet, zu meinen Erinnerungen, zu meinem Innern. Der Krebs war mein Begleiter, mein strenger Freund, der mich zwang, genauer hinzuschauen, ehrlicher zu werden. Ich habe die Krankheit bisher gut überstanden, und wenn sie nicht wiederkommt, hat sie mir mehr geholfen als geschadet.

Natürlich habe ich das Tagebuch für die Veröffentlichung überarbeitet, ich habe Erklärungen eingefügt, die ich mir selbst nicht geben müsste. Ich habe alle Namen geändert bis auf einen. Und welcher das ist, wird hier nicht verraten. Aber ich habe keine Ereignisse erfunden, hinzugefügt, abgewandelt. So und nicht anders ist es nach meinem Gedächtnis gewesen, mein Leben bis hierher. Mit dem Abschied aus meinem Geburtsland, mit den Kämpfen um die Liebe, mit den beiden Kindern, die ich allein erziehen musste, mit mir, die ich mir lange Jahre ein unbekanntes Wesen war.

Was davon zum Krebs gehört und was nicht, werde ich nie erfahren und unterscheiden können. Ich glaube, diese Krankheit ist nur ein weiteres biografisches Ereignis, ich muss sie verstehen, in mein Leben integrieren. Und als Grund nutzen, sorgsam mit meinen Tagen umzugehen. Das ist es, warum ich diesen Text öffentlich machen will: Meine Bitte an alle Betroffenen, der Horrordiagnose einen Sinn zu geben. Nämlich für das ganze restliche Leben besser mit sich selbst umzugehen.

Dabei viel Glück, wir können es alle brauchen!

Vera Sandberg
Börnicke, Oktober 2008

Teil I

Die Ahnung

3. Januar 2007 bis 12. Juli 2007

Ein Mann verlässt mich, ich spüre einen Knoten in der Brust,
ich lerne viele Wartezimmer kennen und finde eine neue Liebe.

*Es ist gerade die Distanz
zu meinen Ursprüngen, die mir gefällt.
Ich habe nichts, wohin ich
zurückkehren könnte.*
Susan Sonntag, *aus: Geist und Glamour*

30. Januar 2007

Er ist gegangen. Am Handy teilt er mir mit: »Ich bin jetzt bei ihr. Und hole morgen ein paar Sachen.« Er wollte übers Wochenende nachdenken, ist für zwei Tage nach Thüringen gefahren. Sie oder ich. Als ob er die Wahl gehabt hätte. Die Fragestellung war für mich schon das Aus. Das Fazit: dieser Anruf aus ihrer Wohnung. Babyschreien im Hintergrund. Unsere zwei Jahre, kein Abschied wert. Zum Glück sitzen gerade Henry, ein Freund, und meine Cousine Katja bei mir. Ich bin erstarrt, und sie wettern über den undankbaren, stillosen Kerl. Und dass ich ihn doch gar nicht nötig hätte. Nicht nötig. Offenbar doch. Das sagt man immer, um jemanden aufzubauen: Du bist so eine tolle Frau, der hatte dich gar nicht verdient. Ja, ja. Sülze. Nicht verdient. Nicht nötig. Lieb gemeint. Aber das sind die falschen Vokabeln. Wir alle tun keine Dinge, die wir nicht irgendwie nötig haben. Ich habe ihn gebraucht, und warum, das spielt jetzt keine Rolle mehr. Er hat es nicht bemerkt. Oder es hat ihn nicht interessiert.

Ich spüre meine Verantwortung. Mein Versagen. Ich weiß, dass ich kein Opfer bin. Nur eben verraten, verlassen. Vertrautes Gefühl.

1. Februar 2007

Wieder einmal bin ich auf Los. Es ist so anstrengend. Vor zwei Jahren sind wir in das neue Haus eingezogen, Johann und ich. Wir kannten uns ein paar Wochen. Den Hauskauf hatte ich schon Monate vor unserer ersten Begegnung klargemacht. Dann gab es ihn, Johann, und die Vorstellung, nun doch nicht allein das große Haus bewohnen zu wollen, war sofort da. Ich dachte, es spielt keine Rolle, dass es meins ist. Und dass er aus einer völlig vergammelten Einzimmerwohnung mit unsäglichen Eichenmöbeln und einem halben Dutzend alten Computern zu mir gezogen ist, das habe ich als mögliche Warnung verdrängt. So gern wollte ich einen Mann. Zu gern. Meinen Mann. Und nun hatte ich ein altes Bauernhaus, frisch renoviert, vor den Toren Berlins und einen Mann, der Kuchen backen und Telefone anschließen konnte. Ich war froh. Das Leben sollte sich runden. Ab fünfzig sollte es das.

Die Männersuche zieht sich durch mein Leben wie eine Melodie, wie ein Ohrwurm. Und zugleich die Scham darüber. Denn es geht nicht nur um Sex, um Abwechslung, um Abenteuer – und selbst wenn? Müsste ich mich dafür verteidigen? Kaum. Es geht aber um viel mehr. Eine Heimat finden in der Welt. Kitsch? Vielleicht. Und ein machtvolles Bedürfnis. Aber das Schamgefühl ist immer gleich zur Stelle. Männersuche = Unfähigkeit, allein zu leben = Unfähigkeit, überhaupt zu leben. Und warum dafür schämen? Ist es nicht eher ein Grund zu trauern? Nach Ursachen zu suchen? Sie zu beseitigen? Aber so weit war ich noch nicht, als ich Johann in mein Leben eingeladen habe. Der Krug geht so lange zum Brunnen, bis er bricht. Die Männersuche erfolglos abzubrechen, das heißt, der Krug ist gebrochen. Ich gebe auf. Mein Lebensplan ist gescheitert. Nein, ein Johann kann das nicht erreichen. Und auch nicht der davor und der davor. Ich weiß nicht, was ich tun werde, aber ich lasse mich nicht brechen, nur weil die falschen Männer andere Lebenspläne haben.

Aber was ist mit mir los? Wenn ich glaubte, gefunden zu haben, habe ich jedes Mal bewusst eine Menge übersehen und mir einiges eingeredet. Einer war zwölf Jahre jünger, hatte einen schönen Körper, aber keinen Beruf. Einer war ein toller Musiker, aber auch Trinker und latent homosexuell. Einer war väterlich fürsorglich, aber ein unzufriedener Meckerer, der meine Lebenslust bremsen wollte. Einer war ein Karrieremann, der aber kein halbes Jahr treu sein konnte. Einer war ein guter Vater für meine Kinder, aber neidisch auf meine Leichtigkeit.

Nicht das erste Mal wurde sie verraten: die Liebe. Das große Wort. Für Johann sprach: ähnliche Herkunft. Gleiche Erfahrungen in der gleichen Zeit und an den gleichen Orten. Kindheit und Jugend im deutschen Osten. Ich bin allerdings noch vor der Öffnung, im Juni 1989, Richtung Westen abgereist. Er ist von der Vereinigung überrollt worden, hat seine Arbeit verloren. Ein wichtiger Unterschied, der mir von den Daheimgebliebenen immer noch gern als Verrat angekreidet wird. Auch von Johann. Warum ich damals weg wollte, weg musste, es will keiner verstehen. Und ich will auch nicht mehr drüber reden. Es ist knapp zwanzig Jahre her. Hamburg fing mich auf. Hamburg gab mir einen Job, eine neue Liebe. Zwölf Jahre lebte ich dort. Ein Zuhause wurde es nie. Die Liebe verlor sich, der Job blieb.

Im Jahr 2000 ging ich zurück. Aber es war kein rückwärtsgewandtes Umziehen. Das Berlin, das ich verlassen hatte, existierte nicht mehr. Sonst wäre ich nicht gekommen. Alles war neu, und doch war eine Spur von all dem meins. In diese Stimmung passte Johann. Wir hatten die gleichen Kinderbücher gelesen. Auch er liebte *Das Katzenhaus*, ein russisches Märchen von einer feinen, fetten Katze, die erst liebevoll wird, als sie selbst das Elend kennenlernt. Der Zeigefinger war in Reimen und bunten Bildern verpackt. Auch Johann sang: »Die Heimat hat sich schön gemacht, und Tau steht ihr im Haar …« Und hat sich wie ich bestimmt nicht gefragt, wo die Heimat eigentlich Haare hat. Auch er hat dieses Land geliebt und dem Regime zugleich kritisch gegenübergestanden.

Johann sah aus, wie ich mir einen genialen Künstler vorstellte: langes Wuschelhaar, grau meliert, Dreitagebart, Charakternase, traurige Augen. Ich fand ihn wunderbar. Was wusste ich denn schon von ihm? Ich wollte ihn an die leere Stelle neben mir setzen. Das weiß ich jetzt. Mich mit ihm schmücken, mich an ihn lehnen. So was geht nicht. Wird aber immer wieder versucht. Annelie Keil, meine Lieblingsexpertin in Psychofragen, sagte in einem Interview einmal zu mir: »Interessieren sich Partner überhaupt füreinander? Oder wollen sie vom anderen nur, dass er etwas wiedergutmacht, ihre Defizite abdeckt? Dass er funktioniert in der Rolle, in der wir ihn brauchen?« Genau das habe ich versucht. Immer wieder. Mut zur Ehrlichkeit – und schon ist das Leid des Verlassenseins viel kleiner. Wie oft habe ich das in Artikeln über das »Paar-Unwesen« – mein Begriff für unsägliche, ewig wiederkehrende Beziehungsprobleme – geschrieben. So oft, dass es mir jetzt selbst hilft.

»Er hat bei dir überwintert«, sagt einer seiner besten Freunde von ihm. Hart. Für ihn und für mich. Ich habe ihm geholfen, sein Leben zu reorganisieren. Zehn Jahre jünger sah er am Schluss aus. Und da wollte ihn die junge Russin wieder, die ihn einst für den deutschen Pass geheiratet und ihn anschließend zum Teufel gejagt hatte, ohne Geld, ohne Sicherheit, ohne Führerschein und Auto, ohne

Kranken- und Rentenversicherung, wie er war. Das meiste davon hat sich in den beiden Jahren mit mir geändert. Vielleicht war er danach nicht mehr er selbst, nicht chaotisch und arm genug? Er sei jetzt wieder authentisch, sagt er am Handy, diesmal von seiner neu angemieteten Einzimmerwohnung aus. Authentisch. Es tut weh. Er hatte nichts, nichts, nichts von mir kapiert. Äußerlichkeit fürs Ganze genommen. Das Haus, das Auto, was weiß ich. Vielleicht war es auch nur das jüngere Fleisch, das zog. Oder sein Ego, dass sie ihn am Ende doch wieder wollte.

Ich bin nicht bereit, tiefer in diese Obsession einzudringen. Ich habe meine eigenen Krankheiten. Bin verletzt und empört. Und allein. Wie immer.

2. Februar 2007

Die Tür zu seinem Zimmer bleibt zu. Dahinter sieht es gruselig aus. Halb gepackte Kisten, aufgerissene Schrankfächer, Kabel, CD-Hüllen, Zigarettenkippen auf dem Boden, leere Cola-Flaschen auf dem Fensterbrett. In mir sind Eis und Angst. Ich habe kein Talent zur Liebe. Solche Sätze darf man nicht denken, schon gar nicht sagen. Dann werden sie wahr. Also: Meine Begabung zur Liebe ist – unentdeckt. Besser? Ja. Damit geht's mir besser. Ich weiß ja, dass ich sie selbst entdecken muss. Es ist schon spät im Leben, aber nicht zu spät. Der Grund, weshalb ich so an der Restjugendlichkeit festhalte, die mir geblieben ist. Hätte ich die Silberhochzeit hinter mir, vielleicht würde ich in Ruhe rund und schrumpelig werden. In Boutiquen Fantasiekleider erwerben, die in keinem Bezug zur Mode stehen und einfach so alt aussehen, wie ich bin. Aber dies passt nicht zu mir. Ich passe in Jeans und Cowboystiefel. Oder in ein schwarzes Etuikleid. So ist es nun mal. Keine Blumenmuster, kein Schmuck. Was wir nach außen kehren, ist ja nichts Zufälliges. Deswegen wundert es mich immer, wenn so stark zwischen Äußerlichkeit und »inneren« Werten unterschieden wird. Man stelle sich ein Haus ohne Fassade vor. Es wäre keins. Und wir wären ohne unser Äußeres auch niemand.

Ich fahre jeden Tag in die Stadt, trinke zu viel Rotwein, erzähle allen alles. Bin für andere die lebende Soap Opera. Höre immer dieselben guten Wünsche der anderen. Das war nicht der Richtige. Wieder nicht. Du bist zu schade für den. Das denke ich nicht. Aber wiederhaben will ich ihn auch nicht. Ich will, dass er mit der jungen Frau und dem fremden Baby auf die Schnauze fällt. Ja, das will ich. Und ich schäme mich nicht für meine Gedanken. Warum immer gut sein wollen? Er will das. Gut sein. Der Beste sein. Einer mit Helfersyndrom und krankhafter Bescheidenheit. Bloß nichts Gutes für sich selbst. Nein, danke, ich brauche nichts. Aber mir so einen Schweinestall zumuten wie sein halb ausgeräumtes Zimmer! Der Gute! Wieso nur habe ich gedacht, das könnte zu mir passen?

10. Februar 2007

Beim Duschen habe ich eine Verhärtung in der rechten Brust entdeckt. Ein kalter Schreck durchfährt mich. Ein Knoten in der Brust, nein, nicht weiterdenken. Das Böse kann es nicht sein. Keine Zeit für so etwas. Ich habe zu tun. Mit meinem Liebeskummer, mit einem neuen Buch. Mit Überleben nach dem Verlassensein. Mit Altwerden.

Abends im Bett wandert meine Hand zu der Stelle, sie liegt oberhalb der Brustwarze, genau in der Mitte, und sie lässt sich wie ein Fremdkörper hin- und herschieben, tut aber nicht weh. Ich schlafe ein, denke noch im Wegdriften: Kann ja wohl nicht sein, da verlässt mich ein Kerl, der mich nicht verdient hat, und ich kriege Krebs ... Nein, das kann nicht sein. So ist das Leben nicht. Jedenfalls nicht meins.

12. Februar 2007

Hole Lena von der Arbeit ab, wir gehen essen. Ich mühe mich, gut drauf zu sein, sie hat mich schon oft genug zusammenklappen gesehen. Aber sie guckt durch die Schminke hindurch. Und sie sagt: »Ich wusste gleich, dass mit dem was nicht stimmt. Der ist depressiv, der hat dich runtergezogen. Wo hast du bloß deine Augen gehabt?« Wie soll ich dem Mädchen erzählen, wie das ist: über fünfzig, dreimal geschieden, allein in einem wunderschönen Haus. Und so hungrig. Ich will, dass meine Tochter mich versteht, aber ich will ihr nichts vorjammern. Ihr keine Angst machen.

Ich bin ratlos. Wir essen Salat. Wieder einmal bin ich keine Mutter, an die sie sich anlehnen kann. Dabei tue ich alles, was ich kann. Mich ändern, grundlegend ändern, gehört nicht dazu. Geld geben für die Gasrechnung und Tipps für den Job, zuhören, loben, aufräumen, das kann ich. Ich habe gelernt, dass das nicht wenig ist. Aber ich wäre doch gern der starke Baum, der sie überdacht, der sie erdet, sie schützt und stärkt.

Und nun sitzen wir da, ich mit Liebeskummer, sie mit den Ratschlägen einer Sechsundzwanzigjährigen. Das Alter will sie als Problem nicht gelten lassen. Sie sagt einen wundersamen Satz: »Mami, du weißt immer noch nicht, was für ein mächtiger Mensch du bist.« Mächtig. Das Wort ist nicht einfach rausgerutscht. Wir alle reden gern in unserer Familie. Wir alle wählen Worte bewusst. Mächtig. Sie meint, ich kann alles, was ich will. Das sagt mir mein Kind! Ich bin völlig fertig, vor Rührung, vor Begeisterung. Sie ist ein erstaunlicher Mensch. Von dem Knoten erzähle ich nichts. Ich weiß, dass sie schon genug Angst um mich hat. Und ich weiß, dass meine Beziehungskonflikte ihr eigenes Sehnen nach Bindung belasten.

16. Februar 2007

Er holt seine letzten Sachen ab. Den Tag verbringe ich mit Tatjana. Um nicht zu Hause zu sein. Um nicht zusehen zu müssen. Um ihn nicht sehen zu müssen. Wir sitzen am See in ihrem Wochenendhaus. Sie erklärt mir wieder einmal, dass sie mit Männern nichts mehr anfangen kann. Dass Männer einfach die schlechteren Menschen sind, außer es geht um Baumaßnahmen und Technik. Obwohl sie auch da fast alles allein kann. Ich müsse auch nur noch dahinterkommen, dass ich mir selbst genug bin. Und aufhören, mit dem Feind zu kollaborieren. Und zu kopulieren. Ha, das halte ich für Quatsch. Aber ich verstehe sie.

Erst um neun Uhr abends fahren wir zurück. Tatjana begleitet mich ins Haus, weil Johann noch da ist. Mit wirrem Blick schaut er aus Kistentürmen hervor. Ist es das Packen, das ihn so fertig macht? Ich frage nicht. Wir warten in der Veranda bei Kräutertee, dass er endlich verschwindet.

19. Februar 2007

Ich habe mir einen Dampfreiniger geborgt. Ich dampfe in seinem Zimmer alles weg: Rauchgeruch, Fusseln, Haarreste, unsichtbare Hinterlassenschaften. Das Zimmer ist jetzt clean, leer und schön. Ich schleppe die Matratzen von meinem großen Bett aus der ersten Etage herunter. Für mein Schlafzimmer habe ich ein kleineres Bett aus geflochtenem Korb geschenkt bekommen. Unten richte ich ein Gästezimmer ein. Marlene, meine Nachbarin, hilft mir, die Lattenroste zu bugsieren. Und wir schieben alles auf den dicken Balken zurecht, die den Bettrahmen ersetzen. Es sieht toll aus. Nun müssen nur noch Gäste kommen und das Zimmer mit ihrer Anwesenheit neu einweihen. Mein Schlafzimmer sieht nun auch gemütlicher aus. Ich brauche kein Doppelbett. Ein Eineinhalbbett, das genügt. Auch für den Fall, dass man mal nicht allein schläft.

Ich gehe durch das stille Haus. Durch das große Wohnzimmer mit Kamin, offen zur Küche, dahinter befindet sich die helle Veranda, die in den Garten führt. Durch das neue Gästezimmer, das kleine alte Gästezimmer, den Wirtschaftsraum, das Duschbad. Dann die Treppe hoch, da ist die offene Galerie, von der mein Arbeitszimmer, das Schlafzimmer und ein Bad abgehen. Alles mit Holz ausgelegt, alles grob verputzt und ockerfarben gestrichen. Überall die alten Dachbalken. Die Katze schläft unten auf dem Sofa. Es sieht irgendwie neu aus. Ja, es ist neu: Ich ziehe jetzt erst richtig ein. Allein. Ich hatte das Haus allein entdeckt, allein gekauft, und jetzt bewohne ich es allein.

Durch die zum Dach hin offene Balkendecke fällt weißes Winterlicht. Ich habe die Wahl: Lese ich in der Veranda mit Blick auf Bäume und Wiese? Oder gehe ich nach oben ins Arbeitszimmer, verkrieche mich auf dem orangefarbenen Sofa unter dem Dachfenster, kuschle mich an die Katze und mache den Kamin an? Das Haus ist zu groß für mich. Aber es ist so, wie es ist. Etwa hundert Jahre alt, aus dicken Felssteinen gebaut. Es wollte von mir gekauft werden und hatte einen Preis, der für mich gemacht war. Der Ort, Börnicke, ist eine halbe Stunde Autofahrt vom Prenzlauer Berg entfernt. Und trotzdem ein intaktes kleines Angerdorf mit etwa dreihundert Einwohnern. Nach zwei Jahren kenne ich genug Leute, um jeden Nachmittag bei jemand anderem Kaffee zu trinken. Mach ich nicht, aber ich fühle mich bei dem Gedanken weniger allein. Auf dem Hof gegenüber wohnen Marlene und Won, ein Architektenehepaar. Sie haben das ganze Gelände mit drei Häusern und Riesenscheune gekauft und renovieren nun eins nach dem anderen. Ein bisschen Indonesien in Brandenburg. Denn Won stammt aus Jakarta, und daher kommen auch einige der Ideen und Baumaterialien, die hier verwendet wurden. Ich habe also nicht die cleane, weiße Technoküche, die ich mir selbst entworfen hätte, sondern eine mit Terrakottafliesen, manche sogar mit viel zu niedlichen Motiven verziert. Wenn ich neue Gäste durchs Haus führe, erkläre ich jedes Mal, dass ich selbst es anders dekoriert hätte. Wozu eigentlich? Es ist ein Haus zum Liebhaben. Mein Platz. Meine Höhle.

20. Februar 2007

Mir ist immerzu schlecht. Ich vergesse zu essen. Ich habe keine Lust auf einen vollen Magen. Wenn er leer ist und ein bisschen krampft, ist es mir recht. So ungefähr muss Magersucht beginnen. Ich nehme ab. Das gefällt mir. Ich kaufe mir engere Hosen, das gefällt mir auch. Nach Trennungen werde ich immer dünner. Und auch jünger. Weil ich wieder frei bin. Wieder auf Freiersfüßen. Ich will nicht allein bleiben. Ich kann das nicht, was Tatjana für sich beschlossen hat. Allein gegen die Männer. Das Einzige, was ich lernen muss: kritischer hinschauen. Aber vorerst brauche ich Ablenkung. Bestätigung. Flirt. Muss ja nicht für die Ewigkeit sein. Ich melde mich bei Parship an. Die Online-Partnersuche kenne ich von einer Recherche. Mein Thema hieß: »Wo gibt es sie, die Männer, die uns guttun?« Ich habe damals, vor etwa fünf Jahren, alle Kontaktwege ausprobiert und darüber geschrieben. Es ist leichter, wenn man sich hinter dem Job verstecken kann. Ich hatte eine Entschuldigung vor mir selbst. Den Männern habe ich natürlich nichts gesagt. Ihnen nur signalisiert, dass sie leider nicht infrage kommen. Kleine Rache. Gemerkt habe ich mir: Wenn man nicht dick ist und nicht langweilig, sind sie schon erleichtert. Wenn man ein bisschen Humor hat und eine gewisse Offenheit fürs Leben, sind sie begeistert. Die armen Männer. Sie haben es auch nicht leicht mit uns.

Einmal habe ich einen Hamburger Freund gefragt, wie er die Vorliebe der Männer für jüngere Frauen erkläre, ob es tatsächlich die Beschaffenheit des Materials ist, die so sehr zählt. Er hat gesagt, ein fester Busen und ein runder Po, das wäre schon schön. Aber wichtiger ist die Offenheit, die Unvoreingenommenheit und Spontaneität der Jüngeren. Ein gewisser bitterer Zug um den Mund, Skepsis und Unbeweglichkeit der Meinungen sei bei älteren Frauen abschreckender als Falten etc. Das habe ich mir gemerkt. Jede Frau entscheidet, wie sie alt wird. Ich werde nicht ältlich. Allerdings hilft das bei der Männersuche nur bedingt. Denn was ist mit älteren Männern? Sie haben Bauch, Glatze und schlechte Gewohnheiten. Ich bin schon dankbar, wenn einer kein Alkoholproblem hat, wenn er nicht aus Versehen in Achtzigerjahre-Klamotten herumläuft. Männer, die sich bis fünfzig gut gehalten haben und frei sind, sind doch wesentlich seltenere Exemplare als Frauen, die in diesem Alter noch frisch erscheinen. Trotzdem: Ich brauche ja nicht Hunderte Beispiele, ich brauche einen Mann. Die Ausnahme, wenn möglich. Ich bin ja auch nicht wie alle.

Und so gehe ich also wieder an den Start. 180 Euro für ein halbes Jahr Männer-Check. Mein Selbstbewusstsein reicht, um mit fremden Männern E-Mails auszutauschen. Ja, ich weiß, ich müsste warten, zu Ende trauern um den, der gegangen ist. Trauern um mich, die ich immer wieder vor einem Scherbenhaufen stehe. Trotzdem gehe ich gerade gegen die Trauer und gegen das Verlassenheitsgefühl ins Getümmel. *I do it my way.* Basta.

22. Februar 2007

Nüchtern zum Arzt. Wegen Blutabnahme. Er will sehen, ob mein Eisenmangel sich nach ein paar Monaten gegeben hat, in denen ich Eisenkapseln geschluckt habe. Ja, es ist nicht berauschend, sagt er, aber besser geworden. Na bitte.

24. Februar 2007

Bingo. Einer hat angebissen. Einundfünfzig, 181 cm, drei Jahre jünger. Angemessen. Das Foto zeigt ein schönes Lachen. Witzig: Er ist Informatiker – mein Ex war außer Musiker auch Elektroniker. Er schreibt, er angelt nicht auf Paradiesfisch, sondern auf Makrele, aber davon will er nur die schönste und schnellste. Selbstbewusster Knabe. Gut. Nicht depressiv und keine Spur von falscher Bescheidenheit. Er schreibt, er sei Taoist. Einer, der warten kann, der geschehen lässt, der nachdenkt. Ein denkender Mann? Vielleicht sogar ein fühlender? Jedes Mal, wenn er geschrieben hat, bin ich nicht mehr so allein. Bloß nicht zu viel hoffen. Ein Anfang vielleicht. Egal, ich muss jeden Tag nehmen, wie er ist.

Ich werde immer dünner. Mir ist immer noch schlecht in der Mitte meines Körpers, und mein Gästezimmer weiterhin leer. Aber in meinem Korbbett bin ich gern allein. Ich lese viel. Ich bin unendlich müde. Und ich muss mich demnächst mal um diese harte Stelle kümmern.

9. März 2007

Karl und Marianne aus Hamburg sind da. Sie ziehen in mein neues Gästezimmer. Juhu, das ist schön, jetzt gehört es wieder zu meinem Territorium. Die beiden Freunde sind seit vierzehn Jahren geschieden, er hat danach eine andere geheiratet. Nun hat diese andere ihn verlassen. Und er hat sich seiner ersten Frau erinnert. Das ist sicher verkürzt und ungerecht wiedergegeben, aber so sieht es von außen aus. Ob Karl und Marianne wieder ein Paar werden? Ich habe meine Zweifel.

Abends kommt Mascha zum Essen dazu, eine neue Freundin aus dem Nachbarort, und sie reagiert ziemlich auf Karl. Er erwidert ihr Interesse. Sie glucken eng zusammen, reden leise und drehen sich eine Zigarette nach der anderen, während ich mit Marianne rede. Ich kann nicht erkennen, ob sie gekränkt ist. Ach, ist das alles kompliziert!

.

10. März 2007

Meine Hamburger Gäste sind im Kino, ich nutze die Zeit, um Vivienne zum Sechzigsten zu gratulieren. Vivienne ist meine Exschwägerin, eine lustige Person, eine Lebenskünstlerin, nie verheiratet, immer von Männern umgeben, bis heute ohne berufliche Ausbildung, aber immer mit künstlerischen Projekten beschäftigt. Meine Kinder Lena und Robert sind da, mein Exmann, der Kindesvater und Bruder von Vivienne. Ich freue mich immer, ihn zu sehen. Aber seine Frau tut dies nicht. Und so sagen wir uns nur knapp »Guten Tag« und fragen kurz: »Wie geht's?« Ich finde das schade, denn nach über zwanzig Jahren sollten die Trennungsschmerzen und -gründe vielleicht ausgestanden sein, sollte man sich freundschaftlich verstehen. Aber so ist es nicht. Vorwürfe gegen mich, die treulose Ehefrau, die pflichtvergessene Mutter, sind frisch wie am ersten Tag. Sie werden nicht mehr ausgesprochen, aber sie stehen im Raum. Am meisten quält das unsere Kinder. Auch wenn sie erwachsen sind: Mama und Papa bleiben das Wunschpaar in ihren Augen. Robert hat einmal gesagt: »Wenn ich mir meine Mutter und meinen Vater auf einem Platz vorstelle, dann ist er so groß wie der Alexanderplatz, und beide Elternteile stehen an verschiedenen Enden dieses Ortes einander gegenüber.«

Dabei gab es gar keine großen Streitigkeiten, keine endlos schmerzende Trauerphase. Es war aus, ehe es richtig angefangen hatte. Wir waren Mitte zwanzig, als wir uns kennenlernten, und Ende zwanzig, als wir uns trennten. Wir hatten die Kinder, aber wir hatten wenig Übereinstimmung über eine gemeinsame Lebensweise. Und keine Ahnung, wie man eine Annäherung erreichen könnte. Ich glaube, es war einfach zu wenig Liebe da. Daher zu wenig Wille, es miteinander hinzubekommen. Wie er gefühlt hat, weiß ich nicht. Ich aber, ich konnte damals überhaupt nicht lieben. Ich wollte haben: Zuneigung, Bestätigung, Aufmerksamkeit, Verständnis, Sicherheit. Schätze, das wollte er auch.

Abbuchen, ohne einzuzahlen. Wir haben uns verrechnet. Und unsere Kinder leben ein Leben lang damit.

Später am Abend trinke ich mit Karl und Marianne ein Glas Wein. Nein, die beiden werden nicht wieder ein Paar, aber gut, dass sie wie Freunde miteinander reden können. Sie waren fünfundzwanzig Jahre zusammen. Der Vater meiner Kinder und ich haben es nur auf vier Jahre gebracht.

17. März 2007

Jeden Abend eine Verabredung. Mit all meinen Freundinnen. Ich renne weg vor der Stille. Sie breitet sich aus, wenn niemand da ist. Warum habe ich solche Angst vor der Leere? Ich weiß es: Sie dringt zu leicht von außen nach innen. Die innere Stille, die ist bei mir kein Zeichen von Gelassenheit und Fülle. Sondern ein Signal für tiefen Mangel. Ein Grund, Angst zu haben.

20. März 2007

Die harte Stelle. Ablenkung. Ist sie hart, und ich bin weich? Bin ich vielleicht hart? Härter, als man glaubt? Ging es überhaupt jemals um Liebe? Es ging um Flucht. Ein Mann sollte eine schützende Decke sein. Schutz vor Erkenntnissen. Vor Fragen. Bin ich attraktiv? Solange ein Mann das findet, muss ich die Frage nicht selbst beantworten. Bin ich es wert, geliebt zu werden? Wenn es nur einer tut, ist alles gut. »Und wer's nie gekonnt, der stehle weinend sich aus diesem Bund ...« Bei Schillers Satz bekam ich schon mit vierzehn ein Ziehen im Magen. Wusste ich etwa, wie mein Leben wird?

So war es. Ich brauchte die Bestätigung meiner weiblichen Existenz so sehr, dass ich auf dem Absatz kehrtmachte und woanders danach suchte, wenn einer mich enttäuschte. Dadurch habe ich keine Silberhochzeit vorzuweisen. Schlechte Beziehungen habe ich aus der Not heraus beendet, mein Glück zu suchen. Ich *konnte* nicht verweilen, wo es kühl und hart und einsam war. Ich musste weiter. Vorteil: keine alten Abhängigkeiten. Nur Seelenlasten, abgelagert, kompostiert, aus verschiedenen Jahrzehnten. Ich lebe mit ihnen und renne. Renne, renne, suche es immer noch, das Glück, das für alles entschädigt. Nie würde ich das Tatjana erzählen. Sie würde entweder mitleidig lächeln oder streng den Kopf schütteln. Auf jeden Fall missbilligt sie meine Raserei. Denn: Das Glück, das müssen wir in uns selbst finden. Ach, du kluge Tatjana. Und wenn wir es nicht finden können? Weil es nie da war? Weil wir einsam und verlassen auf einer Insel sitzen, ohne Brücken zum Festland? Weil nur ein Prinz uns erlösen kann aus dem Nicht-Sein? Dem Nicht-Wert-Sein? Ich weiß, es ist falsch. Ein Mann kann mir nicht geben, was ich nicht habe. Aber er kann mir meine Defizite erträglicher machen. Er lenkt ab. Er stoppt, solange er da ist, meine wahnsinnige Suche. Ich weiß das alles. Und bin gefangen.

Ich sitze mit Tatjana wieder einmal auf ihrer wunderschönen grün berankten Terrasse. Mit dicken Jacken ist es warm genug. Wir trinken erst Kaffee, danach Wein. Wir reden übers Leben. Wie immer, wir sind ziemlich philosophisch. Tatjana kenne ich aus Teenagertagen. Sie war die Freundin einer Schulfreundin aus der Abizeit. Sie war meine Nachfolgerin bei meiner ersten großen Liebe mit neunzehn. Sie war die Nachbarstochter meines zweiten Ehemannes, da waren wir in den Zwanzigern. Und sie war mit vierzig die Freundin meines Bruders. Eigentlich schwang stets Konkurrenz zwischen uns mit. Aber auch Anziehung.

Jede von uns hat über fünfzig Jahre lang eine Menge Fragen und Antworten gesammelt und will sie loswerden, austauschen. Wobei natürlich jede ihre eigenen Ideen und Weisheiten behält. Austausch ist es demnach nicht, es ist eher ein Darstellen. Das war es schon immer. Ich glaube, wir bewundern – beneiden? – uns gegenseitig für die Dinge, die wir selbst nicht zu haben glauben. Es macht Spaß, mit ihr zu reden, und manchmal fällt ein Stückchen Weisheit der anderen auf einen herab, und man ist wieder ein bisschen reicher. Jedenfalls liebe ich diese Gespräche. Nur muss ich ständig aufpassen, dass ich nicht gekränkt werde. Ich bin noch nicht dahintergekommen, ob Tatjana mich infrage stellt, weil sie für sich selbst Bestärkung braucht. Oder ob ich die Bereitschaft habe, mich gedemütigt zu fühlen. Sicher ist es wie oft bei diesen Oder-Fragen etwas von beidem.

Jedenfalls sagt sie Sätze, wie: »Auf deiner Stirn steht geschrieben: ›Habt mich lieb!‹ Typisches Heimkindsyndrom, das mögen Menschen nicht.« Hä? Soll ich das glauben? Heimkind, ja, das war ich. Zwei, drei Jahre lang hat meine Mutter mich im Wochenheim abgeladen, um besser arbeiten zu können. Lieb gehabt werden, ja, das will ich. Ist das ein Stigma? Habe ich nicht Kraft und Selbstbewusstsein entwickelt, damit es etwas gibt, wofür andere mich schätzen können? Die Männersuche – mein wunder Punkt. Meine offene Flanke. Der Beweis, dass ich nicht rund bin.

Wir plaudern weiter um unsere brisanten Schmerzpunkte herum. Tatjanas Schwester ist tot. Ihre Eltern leben nicht mehr. Sie selbst ist ein missbrauchtes Kind, das haben wir zusammen herausgefunden, da waren wir schon sechsunddreißig. Bis dahin hatte sie es verdrängt. Wahnsinn. Dass ich vor der Schule in ein Wochenheim geschickt wurde, habe ich ihr auch erst mitten im Leben erzählt. Bis dahin hatte ich nicht gewusst, dass das für mein Leben eine Rolle spielt.

Heute bin ich melancholisch. Ich sage, ich weiß nicht, wofür ich leben soll. Die Kinder sind groß, die Liebe gelingt mir nicht, die Arbeit bringt immer weniger Überraschung. Mein Haus ist nicht zu toppen – ich werde nicht mehr umziehen. Nichts Neues ist zu erwarten, nichts zu erreichen. Soll man leben, um zu essen und zu scheißen? Tatjana sagt, so habe sie mit Ende dreißig gedacht. Da sei sie in die Klapsmühle gegangen. Und jetzt habe sie Enkel, einen Garten und viele Leute, die sie brauchen. Sie hat sich ein eigenes Universum geschaffen, ist eine Sonne für viele. Sie leitet im Prenzlauer Berg ein Kinderspielzentrum. Da können Kinder tanzen, töpfern, Theater spielen. Und junge Leute als Kursleiter ein bisschen Geld verdienen. Tatjana ist die üppige Prinzipalin, auch körperlich üppig geworden, von allen bewundert, geliebt und ein wenig gefürchtet.

Während um sie herum das Leben tobt, befinde ich mich eher im luftleeren Raum. Lebe allein in meinem Landhausidyll. Arbeite allein, wenn ich nicht ab und zu in die Redaktion fahre oder auf eine Dienstreise. Meine Jobkontakte laufen fast immer übers Internet und übers Telefon. Ich lese, denke, schreibe. Sehr einsam. Und fast konfliktfrei. Kein Grund, das zu ändern. Es macht Spaß. Aber es macht nicht glücklich.

Mitten in unserem Gespräch höre ich plötzlich den Satz: »Vielleicht hab ich ja Brustkrebs und kratze bald ab.« Ich war es, die den Satz gesagt und danach in ein Stück Rosinenkuchen gebissen hat. Sofort schäme ich mich. Mit solchen Dingen scherzt man nicht. Es gibt so viele, die tatsächlich unter dieser gemeinen Krankheit leiden.

Tatjana fragt nach, ich erzähle von dem Hubbel über der Brustwarze. Ich höre: »Na dann ab zur Gynäkologin.« Ich: »Ach, das hat Zeit. In meiner Familie haben alle Frauen Zysten. Das wird eine ganz harmlose Zyste sein. In meiner Familie gibt es keinen Krebs.« Und wir wechseln das Thema. Die Kinder, die Katze, der Garten.

28. März 2007

Meine Mutter wird heute fünfundsiebzig. Ich schicke ihr eine SMS. Nach Spanien. Da feiert sie mit Ehemann, Schwiegermutter und alten Freunden, die ausgewandert sind. Ich war eingeladen mitzureisen, aber meine Kinder waren ausgeladen, das wäre ihr dann doch zu viel gewesen. Und mir wäre es zu wenig gewesen. Nach Spanien zu fliegen und mit zwei fremden Leuten und meiner fremden Mutter zusammenzusitzen. Ich habe noch lebhaft die Erzählungen der Familie in Erinnerung, wie meine Mutter mit ihrem Bruder und dessen Frau in Spanien ein Ferienhaus geteilt hat. Sie soll das Haus kurz besichtigt und gerufen haben: »Das Zimmer nehme ich! Das ist das schönste!« Und danach hat sie ihre Schwägerin den Haushalt führen lassen. Nein, als Anhängsel und Claqueur reise ich nicht mit meiner Mutter. Die Zeiten sind vorbei. Also die SMS. Die genügt. Trotzdem ist da auch Scham.

Als Senta Berger einmal im Fernsehen von ihrer wunderbaren Mutter erzählte – dabei sah sie strahlend schön aus –, spürte ich kalten Neid. Ja, dachte ich, wunderbare Menschen haben wunderbare Mütter. Ich sammle Grusel-

geschichten über schreckliche Mütter. Marlene Dietrich –
eine Horrormutter. Aber Geschichten von wunderbaren
Müttern klingen immer besser. Und werfen ein besseres
Licht auf deren Kinder.

29. März 2007

Ich bin für einen Tag nach Hamburg gefahren. Themen-
konferenz in der Redaktion. Viele neue Gesichter am langen Tisch. Sie werden immer jünger, die Neuen. Ich als
Externe werde von der stellvertretenden Chefredakteurin
ausdrücklich begrüßt. Die anderen sehen sich ja jeden Tag.
Kolleginnen tragen Informationen und Gedanken vor,
die sie zu Themen entwickeln wollen. Es wird über Mus-
lima, über Bürgerhäuser, über das Abwandern von jungen
Frauen aus Ostdeutschland und über das Muttersein diskutiert, die Redakteurinnen sind bestens präpariert, drücken sich präzise aus. Ich fühle mich wie der Kanarienvogel
im Spatzennest. Es ist ein gutes und ein schlechtes Gefühl.
Gern würde ich dazugehören. Gern bin ich Außenseiterin.
Ich habe im Grunde den idealen Job für meine innere Zerrissenheit. Gehöre nur im Geiste dazu. Und kann mich körperlich immer wieder freistellen, abtauchen in mein Nie-
mandsland. Jahrelang habe ich mich um eine Festanstellung
bemüht. Jetzt bin ich froh, dass es nicht geklappt hat. Ab in
die Höhle. Die Katze wartet.

1. April 2007

Ich war noch immer nicht bei der Frauenärztin. Ich hab
keinen Nerv, jetzt an Krankheiten zu denken. Und ich hab
ja sowieso nichts. In den letzten Wochen hatte ich so viel

Spannendes zu tun. Ein neuer Mann, der taoistische Informatiker. Wir schreiben uns schon wochenlang. Jetzt haben wir die Parship-Plattform verlassen und uns unsere persönlichen E-Mail-Adressen verraten. Erst habe ich mich geziert und geschrieben: »Dann weißt Du ja meinen vollständigen Namen und kannst mich googeln.« Er konterte: »Ich dachte, es geht hier ums Kennenlernen?«

Ich schreibe ihm, dass ich es diesmal langsam angehen will: »Ich möchte keine Treffen mehr mit Leuten, die mit ihrem Auto angeben wollen, mit notgeilen Typen, die ihre volle Kaffeeschale ohne Grund fallen lassen, die mich taxieren und beim Essen dreimal betonen, dass sie die Rechnung übernehmen, die über ihren Harndrang bei Kälte sprechen oder über perverse Frauen, die ihnen bei Parship aufgelauert haben. Und und und. Ich weiß, das ist durchaus anspruchsvoll – und die männliche Fischwelt ist unergründlich (die weibliche sicher auch, aber da kenne ich mich besser aus).«

Und ich formuliere ohne Umschweife, was ich wirklich will: »Nämlich den Mann, der mich schätzt und den ich schätze. Das ist viel, und ich habe total Bammel, Zeit oder Energie in enttäuschende Veranstaltungen zu stecken. Ich meine, es ist schlimm genug, dass man in dem gestandenen Alter noch nicht den einzig wohlschmeckenden Fisch gefunden hat. Manchmal schäme ich mich deswegen heimlich ein bisschen. Und dann ist man auch noch von Vorstellungen erfüllt, denen 99,999 Prozent der Menschheit nicht entsprechen.« So direkt und offen bin ich noch nie vorgegangen. Ich habe das Gefühl, nichts verlieren zu können.

Meinen halben Lebenslauf hänge ich noch an: »Ich schreibe für ein Frauenmagazin über Liebe, Arbeit, Kindererziehung, übers Älterwerden, über Vietnam, Tahiti, über was weiß ich nicht alles. Ich bin da reingerutscht vor über siebzehn Jahren, als ich in Hamburg ankam, nachdem ich Ostberlin kurz vor dem Mauerfall per Ausreise verlassen hatte. Die Zeitschrift machte mir ein Angebot, das ich nicht ausschlagen konnte: regelmäßige fixe Honorare, und dabei ist es geblieben. 2000 zog ich in mein Berlin zurück, weil die Kommunikationstechnik es erlaubt, von überall aus zu arbeiten.«

Er antwortet: »Ja, das Tempo ist wichtig. Nein, wir brauchen nichts zu überstürzen, denn, wie Du sicherlich festgestellt hast, bin ich recht glücklich. Bin weder notgeil (WAS FÜR AUSDRÜCKE!), noch gebe ich mit meinem Fahrrad an. Obwohl … Es ist wirklich toll, ganz schwarz und ganz leicht.

Ich scheine der einzige Doofe bei Parship zu sein. Mir lauern nicht einmal perverse Frauen auf.

Ich weiß allerdings nichts damit anzufangen, warum eine gestandene Frau oder auch ein gestandener Mann sich dafür schämen sollte, noch nicht den richtigen Fisch geangelt zu haben. Selbstverständlich wäre es schön, aber man kann nichts erzwingen. Jedenfalls finde ich es besser, sich zu trennen, als sich zu langweilen, zu bekämpfen oder gar zu hassen.

Ich bin schon neugierig auf Dich. Trotzdem werde ich Deinen Namen nicht googeln. Ich lerne Dich lieber so kennen, wie bisher. Das ist bestimmt spannender.

Du hast neulich gefragt, ob ich Ossi oder Wessi bin: Ich bin in der DDR aufgewachsen und habe sie nicht verlassen. Irgendjemand musste hierbleiben, sonst wären keine Millionen zusammengekommen, damals im November. Ich war nicht in der Partei, nicht in der FDJ, und in meinem Zeugnis der zehnten Klasse stand: ›Ralfs Verhalten entspricht nicht den Normen einer sozialistischen Schule.‹ Das fand ich auch, und so haben wir, die Schule und ich, uns einvernehmlich getrennt. Aber das sind alles Themen, die wir vielleicht irgendwann einmal persönlich bereden können.

Liebe Vera, Zeit und Energie in eine eventuell enttäuschende Veranstaltung zu stecken … Wenn Du damit meinst, Menschen kennenzulernen, dann muss ich Dir sagen, dass das für mich niemals enttäuschend ist. Ich gehe mit anderen Erwartungen als Du an ein Date. Trotzdem glaube ich, dass meine Ansprüche nicht wesentlich geringer sind als Deine.

Jedenfalls freue ich mich auf weitere Mails von Dir. Ich schreibe gern, und es ist wirklich erfrischend, Dein Geschriebenes zu lesen. Warst Du in Vietnam?«

Diese Mail lese ich immer wieder. Deswegen steht sie hier. Ich mag sie. Mag sie sehr. Bin voller Freude.

Aber: Es ist so leicht, dem anonymen Internet zu schreiben. Und die Hoffnung zu züchten, dass da ein Mensch für mich ist. Ein bisschen Angst ist auch dabei: Wenn er mir von Angesicht zu Angesicht nicht gefällt oder ich ihm nicht, dann ist die schöne E-Mail-Schreiberei vorbei. Dann war's das. Und ich bin wieder allein. Also genieße ich es, auf Mails zu warten, sie zu erhalten, sie zu beantworten. Ich komme nach Hause von irgendwoher, wo ich mit einer Freundin geschwatzt oder mit Henry Wein getrunken habe. Ich schalte den Computer ein, und wenn eine E-Mail von Ralf eingetroffen ist, fühlt sich das immer wie ein Kick im Bauch an. Ralf – sicher steckt hinter ihm nicht das, was ich brauche, aber es tröstet. Für den Moment.

2. April 2007

Ich habe ihn getroffen. Zu einem meiner Lieblingsitaliener hatte ich ihn bestellt. Er saß da an einem winzigen Tisch nahe den Toiletten. Eine Tasse Kaffee vor sich, mit einem undurchdringlichen Gesicht. Mundwinkel nach unten. So frustriert? Die E-Mails waren so locker. Als Erstes ziehen wir um an einen größeren Tisch. Danach lege ich los, erzähle und erzähle. Von mir natürlich. Ich weiß nicht, ob es eine Etikette für ein derartiges Treffen gibt, auf jeden Fall halte ich mich nicht daran. Er lächelt und hört aufmerksam zu. Seine großen, ruhigen Augen sind fest auf mich geheftet. Das feuert mich an. Und der Chianti auch. Ich küsse ihn. Keine Ahnung, warum. Ein Test? Meine Sehnsucht? Egal, mir war so. Und da habe ich es getan. Einfach so. Und er hat mitgemacht. Sehr frei. Sehr zart. Meine Fingerspitzen wandern unter seine Hemdmanschetten, er knöpft sie auf. Wir wechseln das Lokal, sitzen enger beieinander. Küssen uns wie die Teenager und gehen erst, als der Kellner unaufgefordert die Rechnung bringt. Um drei. Er fährt im Taxi vor mit her und winkt mit beiden Händen durch die Rückscheibe. Mir ist wohlig. Ach, Sandberg, was haste denn nun wieder angezettelt?

4. April 2007

Die Kopfschmerzen halten sich in Grenzen. Neuerdings bekomme ich bei drei Gläsern Rotwein drei Tage Migräne. Vielleicht hat die Kussenergie ein anderes Gleichgewicht hergestellt. Ich taste nach dem Knoten. Er ist noch da. Shit. Ich muss mich wirklich bald darum kümmern.

6. April 2007

Ralf über Nacht bei mir! Wow, war das eine Nacht. Aber der Reihe nach. Er ging durch das Haus, besah sich die Balkendecke, die frei schwebende Treppe und sagte: »Hier willst du bestimmt nicht mehr weg.« Danach küssten wir uns stundenlang auf dem Korbsofa, die Kissen verrutschten, unsere Rücken verrutschten. Es war lustig. Wir haben viel gelacht. Eine ganze Nacht Küsserei und alle nur denkbaren Zärtlichkeiten folgten, aber nicht mehr auf dem Sofa. Sondern in meinem neuen Gästezimmer. Aber wir taten nicht das Äußerste. Nach Bill Clintons Definition hatten wir keinen Sex. Aber es war wunderbar. Um sechs Uhr wollte er los. Er hat eine einsame Katze zu Hause. Ich schlafe bis zwölf.

7. April 2007

Heute ist Osterfeuer im Garten. Vormittags kommen Robert und Lena. Ich habe meine Kinder lange nicht gesehen, jedenfalls, was man so lange nennt. Zwei Wochen vielleicht. Robert übernimmt die Männerrolle, bereitet das Holz für das Feuer vor. Lena holt wunderschöne Ostereier aus ihrer Tasche, die sie nach sorbischer Wachsmaltechnik zusammen mit ihrer Tante Vivienne bemalt hat. Wir hängen sie an einen Birkenstrauß und fotografieren sie. Mit mir im Vordergrund. Ich wirke wie das blühende Leben. So schön habe ich mich in letzter Zeit nie auf einem Foto gesehen. Liegt es an der letzten Nacht? Mein Geheimnis.

Abends treffen die Gäste ein. Mascha, ihre Tochter Rosa und deren Freund. Rosa ist schwanger, stolz und froh. Tatjana bringt eine gemeinsame Freundin mit, Sanny. Claudia kommt, wir kennen uns seit der ersten Klasse. Es kommen

Rudi und Hella aus dem Dorf, unsere schönen Künstler, die im Speicher am alten Schloss der Mendelssohns Kulturarbeit machen. Das Schloss steht leer, die alten Besitzer haben es nicht zurückerhalten. Und eine sinnvolle Nutzung steht in den Sternen. Aber im ehemaligen Speicher ist Leben. Dank Hella und Rudi. Die beiden sind der Grund, weshalb aus diesem Dorf etwas Besonderes geworden ist. Storchenfest, Ausstellungen, Workshops, mittelalterlicher Weihnachtsmarkt am See unter Bäumen, so fantasievoll und malerisch, dass die Leute sogar aus Berlin nach Börnicke angereist kommen. Früher hätte ich Menschen wie Rudi und Hella nicht kennengelernt. Sie waren der Kirche nahe. Und ich nicht. Wir hätten uns gegenseitig misstraut. Was bin ich froh, dass wir uns mögen, ohne Vorurteile. Hella mit den taillenlangen dunklen Haaren und dem exotischen, ovalen Gesicht, Rudi mit blitzenden Augen und weißer Lockenmähne.

Das Feuer ist hoch und heiß. Die jungen Männer, Robert und Rosas Freund, ackern schwer, verbrennen alle abgesägten Äste des letzten Jahres. Aber auch Claudia zerrt dicke Zweige ins Feuer. Wir trinken Wein und reden, in der Küche steht das Essen. Salate, Dips, Braten, Kuchen. Es ist ein richtig gelungenes Fest. Meine Gedanken wandern zu Ralf. War ich gerade noch tief unglücklich? Bin ich es nicht immer noch?

9. April 2007

»Gyn., Termin machen«, steht im Kalender. Aber erst einmal muss ich für meine Zeitschrift eine Laudatio auf Dieter Hildebrandt schreiben. Der wird achtzig. Mensch, was für ein Alter. Und was für ein Typ. Habe alles über ihn gelesen, auch sein neuestes Buch *Nie wieder achtzig!*. Und nun schreibe ich über meine Verehrung für diese intelligente Quasselstrippe. Hildebrandt hatte ich schon zu tiefsten Ostzeiten verehrt. Sein unerhört frecher Humor hatte mir einst den Westen verständlich gemacht. Und sympathisch. *Scheibenwischer* habe ich selten verpasst.

Abends Frauenrunde, wie jeden Dienstag, beim Bulgaren in Pankow, Schopska-Salat, Cevapcici, Fischsuppe, alles gemütlich, bodenständig. Annie ist da, Susie, Claudia, Marita, Christine. Tolle Frauen. Wenn alle kommen, sind wir dreizehn. Das schaffen wir aber nie. Alle sind Jahrgang 1950 bis 1955. Alle haben erwachsene Kinder, alle haben studiert. Die Hälfte ist noch mit ihrem ersten Mann verheiratet. Von den Geschiedenen hat die Hälfte einen neuen Freund, und die anderen sind allein. Alle sehen gut aus. Alle lesen viel und gehen zusammen ins Theater. Zu Lesungen und in die Oper. Alle haben nach der Wende andere Jobs angefangen. Alle haben einen. Ich bin als Letzte dazugekommen. Claudia hat mich mitgenommen. Sie kennt die meisten vom Spielplatz, wo sie sich mit den Kindern trafen.

14. April 2007

Der Sex ist innig. Und trotzdem nicht süßlich-lieblich. Auch das Herbe hat Platz. Und der Humor. So frei war ich im Bett nie. Ältere Frauen, sagt Ralf, wissen besser, was sie wollen, was sie können, was sie sind. Gut für den Sex. So-so. Ein Kenner. Und ich, die ältere Frau. Wenn das ein Plus sein soll, angenommen. Besser geht's nicht. Ich frage, wie viel Prozent der Sex in unserer Beziehung ausmacht. Ich liebe Prozentfragen, gerade, wenn sie völlig sinnlos sind. Ralf sagt: »Fünfzig Prozent.« Das ist okay.

Wir reden von der Ewigkeit. Vom Heiraten. Wir haben uns gestanden, dass wir eigentlich die große Liebe suchen. Immer noch. Mit über fünfzig! Diese Suche. Er erzählt von seiner Kindheit. Von Ungerechtigkeit, Prügel mit dem Ledergürtel. Enttäuschung. Scheißschule. Von einer überforderten Mutter. Er hat keinen Kontakt mehr zu ihr und fast keinen zu seinen beiden Schwestern. Er ist voller Familiengroll. Wie ich ihn verstehe. Wir beide suchen das Kraut, das gegen Verrat und Verlassenheit gewachsen ist. Können wir uns helfen?

16. April 2007

Ich bin verwirrt. Per E-Mail hat Ralf mir gestanden, dass er noch mit einer anderen Frau zusammenlebt. Aber es ist aus, versichert er. Sie teilen nur noch die Wohnung. Deswegen kann ich ihn nicht besuchen. Als wir uns das erste Mal trafen, habe ich ihn gefragt, wie lange seine letzte Beziehung zurückliegt. Er hat was von sechs Monaten gemurmelt. Und ich habe etwas Ähnliches zurückgemurmelt. Beide haben wir gelogen. Ich kann ihm jetzt nicht böse sein. Es ist zu schön mit ihm. Ich will ihm glauben. Ich spüre meine Bedürftigkeit – und wie sie mich in Kompromisse treibt. Aber ich spüre es deutlicher als sonst, kann es besser ertragen. Es ist so. Ich bin bedürftig. Und einen Mr. Perfect gibt es nicht … Ich werde achtsam sein. Mit mir, meinen Gefühlen.

Er hat drei Tage keine Zeit. Dienstreise. Dienstreise? Ich weiß wenig, wie er lebt, ich weiß nichts über sein Zuhause, über diese Exfrau-Freundin. Nur, dass sie zwei Kinder hat, die nicht von ihm sind, die ihn ziemlich nerven. Und dass sie beide zwei Jahre zusammen waren.

Anscheinend gibt es kein Glück. Oder gibt es doch welches? Nicht so schnell aufgeben. Ich muss mich um mich kümmern, endlich.

24. April 2007

Heute war ich bei der Frauenärztin. Sie tastete, sie machte Ultraschall und sie sagte: »Sie haben Zysten, das wissen wir. Wir müssen das beobachten, kommen Sie in vier Wochen wieder, dann machen wir eine zweite Aufnahme und vergleichen, ob sich etwas verändert hat.« Ich lauschte auf Besorgnis in ihrer hellen Stimme, schaute in ihre jungen, hellen Augen. Aber nichts. Gleichmut. Professionalität. Beruhigung.

27. April 2007

Ein längeres Wochenende mit Ralf. Einfach traumhaft. Fast nur im Bett. Er spürt den Hubbel, als er leicht darüber streicht, fragt: »Was ist das?« Ich sage: »Ich kümmere mich schon darum, keine Sorge.« Er will bis zum 1. Mai bleiben. Kurzurlaub auf dem Land. Probezeit. Wir reden vom Zusammenleben. Lutschen Eis im Stadtpark, ich fantasiere eine Hochzeit. Wir lassen uns keinen Moment los.

29. April 2007

Wir haben uns gestritten. Eigentlich war es kein Streit. Ich habe ihn Bigamist genannt und noch andere blöde Vokabeln nach ihm geworfen. Und das alles im Beisein meiner Cousine Katja, die kurz vorbeigekommen war. So, als hätte ich Schutz gesucht, um aus der Deckung loszufeuern.

Ich wusste nicht, dass ich so voller Groll war. Er hatte starke Zusagen gemacht: »Nächste Woche stehe ich mit meinen Koffern und mit meiner Katze vor deiner Tür.« Ich unterdrückte eine aufsteigende Panik, doch plötzlich brach es aus mir heraus: Ich wehrte die Gefahr ab, wieder enttäuscht zu werden, biss und schlug um mich.

Ralf hätte mich nur in den Arm nehmen müssen, aber er stand auf und ging. Ich war fassungslos. Damit hatte ich nicht gerechnet. Statt Antwort Trennung. Ich lief noch einen Kilometer neben ihm her, barfuß, weil ich so schnell meine Schuhe nicht fand. Oder auch aus Lust am Drama. Barfuß durch die Nachtkälte. Kämpfen um einen Mann. Romantisch? Nein, schrecklich. Autos fuhren an uns vorbei. Ich überlegte, mich einfach nach rechts fallen zu lassen, dann wäre es aus. Das hatte ich aber nicht drauf. Ich hatte Sehnsucht danach, dass der Schmerz aufhört. Dieser uralte Schmerz mit dem immer neuem Aufguss. Ich beschwor ihn: »Komm zurück, lass uns reden.« Er sagte: »So redet keiner mit mir. Keiner!« Als er begriff, dass ich nicht abließ, brachte er mich zurück zum Haus. Im Stehen tranken wir einen starken Kaffee. Danach ging er sofort wieder. Ich war wie gelähmt. Jetzt weine ich mich in den Schlaf. Weine über alle verlorenen Lieben.

1. Mai 2007

Auf meine E-Mails erhalte ich die Antwort: »Es ist alles gesagt, wir können ja mal essen gehen, wenn ich mich von dem Schock erholt habe.« Der Schock, dass ich nicht nur nett bin. Robert am Handy. Wie geht's der Mutter? Na, es geht so.

Wir treffen uns in einem Café im Prenzlauer Berg, und

ich erzähle ihm kurz von der Sache, denn er sieht, dass ich traurig bin. Mein Sohn sagt: »Willst du ihn noch? Dann lass uns mal überlegen, was du machen kannst. Ich glaube nicht, dass so was so schnell aus ist.« Nach einem mediterranen Frühstück, einem Milchkaffee und einem Erdbeer-Smoothie hat er einen Plan: »Du musst die Emotionen rausnehmen, ganz sachlich schreiben, damit er Spielraum zum Antworten hat.«

Stimmt, ich habe ihm ganze Analysen übergestülpt, warum er so ist, warum ich so bin, was mit uns nicht stimmt. Wir armen, beziehungsunfähigen, geschädigten Kinder. Das hat alles nur schlimmer gemacht. Wer einen starken Mann will, darf ihn nicht schwächen. Keine Ahnung, woher der Satz stammt. Er ist aber schlau.

Ich schreibe Ralf, was Robert mir diktiert: »Tut mir leid, es war alles ein bisschen viel, da habe ich wohl überreagiert. Du bist okay, so wie Du bist.« Zwei Minuten später meldet mein Handy mit dem vertrauten Doppelpiep seine Antwort: »Na, so okay ja wohl doch nicht.« Ich jubele. Ich weiß, dass es weitergehen wird, dass wir den Draht nicht gekappt haben. Mein kluger Sohn. Er hatte recht. Ich habe ein schlechtes Gewissen, weil man Kinder nicht für Beziehungsgeschichten missbraucht – aber mein Sohn ist schon ein altes Kind. Und es hat ja geholfen.

Am selben Tag treffen wir uns zum Eisessen in Tegel, in der Nähe von Ralfs Arbeitsstelle. Ich rase vierzig Minuten über die Autobahn, nur um ihn eine halbe Stunde zu sehen. Ich bin so froh, dass die Blockade vorbei ist. Er sagt kühl: »Du siehst toll aus«, und füttert mich mit seinem Eis, weil ich mir nur einen Kaffee bestelle. Doch er bleibt reserviert. Mal sehen, sagt er, der Taoist, wann er wieder bei mir sein will, er muss das spüren. Na gut, ich kann warten.

Auf dem Rückweg ist er noch einmal am Handy: »Na, wie war es, mich zu sehen?« – »Gut«, sage ich. »Ich freue mich aufs nächste Mal.«

5. Mai 2007

Wochenende. Und kein Ralf bei mir. Dafür ist Dorftanz im Speicher des alten Schlosses, direkt gegenüber von meinem Haus. Ich habe Ronja eingeladen, eine Freundin aus der Frauengruppe. Beim Spargelschälen reden wir über die Liebe, natürlich. Alle Frauen reden ununterbrochen über ihre Männer, über Exmänner, über Männer, die sie gern hätten. Wenn Männer so viel über Frauen reden würden, könnten sie kaum ihre Jobs machen. Aber sie reden ja nicht, sie schweigen. Und machen ihre Jobs.

Mein Handy meldet im Fünfminutentakt, dass eine E-Mail von Ralf eingetroffen ist. Das Piepen wärmt mein Herz. Jemand denkt an mich, das Universum meldet es. Ronja erzählt von ihren letzten Versuchen, einen Liebsten zu finden, obwohl sie eigentlich andere Probleme hat. Sie arbeitet als Sekretärin an der Unifakultät, an der sie früher selbst promoviert hat. Ossischicksal. Viele Wissenschaftler wurden ausgemustert, damals, als die Universitäten übernommen wurden. Und so kann Ronja froh sein, dass sie überhaupt Arbeit hat, wenn sie bei dieser auch unterfordert ist. Deswegen, sagt sie, braucht sie einen Mann zum Aufschauen, der sie mitreißt, ihr Impulse gibt. Das dachte ich früher auch, als ich noch ganz jung war. Aber Aufschauen, das hätte ich so nie gesagt. Das wäre mir zu filmmäßig vorgekommen, aber nicht DEFA, sondern UFA. Der Mann hatte zehn Zentimeter größer zu sein, fünf Jahre älter, musste einen interessanten Beruf haben, gut aussehen. Nur ein solcher Mann durfte der Vater unserer Kinder werden.

Der Kindesvater von Robert und Lena, mein zweiter Ehemann, war zwar drei Monate jünger als ich, aber er machte mit seiner großen Klappe und seiner weiß gewaschenen Levi's vieles wett. Außerdem stammte er aus einer prominenten Künstlerfamilie. Genug Prestige. Ich dachte, ich sei verliebt. Und ich dachte, er passe zu mir. Und meine Eltern sagten: »Der kommt aus einem guten Stall.« Igitt, wir wollten ja keine Zucht anlegen, aber damals habe ich solche Misstöne noch überhört. Jedenfalls reichte die Ehe, um zwei Kinder zu machen. Danach war die Lust raus. Ich verknallte mich in einen Kollegen – und ließ mich scheiden. Jahre später glaubte ich noch, ich bräuchte einen Ersatzmann sowie einen Ersatzpapa. Wenn ich das jetzt so betrachte: Das war eine Zumutung für die jeweiligen Kandidaten. Keiner war richtig. Wie auch? Ersatz ist nie richtig.

Aufschauen war nicht mein Thema. Ich brauchte es, gesehen zu werden. Mit unkritischen, bedingungslos liebenden Augen. Mit den Augen einer Mutter. Keine Chance, es brauchte Jahre, Jahrzehnte, ehe ich die Mechanismen verstand. Und auch vom Verstehen sind sie nicht einfach weg. Ich kämpfte darum, allein sein zu können. Ich verlangte es von mir. Ich wollte komplett sein, auch ohne Mann. Später dachte ich sogar: Der Mann ist ein Sahnehäubchen. Er soll mich lieb haben, das genügt. Er muss nicht so klug sein wie ich, er muss nicht so viel verdienen. Nur lieb muss er sein. Das brachte für einige Jahre guten Sex in mein Leben, aber keinen Mann zum Leben.

Alle meine Männer haben es mir verübelt, dass ich nicht zu ihnen aufschaute. Keiner kam auf die Idee, dass das gar nicht ging! Dass ich ihnen auf den Kopf hätte spucken können. Obwohl ich es gar nicht wollte. Ich musste so wachsen, sonst hätte ich nicht überleben können. Ich musste wie Pflanzen aus dem Dickicht ans Licht, nach oben. Und da wird man nebenbei groß und stark.

Und jetzt? Was erwarte ich jetzt von einem Mann? Wie sehr ich meine Ansprüche bereits heruntergeschraubt hatte, zeigte sich, als ich Ralf, den ich immer von der S-Bahn abholte, fragte, ob er einen Führerschein habe. Er zog die Augenbrauen hoch und sagte: »Wie bitte?« Da fiel mir erst ein, dass Autofahren inzwischen zur Allgemeinbildung gehört. Und ich gab ihm den Autoschlüssel, um mal das Weibchengefühl zu haben, gefahren zu werden.

Nachdem wir den Spargel gegessen haben, spazieren Ronja und ich durch Felder und ein Waldstück, alles vor meiner Haustür. Mein Glück zeigt sich immer erst, wenn ich es jemandem zeigen kann. Ralf schreibt fleißig E-Mails. Und ich bin zufrieden.

Zum Dorftanz gehen Ronja und ich aber nicht mehr. Wir haben keine Lust, die Terrasse und den Rosé zu verlassen. Weiter reden wir über die Liebe, die wir fangen wollen. Von meinem Knoten sage ich nichts, ich will die Stimmung nicht verderben.

8. Mai 2007

Wir sind zum Essen verabredet, Ralf und ich. Die Nacht will er jedoch nicht mit mir verbringen. Er erzählt mir noch einmal, was ich ihm alles an den Kopf geschleudert habe. Wie verletzend ich war. Wie er fürchtet, dass sich ein solcher Ausbruch wiederholen könne. Ich versichere ihm, dass ich nicht dazu neige und mich über mich selbst gewundert habe. Dass ich unter großer Anspannung war und bin und es eine Art Blackout gewesen sein muss. Das Thema, das hinter diesem Ausbruch steckt, sein Nichtalleinleben, berühren wir nicht. Es ist zu gefährlich.

Die Zeit, sagt er, die Zeit wird es bringen. Er will mich auch nicht verlieren. Schon wegen der Gespräche, der E-Mails, der Gedanken. Vielleicht bleiben wir Freunde, aber die erste Option, sagt er, ist die Liebe.

Ich fahre mit einem Lied im Kopf nach Hause: *Maybe This Time* aus dem Film *Cabaret*. Diese gewaltige Hoffnung, ein Herz gefunden zu haben, und der große Wunsch, gut damit umzugehen, das macht mich weich. Weicher, als ich mich kenne. Aber es bereitet mir auch Angst. Ich könnte mich verlieren, mich aufgeben. Doch ich weiß, das Risiko muss ich eingehen. *Maybe this time.*

14. Mai 2007

Bei der Frauenärztin will ich mir Entwarnung holen. Die Zyste wird verschwunden sein, eingetrocknet. Obwohl, ich spüre sie noch. In diesem Fall wird sie eine Nadel nehmen und sie punktieren, das hatte sie schon angekündigt. »Na ja«, sagt sie, »die Zyste ist immer noch gleich groß. Wir müssen sie weiter beobachten. Vielleicht sollten wir eine Biopsie machen, eine Gewebeentnahme. Aber vorher müssen Sie zur Mammografie. Kommen Sie anschließend mit den Ergebnissen zu mir.« Mammografie. Zur Sicherheit. Na gut, Sicherheit geht vor. Aber ich bin wenig begeistert von meiner neuen Freizeitbeschäftigung, in Arztpraxen Magazine zu lesen und auf die Uhr zu schauen.

15. Mai 2007

Ich parke direkt vor dem Ärztehaus, obwohl das verboten ist. Egal, es wird nicht lange dauern. Ich bekomme einen Termin schon in der nächsten Woche, weil es »einen Befund« gibt. Andere müssen länger warten. Vorgezogen zu werden, ist mir recht. Ich warte nicht gern, ich stelle mich nicht gern an. Phobien aus dem Osten. Und im Westen habe ich gelernt, dass jeder für sich selbst verantwortlich ist. Also ist Vordrängeln erlaubt. Wenn's keine Schäden und Opfer dabei gibt. Ich kaufe tiefrote Erdbeeren, die an einem Stand vor dem Ärztehaus angeboten werden, und rufe vom Handy aus Henry an, der um die Ecke wohnt. Ablenkung ist jetzt gut.

Ein paar Meter weiter befindet sich ein Bistro, vor dem man in der Sonne sitzen kann. Henry taucht nach einer Viertelstunde auf. Ich erzähle ihm vom Grund meines Hierseins, er räuspert sich teilnahmsvoll und runzelt ein bisschen die Stirn. Dabei beobachte ich, wie er zu sehen versucht, was ich im Moment brauche. Jammern, Ängste loswerden oder Ablenkung. Henry spürt so etwas. Er ist sensibel, geschult im Ausforschen von Stimmungen. Muss er wohl auch als TV-Produzent und Texter von Unterhaltungssendungen. Schnell gehen wir zu anderen Themen über. Was sollen wir über ungelegte Eier reden? Ich bin keine, die schon vorbeugend Angst hat. Und »Sich-Sorgen-Machen« ist ein Hasswort von mir. Schließlich heißt es »machen«. Man macht sich seine Sorgen selbst. Wozu soll das gut sein?

Also rede mit ich Henry über Sex. Erzähle von meiner Eroberung. Er ist der einzige Mann, mit dem ich so sprechen kann. Ich glaube, wir haben die gleiche Oberflächlichkeit und den gleichen Tiefgang. Einmal haben wir in einer Musikkneipe weit nach Mitternacht und sechs Rotweingläsern miteinander geknutscht. Und anschließend beschlossen, Freunde zu bleiben. Wir beide können auch zynisch sein, wenn uns danach ist. Er ist zwar kein Heimkind, aber ein alleingelassener kleiner Junge einer überforderten, erfolgreichen Schauspielerin. Liebesgeschädigt wie ich.

Wir unterhalten uns über Viagra. Wie es wirkt. Dass es manchmal sehr hilfreich sein kann. Mir gruselt bei dem Gedanken, an mir würde einer seine tablettengestützte Potenz abarbeiten. Wir lachen darüber. Ich mag Henry, und ich verstehe ihn. Aber Liebe ist etwas anderes.

Abends bin ich allein in meinem Haus. Der Hubbel macht sich bemerkbar. Auf einmal schmerzt er. Zysten reagieren zyklisch. Das ist ganz normal.

18. Mai 2007

Mann, tut das weh! Die junge, spindeldürre Röntgenassistentin zieht an meiner Brust herum, und als die schon platt wie eine Briefmarke zwischen den beiden Glasscheiben liegt, erhöht sie den Druck weiter. Ich stoße Luft zwischen den Zähnen aus. Die Röntgenassistentin sagt: »Ja, ich weiß. Aber ich muss das tun, damit das Ergebnis auch gut wird.« Na, ob sie das beeinflussen kann? Ein für mich gutes Ergebnis?

Die Radiologin, die sich danach die Röntgenaufnahmen ansieht, will noch einen Ultraschall machen. Ich sage: »Das hat meine Ärztin schon gemacht. Ich habe Zysten.« – »Ich schaue mir das lieber noch einmal selbst an«, erwidert sie. Ist die pingelig, denke ich und lege mich unwillig auf die Liege. »Sehen Sie«, sagt die Radiologin, als sie mit dem Ultraschallkopf meine Brust entlangfährt, »das da, das gefällt mir gar nicht. Das müssen wir abklären.« Ich sehe helle und dunkle Flecken, die nicht ganz still stehen. Ich denke, die spinnt doch. Was ihr »nicht gefällt«, könnte ja nur Krebs sein. Und ich habe doch keinen Krebs. Ich habe keinerlei Risikofaktoren. Keinen Krebs in der Familie, kein Übergewicht. Ich rauche nicht, ich mache Sport. Ich passe auf mich auf. So jemand bekommt keinen Krebs.

Sofort gehe ich mit den Mammografieaufnahmen zu meiner Gynäkologin. Ich muss nicht warten, verspüre dadurch eine fatale Dringlichkeit. Sie liest, was die Radiologin ihr aufgeschrieben hat, was ich selbst schon gelesen habe: »Benachbart einer unkomplizierten Zyste rechts bei zwölf Uhr Darstellung einer weiteren echoarmen unscharfen Formation … Empfehle eine histol. Klärung oder zumindest kurzfristige sonogr. Kontrollen.«

Die Ärztin richtet ihre klaren, blauen Augen auf mich: »Machen Sie sich keine Sorgen. Wir kontrollieren in vier Wochen noch einmal, ob sich etwas verändert hat.«

25. Mai bis 28. Mai 2007

Bevor kontrolliert wird, unternehme ich eine Dienstreise nach Sizilien. Genauer gesagt nach Lipari, Stromboli und Vulcano. Das sind drei der Liparischen Inseln, die vor Sizilien liegen. Ich soll eine Reisegeschichte schreiben. Reisegeschichten haben den Vorteil, dass man umsonst die Welt sieht und auch noch Geld dafür erhält. Und sie haben den Nachteil, dass sie verdammt schwer aufs Papier zu bringen sind. Was nachher so leicht wie Schlagsahne erscheint, ist oft eine komplizierte Konstruktion aus tatsächlich Erlebtem und fleißig Angelesenem. Dazu bringt man seine persönliche Sicht, seine Gefühle, die eigene Person ein. Man muss es schaffen, sich auf solchen Reisen irgendwie zu fühlen: glücklich, ergriffen, aufgeregt – wie auch immer. Das ist Teil der Geschichte. Sonst könnte sich die Leserin einen Reiseführer kaufen.

Ich soll mich im Hafen von Lipari-Stadt mit dem Fotografen treffen. Ich kenne ihn nicht. Der gepflasterte Platz ist voller Autos. Rundherum Bars. Keine Hafenromantik. Das Schiff, das gerade angelegt hat, überragt den Platz gewaltig. Mein Flugzeug landete in Palermo, danach musste ich drei Stunden über öde sizilianische Autobahnen fahren, zum Schluss noch eineinhalb Stunden auf einer Fähre verbringen. Der Fotograf soll nun mit diesem Schiff kommen, er hat es in Neapel bestiegen. Sein Flug war ausgefallen – Streik bei der Alitalia. Ich denke: Bitte lass es nicht den Schlacks mit dem albernen Hütchen und den Muschelketten über dem Flatterhemd sein. Er ist es. So alt wie mein Sohn, aber wir verstehen uns schnell. Wir bilden ein Team für diese Tage, und davon hängt ab, ob wir den Job gut machen.

Bald haben wir unsere Lieblingsplätze. Abends nach der Hitze und den Inselausflügen trinken wir bei Gilberto kalten Weißwein, philosophieren, lassen die Szenerie auf uns wirken, als hätten wir Ferien – das gehört dazu. Wir reden mit vielen Leuten, sie sind sehr offen, charmant und fröhlich. Die Leichtigkeit Italiens sickert in unsere Adern, wir genießen unsere Arbeit. Aber ich denke viel an mein Zuhause. Es gibt einen Ort auf der Welt, der mir wichtiger ist als die geilste Stadt und die herrlichste Landschaft. Er heißt Börnicke. Wegfahren ist eigentlich nur deswegen schön, weil man zurückkommt. Jedes Mal, wenn mich ein Taxi vom Flugplatz nach Börnicke bringt, sitzt die Vorfreude mit mir in dem Auto. Diesmal auch die Vorfreude auf Ralf.

Heute wird mein Robert dreißig. Ich habe es gerade geschafft, mich mit ihm und Lena abends beim Italiener in
der Kollwitzstraße zu treffen. Der Grund: Ich bin einen
Tag verspätet in Berlin gelandet, der Streik der Alitalia war
noch nicht beendet. Die nächtliche Odyssee auf dem Flughafen von Palermo mit anschließender einstündiger Fahrt
zum Hotel, in dem ich zwei Stunden schlafen durfte, bis
die Maschine nach Deutschland startete, sitzt mir noch in
den Knochen. Aber als ich sizilianischen Weißwein auf der
Karte entdecke, bin ich glücklich. Und Robert ist auch
glücklich. Wir drei, ach, wie schön!

Ich genieße es, meine Kinder zu sehen. Sie sind so
schön, so in dieser Welt zu Hause, ein Wunder. Und als ich
Ralf am Handy höre: »Bist du wieder da? Ja? Sehen wir
uns?«, klopft mein Herz. Wiederkommen, egal woher, ist
auch immer schön für die Liebe. Ich frage Robert, ob es
ihm recht ist, wenn Ralf mit uns isst. Es ist ihm recht. Die
Stimmung ist perfekt. Die Kinder strahlen meinen Freund
an, als er erscheint, und Ralf unterhält sich angeregt mit
beiden. Er nimmt mich in den Arm. Ob Lena und Robert
ebenfalls denken: *Maybe this time*? Auf alle Fälle wollen sie
ihre Mutter glücklich sehen.

Später mailt mir Robert sein Urteil über den neuen Mann
an meiner Seite: »Ein wahrer Jungbrunnen! Lustig, ohne
albern zu sein, locker, ohne sich anzubiedern, intelligent,
ohne sich wichtig zu machen. Er hat mir sehr gut gefallen!«
Mann, so hat er noch keinen gelobt. *Maybe this time*? Ich
muss schlafen, Lipari verarbeiten, mein Glück spüren. Koffer auspacken, Wäsche waschen. Ah, was für ein Leben! Jetzt
noch den Job in Hamburg erledigen, eine Vertretung, und
danach kümmere ich mich um meine Gesundheit.

Redaktionsvertretung. Diesmal in der Kosmetik. Ich habe nicht viel Ahnung davon, doch es macht mir Spaß, dazuzulernen. Und es macht mir Spaß, überall einsetzbar zu sein. Kosmetik in einem Frauenmagazin, das ist Wissenschaft, Medizin, Wirtschaft und Unterhaltung. Ziemlich komplex. Und für mich mühsam, in drei Wochen zu verstehen, worum es geht. Anti-Aging, das interessiert mich. Bin selbst Zielgruppe. Ich interviewe Gudrun Landgrebe für eine Titelstory, sie ist auch im besten Zielgruppenalter. Was für eine schöne Frau. Geliftet? Oder nicht geliftet? Warum sollte sie mir das verraten? »Nicht mein Thema«, haucht sie und lächelt diplomatisch aus tiefblauen Augen. Und die Figur! Sie trainiert täglich, klar. Sie engagiert sich für die Brustkrebsvorsorge. Da ihr Mann Gynäkologe ist, weiß sie, dass vielen Frauen geholfen werden könnte, wenn sie rechtzeitig zur Kontrolle gehen würden. Früherkennung ist alles! Dafür hat sie für die Deutsche Krebshilfe einen Werbefilm gedreht. Dieses Engagement lasse ich im Interview weg. Krebs, das will ich auf den Beauty-Seiten nicht lesen. Ich will davon nichts hören und auch nicht drüber schreiben. Ich bin für Vorsorge, absolut. Aber immer überall den Teufel an die Wand malen? Sich mit dem Unwahrscheinlichen belasten? Nö. Nicht mein Ding. Ausführlich erzählt mir Frau Landgrebe von ihrem Südseetraum. Den verstehe ich. Ich war da. Tahiti und Bora Bora. Es war verdammt heiß.

Übers Wochenende war Ralf nach Hamburg gekommen. Ich ging mit ihm in ein schönes Hotel. Meine Freundin Marianne, die mir immer ihr Schlafzimmer frei macht und selbst ins Arbeitszimmer zieht, wenn ich in der Redaktion arbeiten muss, wollten wir nicht belasten. Jede

Stunde war schön. Ich habe ihn aus dem Zug steigen, die Treppenstufen zu mir hinaufrennen sehen, mein Atem wurde schneller. Anschließend gingen wir Hand in Hand zu meinem Auto, wir redeten wenig. Das Wetter war kühl und regnerisch, ideal, um viel im Bett zu bleiben. Zwischendurch Sauna und sogar ein paar Sonnenstrahlen, sodass wir im Bademantel auf der Terrasse des Hotels sitzen und frischen Orangensaft trinken konnten. Mehr Hamburg brauchten wir nicht. Die Sehenswürdigkeiten dieses Wochenendes waren wir selbst.

1. Juli 2007

Meine Freundin Clara, die zur Frauenrunde gehört, ist am Telefon. Sie hatte Beschwerden und war beim Arzt. Sie hat Krebs. Schilddrüsenkrebs. Sie sagt es leise, ruhig, beherrscht. Was soll ich antworten? Der Schreck. Das Mitleid. Die Hilflosigkeit. Sie hilft mir. Sie ist optimistisch. Sie wundert sich nicht. Es musste ja so kommen. Das ist der Tenor. Die Schilddrüse ist für hormonelle Prozesse zuständig, steuert Stimmungen, auch das Gewicht. »Vielleicht nehme ich ja ab, wenn die Störung weg ist«, sagt sie. Wir lachen über die Geringfügigkeit des Problems angesichts der Lebensbedrohung. Aber sie nimmt sie nicht an. Nein, das ist nicht der Tod, der da durch die Tür guckt. Es ist das Leben. Mit seinen Zumutungen und Gemeinheiten, seiner ganzen Ungerechtigkeit.

Clara hat genug Schmerz gehabt. Sie hat ihren Lebensgefährten an eine Jüngere verloren. Sie kann von ihrer wirklich guten Arbeit als Autorin nicht recht leben. Nun stottert der Körper. Verlangt Aufmerksamkeit. Abnehmen, das wäre eine Nebenwirkung. Und sie lacht weiter: »Dann finde ich auch wieder einen Mann ...« – »Na klar«, sage ich, »und dann schreibst du ein Buch – *Wie der Krebs mich glücklich machte* – und wirst reich.«

Wir kichern. Kichern über die Ungeheuerlichkeit. Krebs. Da braucht man vor allem eines: Mut. Clara hat ihn. Hätte ich ihn? Ich denke an den Knoten. Erwähne ihn. Clara sagt schnell: »Quatsch, du hast keinen Krebs. Jetzt bin ich dran. Statistisch gesehen reicht das für die Frauenrunde.« Annie hatte vor fünfzehn Jahren Brustkrebs. Also sind es zwei von dreizehn Frauen, die bei uns nun betroffen sind. Ich kenne die entsprechende Statistik nicht, finde aber auch, dass ich kein Krebsfall bin.

Mit Annie habe ich einmal darüber gesprochen, wie es war, damals. Ich finde es toll, dass sie einen Beruf daraus gemacht hat. Sie arbeitet jetzt für ein großes Sanitätshaus und versorgt brustamputierte Frauen mit Prothesen und passenden BHs. In ihrem ersten Leben war sie Diplomatin in Paris, zusammen mit ihrem Mann. Mit der Wende wurden die beiden dort überflüssig. Kurz danach zeigte sich der Krebs bei ihr. Doppelte Strafe? Wofür? Wir sprachen darüber, ob es eine Krebspersönlichkeit gibt. Annie sagt aus der Erfahrung mit ihren Klienten, die sie zum Teil längere Zeit begleitet: »Oft bekommen gerade jene Frauen Krebs, die besonders stark sein wollen, die viel für andere tun und sich selbst wenig wahrnehmen.« Opfertypen? Nein, so will sie das nicht sehen. Für sie sind es Frauen, die verlernt haben, auf sich zu hören, sich zu spüren, und die dadurch über ihre Grenzen gehen. Meist im Dienst anderer.

Trifft auf mich überhaupt nicht zu. Ich stehe nicht im Dienst anderer. Habe mich dagegen gewehrt, mich aufzuopfern, sogar als es ganz vernünftig gewesen wäre, als die Kinder klein waren. Ich war immer egoistisch genug. Und ich weiß inzwischen, dass das kein Charakterfehler ist. Sondern meine Art, mich über Wasser zu halten. Wenn ich nicht rudere, gehe ich unter. Niemand tut es für mich, tut überhaupt etwas für mich.

Entstanden ist daraus ein selbstbestimmtes Leben. Ohne zu viele Abhängigkeiten. Wenn keiner etwas für mich tut, schulde ich niemandem etwas. Guter Deal. Hat nur einen Nachteil: Er funktioniert als Mutter nicht. (Und in der Liebe auch nicht wirklich.)

Kinder brauchen und nehmen, fordern und zehren an den Nerven. Wer nicht spüren kann, was sie zugleich geben, fühlt sich ausgelaugt. Und so ging es mir damals. Das ist etwas, was ich wirklich zu bereuen habe: Dass ich die Zeit, in der die Kinder klein waren, nicht genossen habe. Ich habe gedacht, man muss sie ewig tragen, windeln, waschen, füttern, ins Bett bringen, erziehen. Und ich wollte doch noch so viel anderes! Wie kurz diese Frist mit den Kleinen ist, weiß ich erst jetzt. Es ist verrückt eingerichtet. Jetzt hätte ich Zeit und Muße für Kinder. Aber jetzt könnten es nur noch Enkel sein.

Als ich jung war, fehlte mir die Mütterlichkeit. Heute bin ich froh, dass ich sie nach und nach entwickelt habe. Und ich kann froh sein, wenn meine Großen noch etwas mit mir zu tun haben wollen. Arme Clara. Ich bin verwirrt und hänge meinen eigenen Lebensschmerzen nach.

5. Juli 2007

Heute fliege ich für einen Tag nach Konstanz, vom Flughafen Tempelhof aus. Die Abfertigungshalle ist völlig leer, nur ein Schalter hat geöffnet. Es ist wie in einer anderen Zeit. Das Licht erscheint unwirklich, die Geräusche verpuffen in irgendeiner Ferne. In der Mitte der Halle steht ein sogenannter Rosinenbomber, ein kleines Flugzeug, mit dem die Amerikaner in der Blockadezeit Westberlin aus der Luft ernährt haben. Rührend. Fremd. Und ich im mittleren Businesslook, sorgfältig gestylt, mit meiner neuen Lacktasche.

In Konstanz treffe ich zwei Frauen, eine Topmanagerin von der EADS, einem weltweit führenden Unternehmen der Luft- und Raumfahrt, sowie eine BWL-Studentin. Sie erzählen mir von ihrem Mentoring-Programm, das die Studentin schneller an den beruflichen Start bringen soll. Schwer, sich in knapp drei Stunden in die Jobs und die Lebenssituation von zwei fremden Frauen hineinzuversetzen, zu verstehen, wovon sie reden.

Dennoch tut der Job gut, wieder ein Auftrag erledigt. Als ich abends bei der Landung in Tempelhof mein Handy einschalte, komme ich mir wichtig vor wie die ganzen Manager um mich herum, die noch in der Kabine das Gleiche tun. Und schon piepen die ersten Mobiltelefone los. Die aufgelaufenen Nachrichten wollen Beachtung. Auch meins piept. Ah, ich bin ebenfalls wichtig! Ich freue mich, ein kleiner Stich im Herzen, das wird Ralf sein. Nein, es ist meine Mutter. Sie bittet um Rückruf. Das ist ungewöhnlich. Ich wusste gar nicht, dass sie meine Handynummer hat.

Draußen sehe ich den Taxifahrer warten, der mich morgens aus meinem Dorf abholte. Schon öfter hat er mich gefahren. Jetzt hält er eine Tüte hoch, ich hatte ihn gebeten, Katzenfutter zu kaufen, denn während der Ladenöffnungszeiten war ich ja unterwegs. Ich steige in das Taxi ein und wähle die Nummer meiner Mutter. Sie sagt sofort: »So eine Scheiße! Ich habe Krebs! So ein verdammter Mist!« Kein Echo in mir.

Der Taxifahrer bemerkt, dass etwas nicht stimmt, macht das Radio leiser. Was soll ich meiner Mutter erwidern? Krebs. Daran ist ihr zweiter Mann gestorben. Mein Stiefvater, den ich sechsunddreißig Jahre lang als Vater angesehen, den ich sehr geliebt habe. Ich sage: »Ach, du Arme, ach, wie traurig.« Aber ich spüre es nicht. Ich will nichts mehr hören und auch nichts mehr sagen. Ich kann doch nicht helfen. Würde ich es denn wollen? Ich rede noch irgendwelchen Unsinn: »Die Ärzte können doch heute schon sehr viel machen.« Das will sie hören. Sie will Trost, sie will Ablenkung, sie will der Realität entfliehen. So wie damals, als es ihren Mann traf und er nur noch wenige Monate Leben vor sich hatte. Und sie reisen wollte, feiern, so tun, als sei nichts vorgefallen. Sie wollte nicht einmal nach der Operation mit dem Arzt sprechen. Das musste ich tun. Ich musste mir anhören: »Es ist nichts mehr zu machen. Wir haben den Brustkorb geöffnet, aber als wir sahen, was los ist, haben wir ihn gleich wieder zugenäht.« Lungenkrebs. Bösartig, fortgeschritten. Und ich wusste, dass ich es meiner Mutter nicht sagen kann. Trost gab es für mich nicht. Ich war die Starke, die sich informiert hat. Die wusste, was passiert.

Damals habe ich an Professor Manfred von Ardenne geschrieben. Ich kannte den genialen Wissenschaftler aus einem Interview, das ich mit ihm geführt hatte, er hatte eine neue Krebstherapie entwickelt, die mit Sauerstoff und Überhitzung arbeitet. Er war sofort bereit, meinen Vater zu behandeln, wenn er transportfähig gewesen wäre. Die Klinik des Wissenschaftlers war in Dresden, der Stiefvater in Berlin. Es war zu spät.

Ich las ein Buch über den Umgang mit Sterbenden. Meine Art, mit dem Entsetzen umzugehen. Es verstehen.

Meine Mutter ignorierte selbst den Tod, als er längst eingetreten war. Bei der Beerdigung waren nur engste Familienangehörige zugelassen, es gab keine Rede, keine Musik, keine Blumen, keine Feier. Und auf dem Fußweg zum Waldfriedhof befahl sie, im dunklen Sommerkleid, schick, mit frischen Blüten am Revers: »Und bitte keine Tränen!« Ich hätte sowieso nicht geheult, ich war versteinert. Die Mutter des Toten, meine Oma, war ein Häufchen Elend. Leise sagte sie zu mir: »Das eigene Kind zu überleben, ist eine Strafe Gottes.« Es war so grotesk, an diesem strahlenden Maitag. Ich spürte, alles ist falsch, aber ich fühlte mich machtlos. Mein Bruder fuhr nach der Urnenbeisetzung los, um einzukaufen, damit die wenigen Gäste etwas auf den Tisch bekamen. Vor allem Trinkbares.

Mein Stiefvater starb am 26. April 1986. Es war der Tag, an dem Tschernobyl explodierte. Es war mein persönliches Tschernobyl. Bis heute. Immer noch denke ich, er lebt. Immer noch nimmt er Anteil. Er ist dabei, wenn ich in Träumen Erlebtes verdaue. Dann ist alles ein Irrtum, er kommt zurück und lacht: »Was? Ihr dachtet, ich sei tot?« Und meine Mutter muss ihn bei sich und ihrem dritten Ehemann, den sie ein Jahr nach dem Tod meines Stiefvaters geheiratet hatte, unterbringen. Im selben Ehebett. Manchmal haben sie ein Schichtsystem. Der Neue schläft nachts und am Tag mein Vater. Jeden Tag muss meine Mutter zweimal die Bettwäsche wechseln. Manchmal stehe ich hinter der Gardine und sehe zu. Und die beiden Männer dulden sich in meinem Traum wie zwei Kater, die sich nicht gegenseitig abschaffen können.

Und nun hat meine Mutter Krebs, mehr als zwanzig Jahre nach ihrem zweiten Ehemann. Blasenkrebs. Und mir fehlt das passende Gefühl. Ich fahre mit dem Taxi durch sonnengelbe Felder, bald bin ich zu Hause. Unruhig, verstört. Überall Krebs. Was soll das?

10. Juli 2007

Heute ist es so weit. Der Ultraschall soll zeigen, ob sich das ominöse Gebilde in meiner Brust inzwischen verteilt, verkleinert, aufgelöst hat. Wieder stehe ich im Parkverbot direkt vor dem Ärztehaus. Ich bin mir treu. Wieder langes Warten in den blassgelben Plastikschalensitzen. Ich lese. Fahrig. Irgendwie war ich schon zu oft hier. Jetzt muss Schluss sein.

Drinnen, im Halbdunkel, das gewohnte Procedere. Ich liege, Gelee auf der Brust, die Ärztin führt den kalten Ultraschallkopf auf und ab und um den Hubbel herum, der, das weiß ich selbst, nicht kleiner geworden ist. »Ja«, sagt sie zum Schluss. »Es ist immer noch da. Wir müssen es näher ansehen. Sie müssen zu einer Stanzbiopsie, zu einer Gewebeentnahme. Es tut nicht weh. Ich schreibe das schnell auf, danach gehen Sie zu Ihrer Frauenärztin, die kümmert sich um alles Weitere.« Scheiße. Ich wollte das Kapitel »Brust« heute abschließen. Nun geht es weiter. Im Bericht, den ich meiner Gynäkologin übergeben soll, lese ich: »Nachweis einer glatt begrenzten echoarmen Struktur, ca. 35×8 mm groß, mit dorsaler Schallverstärkung rechts oben bei 11 Uhr. Daneben, bei 12 Uhr, unscharf begrenzte Struktur, echoarm mit Binnenechos ohne wesentliche dorsale Schallverstärkung, ca. 20×12 mm groß ... Stanzbiopsie zur Abklärung empfohlen.« Die unscharf begrenzte Struktur, die ausgefranste, die ist es, die Sorgen bereitet. Das habe ich jetzt kapiert. Der harte Hubbel ist die Zyste – und daneben ist noch etwas ...

Fünf bis zehn Prozent der Frauen erhalten nach dem Mammografie-Screening, dem Programm zur Reihen-Röntgenuntersuchung für Frauen über fünfzig, einen unklaren Befund. Das habe ich gerade in der Zeitung gelesen. Aber nur jede Fünfte, die in die Zitterpartie weiterer Untersuchungen geschickt wird, hat tatsächlich etwas Schlimmes. Wie viel Angst für nichts.

12. Juli 2007

Ich fahre in das nagelneue Klinikum in Berlin-Buch, nur acht Minuten von meinem Zuhause entfernt, zur »Stanze« – der brachiale Begriff dafür, dass kleine Fetzen aus der Brust gerissen werden. Der Parkplatz: flughafengroß. Die Eingangshalle: terminalähnlich. Die einzelnen Abteilungen gehen rechts und links vom Mittelgang ab. Ich muss zur Abteilung C1. Röntgendiagnostik. Angst liegt in der Luft, abwesende Blicke, aufgesetzte Gleichgültigkeit. Wie sehe ich aus? Sicher abweisend. Ich bin nicht hier. Mein Hiersein hat nichts zu bedeuten.

Chaos in der Anmeldung. Die Computer laufen nicht. Die Telefone läuten, ohne dass jemand abnimmt. Keiner der Patienten weiß, wo er hingehört, wo er sich anstellen soll, wer sich seiner annimmt. Als ich meinen Überweisungsschein endlich los bin, setze ich mich auf helles Leder. Zwei Stunden, die ich mir mit einem Buch vertreibe. Angst habe ich nicht, eher Unmut über die Warterei. Endlich: »Frau Sandberg, bitte!« Einmal um die Ecke, danach in ein abgedunkeltes Zimmer, zwanzig Quadratmeter groß, Liege, Bildschirm. Es riecht neu. Die bildhübsche Ärztin Dr. W. will wieder einen Ultraschall machen. »In sechzig Prozent der Fälle«, sagt sie, »erkenne ich, ob ein Stanzen überflüssig ist.« Bei mir aber nicht. Pech gehabt.

Peng, viermal knallt die Kanüle ins Fleisch, es tut tatsächlich nicht weh. Die Ärztin sucht nach einem Stift. Sie ist so schön. Schwarze Haare, klare Augen, heller Teint. Sie ist so nett. Ich will mir ihr makelloses Gesicht einprägen. Kann so ein Engel Böses bringen? »Das Ergebnis bekommen Sie am Montag von Ihrer Frauenärztin mitgeteilt«, sagt sie schließlich. Heute ist Donnerstag. Das halte ich nicht aus. Und außerdem: »Montag bin ich auf einer Dienstreise. Ich muss für drei Wochen nach Hamburg.« Ich soll wieder eine Vertretung übernehmen, dieses Mal im Reiseressort. »Gut«, sagt die schöne Ärztin, »dann rufe ich Sie morgen an, sobald ich den Bericht aus der Pathologie habe.«

Ich bin zufrieden. Ich werde vorgezogen, erhalte meine Extrawurst. Tatjana hat ganz recht: einmal Heimkind, immer Heimkind. Vorgezogen zu werden ist ein Wunsch von Menschen, die sich abheben wollen, abgrenzen. Weil sie sonst vergessen werden, verlassen, verraten … Dagegen muss man ankämpfen, jeden Tag, jede Minute. Heute hat's geklappt. Ich habe mich behauptet. Und morgen ist der Spuk vorbei.

Teil II

Der Schock

13. Juli 2007 bis 29. Juli 2007

Der Krebs ist da, ich werde operiert und spüre zum ersten Mal,
wie viele Menschen für mich da sind.

Obwohl man weiß, wie vielen Menschen
es passiert, denkt man nie, dass es
einen auch selbst treffen könnte.
Tiziano Terzani, *Noch eine Runde auf dem Karussell*

13. Juli 2007

Es ist Freitag, der Dreizehnte. Bloß kein Aberglaube! Ich schalte den Computer morgens um neun Uhr an und versuche zu schreiben. Ein Thema, das nicht besonders glamourös ist, wo es auf Fleiß und Exaktheit ankommt. Meine Recherche aus Konstanz. Ich muss mit fünfundsiebzig Prozent der Aufmerksamkeit arbeiten, die restliche Energie zieht mein Handy ab. Es liegt vor mir, dicht neben der Tastatur. Ich warte auf Entwarnung. Achtzehn Minuten nach elf, das Handy summt. Die schöne Ärztin sagt: »Frau Sandberg?« Da weiß ich es schon. Ich höre: »Ich muss Ihnen leider mitteilen, es ist Krebs.«

Ich halte die Luft an, sitze auf meinem Arbeitsstuhl, das Telefon am Ohr. Krebs! Krebs? Ich? Aus dem Handy ruft es: »Hallo? Hallo? Sind Sie noch da? Soll ich Ihnen gleich ein Bett reservieren? In unserem Brustzentrum sind Sie in guten Händen.«

Ein Bett? Muss man mit Krebs ins Bett? Ich bin doch nicht krank. Ich sitze hier und arbeite. Und nachher bin ich mit Ralf verabredet, werde meine neue Wildlederhose anziehen. Ich lebe doch mein ganz gewöhnliches Leben. Und jetzt soll ich in das Bett in einer Klinik? Wo lauter Kranke sind?

Ich kann keine Entscheidung treffen. Ich muss nachdenken. Ich muss fühlen. Was ist passiert? Hat mich eben ein außergalaktischer Greifvogel von der Erde gerissen und ins Nichts geschleudert? Hat mein Leben mich stehen gelassen und ist einfach weitergezogen? Woanders hin, wo ich nicht bin? Habe ich aufgehört, ich zu sein. Aufgehört zu existieren?

Der Schock wird unterbrochen. Das Telefon. Das Klingeln meines Festnetzanschlusses. Es ist meine Frauenärztin: »Sie haben ja Ihren Befund aus Buch schon gehört. Wollen Sie herkommen, damit wir alles besprechen können?« Ich habe nur einen Wunsch: verstehen, was passiert ist. Autofahren – undenkbar. Wenn ich mich bewege, zittere ich, wenn ich aufstehe, knicken meine Beine weg. Ich will nur sitzen bleiben und denken. Mein Gynäkologin sagt: »Wenn Sie nicht gleich ins Krankenhaus wollen, leiten wir von meiner Praxis aus die Diagnostik ein.« Was für eine Diagnostik? »Na, wir müssen Leber und Knochen untersuchen, sehen, ob der Krebs gestreut hat.« Gestreut. Leber. Knochen. Ich höre mich sagen: »Ja, bitte, machen Sie mir die ganzen Termine ambulant. Ich komme dann am Montag zu Ihnen.« In meinem Kopf ist nur ein Wort: »gestreut«. Das ist das Ende.

Ich rufe die Redaktion in Hamburg an. Schreie Moni, die Sekretärin, an: »Am Montag kann ich nicht zu euch kommen. Ich habe Brustkrebs!« Ich höre die Hysterie in meiner Stimme. Es ist wie im Film, und ich sehe zu, wie sich alles in Panik und Chaos verwandelt. Moni, die selbst große Angst vor genau dieser Krankheit hat und mit der ich schon oft darüber geredet habe, sie ruft: »Ach, wie entsetzlich, wie furchtbar, ach Mensch, du Arme.« Ich will keine Arme sein. Ich hasse Mitleid. Aber ich heule auf einmal wie eine Blöde: »Moni, ich weiß nicht, was ich machen soll. Ich will nicht. Ich will kein Krankenhaus, keine Operation, kein Elend. Ich will nicht meine Brust verlieren. Lieber will ich tot sein.« Da fasst sich Moni wieder und wird ganz mütterlich. Mit ihrer tiefen, warmen Raucherstimme sagt sie: »Nun bleib mal ganz ruhig, du stirbst nicht daran. Und mit einer Brust kann man auch leben.« – »Ich nicht«, erwidere ich, empört. »Ich bin eitel, mein Körper ist mir wichtig. Und jetzt lässt er mich im Stich, jetzt werde ich alt, hässlich.« Moni lacht ein bisschen. Das glaube sie nicht, sagt sie. »Vera, du hast in deinem Leben schon so viel gewuppt. Überleg doch mal, wie stark du immer warst. Du bist ohne irgendetwas in den Westen gekommen und hast dir eine Existenz aufgebaut. Du hast zwei Kinder großgezogen. Du schaffst auch das.«

Ich will nichts mehr schaffen. Es ist genug geschafft. Jetzt ist es zu viel, viel zu viel. Ich bitte sie, von meiner Krankheit nur der Reiseressortchefin zu erzählen, damit sie weiß, dass ich meinen Dienst bei ihr nicht antreten kann. Aber Moni sagt: »Weißt du, ich werde es garantiert nicht breit treten, aber die, die dich gern haben, die können es ruhig wissen. Es gibt hier so viele, die selbst daran erkrankt waren und wieder arbeiten, hier sind immer welche, die solidarisch sind. Und du wirst es noch schätzen lernen, wenn viele für dich da sind.«

So, so, viele für mich da … Das alles finde ich im Augenblick nebensächlich. Ich höre Moni aber gern zu, durch ihre liebevolle, geduldige Art beruhige ich mich wie ein Kind, dem man über den Kopf streicht. Sie sagt: »Wenn du irgendetwas brauchst, wenn ich dir irgendwie helfen kann, dann lass es mich bitte wissen.« Und ich spüre sehr deutlich, das ist keine Floskel. Zum ersten Mal sehe ich ein wenig Land seit meiner neuen Zeitrechnung. Und die gilt seit einer Viertelstunde. Könnte es sein, dass man mit Brustkrebs klarkommt? Es könnte sein. Tausende Frauen haben es bewiesen. Auch ich kenne welche. Aber ich selbst? Könnte ich es auch?

Warum muss ich diese verdammte Bewährungsprobe durchstehen? Ich will nicht. Muss aber. Das habe ich schon mit vier Jahren gesagt: »Wille nis, muss aber.« Frühe Erkenntnis.

Das Telefon schon wieder. Es holt mich in die Realität zurück. Meine Freundin Claudia ist dran, will wissen, ob ich Entwarnung bekommen habe. Ich schreie, schreie panisch: »Ich habe Krebs!« Sie schreit zurück: »Nein! Nein! Nein! Scheiße!« Dann: »Okay, ich hole jetzt deine Befunde ab und faxe sie Harry.« Ach ja, ihr kleiner Bruder, der uns früher beim Spielen gestört hat, sommersprossig mit Igelhaarschnitt, jetzt ist er Chefarzt einer gynäkologischen Klinik in Berlin. Claudias Clan ist groß, praktisch und hilfsbereit. Die einzelnen Mitglieder stehen füreinander ein, sogar für die, die nur von außen dazugehören. Wie oft hab ich mich darüber gewundert, mich auch amüsiert. Claudia sagt wie Moni: »Keine Angst, an Krebs stirbst du nicht.« Seltsam, ans Sterben denke ich überhaupt nicht. Ich denke an Schmerzen, an Verfall, an Verlust. Ich denke, dass meine neue Liebe zu Ende ist. Und ich sage: »Ich bin jetzt eine Krebstussi. Die Vera, die du kennst, gibt es nicht mehr.«

Gleich darauf schreibe ich eine E-Mail an Ralf. Schreibe nur drei Worte: »Ich habe Krebs.« Wir kennen uns seit ein paar Monaten. Was soll er mit einer Krebstussi! An einer solchen Krankheit sind schon Ehen gescheitert. Männer können mit körperlichem Leid schlecht umgehen.

Ralf ruft sofort an: »Willst du mich sehen?« Zwei Stunden später ist er da. Er sagt: »Ich kenne Frauen, die das gut überstanden haben. Eine hat neue Brüste bekommen, besser als ihre eigenen. Die sieht aus wie siebzehn!« Will ich nicht. Siebzehn! Blödsinn. Ich zittere, jammere, wüte. Er flüstert: »Ich lieb dich auch mit einer Titte.« Wir lachen wie die Irren. Beim Zähneputzen sehe ich mir meinen Oberkörper an und denke: Sind eigentlich ganz hübsch, die beiden.

14. Juli 2007

Es ist zwar Sonnabend, aber Harry empfängt uns in seiner Klinik, Ralf und mich. Ich fühle mich wie eine Frau, die einen Mann hat. Habe ich ja auch. Jetzt jedenfalls, in diesem wichtigen Moment. Ich genieße es. Harry ist ein echter Chef: stattlich, grau meliert, beruhigend. Und der ist mal mit dem Roller über unsere Puppendecken gefahren!

Harry ist ziemlich ernst, er erklärt, dass Tumor nicht gleich Tumor ist. Manchmal ist es sinnvoll, vor der Operation eine Chemotherapie zu machen, dadurch schrumpft der Knoten, und die Brust kann besser erhalten werden. Gleichzeitig erfährt man bei dieser sogenannten primären Chemotherapie, worauf der Tumor reagiert. Gut für die Weiterbehandlung nach der OP. So eine systemische Therapie ist auch effektiver gegen eine eventuelle Streuung der Krebszellen. Die Chemokeule trifft sie überall. Ein operativer Eingriff wirkt nur lokal. Solche logischen Erklärungen holen das Unfassbare für mich ins Rationale. Was ich verstehen kann, macht nicht mehr ganz so viel Angst. Also will ich wissen, begreifen, lernen.

Die genauen Daten meines Krebses fehlen noch. Sie muss der Pathologe erst noch an Harry faxen. Er ist jetzt meine Schaltzentrale, er bewertet Befunde, organisiert die Behandlung. Das tut gut. Wie soll ein Mensch in einer panischen Verfassung allein Entscheidungen treffen, ohne

Vorbereitung, ohne Wissen? Ich beschließe, mich fallen zu lassen, Vertrauen zu haben. Anders geht es nicht.

Für den Fall, dass es zu einer Amputation kommt, zeigt Harry uns Bilder von neu aufgebauten Brüsten. Es sind keine Beauty-Teile wie nach Schönheits-OPs, aber solche, die zu einem normalen Frauenkörper passen. Manche Frauen lassen sich gleich während der Krebsoperation eine neue Brust formen, aus eigenem Gewebe. Bezahlt alles die Krankenkasse. Mann, so weit kann ich jetzt nicht denken. Ralf hält meine Hand.

Ich frage nach Leber- und Knochenmetastasen. Die hält Harry für ziemlich unwahrscheinlich. »Sagst du das, um mich zu beruhigen? Das mag ich nicht. Ich will nicht beruhigt werden. Nicht mit Lügen!« – »Nein«, erwidert Harry: »Dein Tumor ist noch klein, und er ist früh erkannt.« Zum ersten Mal höre ich etwas Erfreuliches über meinen Krebs. Klein, früh erkannt.

Warum konnte mir meine Gynäkologin das nicht sagen? Was weiß denn ein Nichtmediziner, dem man das Wort »Krebs« an den Kopf knallt, was groß, klein, früh oder spät ist? Warum redete sie so, als sei es eher typisch, dass man außer dem Tumor auch gleich noch Metastasen hat? Lerne: Ärzte sind auch nur Menschen, und manche sind nicht sehr sensibel. In diesen Fällen muss man sich bessere suchen. Ich habe mit ihr nichts mehr zu besprechen. Gott sei Dank. Auch ohne meinen Kindheitsfreund hätte ich jetzt die Ärztin gewechselt. Sie ist keine Onkologin, keine Krebsärztin. Für sie ist Krebs ein Thema unter vielen. Ich brauche Spezialisten, will die bestmögliche Behandlung.

Zum Glück habe ich Harry. Ich fühle mich eine Minute lang glücklich zwischen den beiden Männern, die versuchen, mir zu helfen. Ich sage: »Ralf und ich haben gestern fast die ganzen Weinvorräte ausgetrunken, ist das schlimm?« Ich will nicht, dass der Alkohol die Krebszellen in ihrer Wuchsfreude anfeuert. Harry grinst. »Nö«, sagt er. »Aber denk auch an nachher. Da brauchst du auch noch eine gute Flasche Wein.« Wir lachen zu dritt. Lachen das Elend weg.

Erleichtert fahren Ralf und ich nach Börnicke zurück. Es gibt einen Weg. Er wird sich zeigen. Erst ein Tag in meiner neuen Zeitrechnung, und schon geht es leicht bergauf. Wir reden über uns. Über das Leben. Wie überraschend es ist. Wie unberechenbar. Wie gut auch oft.

15. Juli 2007

Wenn ich allein bin, nehmen mich unbekannte Gedanken in die Zange. Plötzlich ist mir der Zusammenhang von Körper und Psyche unheimlich. Krebs als Schuldfrage? Wofür bekommst du die Quittung? Als Erstes verwerfe ich die Frage: »Warum ich?« Sinnlos. Ich wünsche den Krebs auch keiner anderen Frau. Ich habe ihn. Es ist meiner. Mein Körper hat ihn hervorgebracht. Geheimnisvoll, unerklärlich. Er gehört zu mir wie mein Name an der Tür. Galgenhumor. Besser als Zusammenbruch.

Mein Krebs und ich. Ich und mein Krebs. Ja, natürlich, er ist ein Teil von mir. Wenn ich ihn hasse, hasse ich mich. Ich spüre mit großer Durchsetzungskraft einen Gedanken wachsen: Es ist eine Aufgabe. Du hast wieder eine Aufgabe. Freue ich mich etwa? Hätte es nicht eine andere Aufgabe sein können? Der doofe Spruch, das Leben ist kein Wunschkonzert, fällt mir ein. Es ist nicht zum Aussuchen. Ich habe Krebs. Das ist meine Aufgabe.

Du musst es annehmen, hat Harry gesagt. Annehmen.

Ach, diese wohlgefälligen Worte. Ich brauche Demut – und spüre, wie meine stolze Seele sich aufbäumt. Unglück schiebt sich vor mein bisheriges Leben wie der Mond vor die Sonne bei einer Sonnenfinsternis. Die Selbstverständlichkeit meines Daseins ist tödlich getroffen. Krankheit und Alter glotzen mich an, ganz nahe herangezoomt. Sie werden mich im Krankenhaus zersäbeln, ich werde schwach sein, meine Haut wird fahl aussehen, sie werden mich vergiften, mit harten Medikamenten, meine Haare werden mich verlassen, meine Muskeln werden schlaff, meine Figur wird einfallen. Dünn werde ich bleiben, aber nicht schwungvoll, fröhlich, sexy.

Ich kann das alles keinem sagen. Jeder würde sagen: Warum musst du sexy sein? Mit vierundfünfzig? Ja, warum? Was weiß denn ich? Es war mir immer wichtig. Es war ein Teil von mir, mich zu mögen, dazu gehörten Weiblichkeit und Attraktivität – im Rahmen des Möglichen. Schön war ich nie. Auch nicht vordergründig sexy. Aber gut ansehbar. Gut in Form. Ich mochte mich. Und das sah man. Glaube ich. Was weiß denn ich.

Alles ist jetzt angegriffen. Mein Plan vom Älterwerden, meine Vorstellung vom Gut-drauf-Sein. Vom Ich-Sein. Mein schönes Leben ist vorbei. Brustkrebs gilt als chronische Krankheit, sie gilt nie als geheilt, steht in der Broschüre, die Harry mir mitgegeben hat. Die totale Bankrotterklärung der Medizin. Harry meint: Das sagen die Brustkrebspäpste, um sich dahinter zu verstecken. Sie wissen einfach nicht, warum das Immunsystem bestimmte Defekte durchlässt, sodass sich Krebs entwickelt, andere dagegen nicht. Dass es zu Defekten kommt, ist eher normal bei den Milliarden Prozessen, die ständig in unseren Zellen laufen. Ach, Scheiße. Rund 55 000 Frauen, so lese ich, erkranken jährlich an Brustkrebs, etwa 19 000 Frauen sterben dran. 36 000 haben Rezidive, erleiden den Krebs also zum wiederholten Mal.

16. Juli 2007

Die Leber untersuchen sie in demselben Ärztehaus, in dem ich die Mammografie hatte. Jetzt erscheine ich als Stammgast. Als geschlagene Ritterin. Sie hatten recht, sie haben mich herausgefischt. Ich sehe die Ärztin, die den Knoten identifiziert hat, die so zäh auf der Biopsie bestanden hat. Ich begrüße sie: »Vielleicht haben Sie mich gerettet.« Sie schaut irritiert. So oft wird sich wohl keine Frau bei ihr bedanken, dass sie Krebs entdeckt hat. Dankbarkeit fühlt sich gut an. Meine Wut verfliegt. Ich werde zahm. Ich bin dankbar für das, was ich hatte, was ich bin. War? Alles wird jetzt neu. Anders.

Die Radiologin, die meine Leber mit Ultraschall untersucht, fragt: »Haben Sie sich vor eineinhalb Jahren mal sehr geärgert?« Sie blickt konzentriert auf den Bildschirm. »Ich war damals ziemlich traurig«, antworte ich. »Sehen Sie«, sagt sie, »und das darf Ihnen nie wieder geschehen. In solchen Phasen erscheint der Krebs.« Wie soll ich das denn machen?, will ich fragen, aber sie kommt mir zuvor: »Passen Sie besser auf sich auf. Die Leber ist völlig in Ordnung.« Ich wische das Gel von meinem Bauch mit Küchenpapier ab. Große Dankbarkeit. Lebermetastasen schon mal abgehakt.

17. Juli 2007

Man hat mir radioaktives Zeug gespritzt, um die Knochen sichtbar zu machen. Zwei Stunden muss es im Körper wirken, dann soll das ganze Skelett durchleuchtet werden. So lange sitze ich mit Tatjana in der noch kühlen Vormittagssonne vor einem Café in der Schönhauser Allee im Prenzlauer Berg. Wir trinken Latte macchiato. Tatjana meint leichthin: »Du weißt schon, was der Krebs dir sagen will.« Ach ja? Was denn? Heimkind? Immer auf der Jagd nach Liebe? Und das wird mir nun angekreidet? Vom Schicksal? Von den Zellen, die verrückt spielen? Nein, so simpel ist es nicht. Ich habe Unglück gehabt. Wie andere auch. Jeder hat seins. Meine Reaktion war Kampf. Vielleicht habe ich manchmal zu verbissen gekämpft. Vielleicht auch auf den falschen Schauplätzen. Fehler. Dadurch bekommt man aber keinen Krebs. Für Liebe-haben-Wollen. Für Sich-ungeliebt-Fühlen. Sicher, alles zusammen macht den Weg aus, den wir gehen. Und irgendwo auf diesem Weg passiert es. Die Zellen wissen nicht mehr, wer sie sind. Sie mutieren. Sie rasten aus. Aber mit meinen Fehlern habe ich sie nicht dazu ermuntert. Dann müssten noch ganz andere Leute Krebs haben. Gut, dass Tatjana so undiplomatisch ist. Sie schickt meine Abwehrgedanken auf den richtigen Pfad.

»Sehr hübsche Knochen«, sagt der junge Arzt am Bildschirm. Ich liege unter einem weißen Apparat, der langsam über mich hinwegwandert. Ich friere, darf mich nicht bewegen, weiß nicht, ob wir allein im Raum sind. »Meinen Sie mich?«, frage ich. »Ja, alles in Ordnung, nichts Auffälliges«, erwidert mein Knochenbetrachter. Stiller Jubel.

Im Warteraum zeigt mir ein anderer Arzt die Bilder, erklärt, wie man Abnutzungserscheinungen in den Gelenken von Knochenmetastasen unterscheiden kann. Er ist ganz sicher: Da ist nichts! Selbst die Abnutzungen sind moderat. Auch abgehakt. Das Handy klingelt. Mein Exmann, der Vater meiner Kinder, ist dran. »Ich habe gehört …«, fängt er an. Wenn man Kinder miteinander hat, trennt man sich nie ganz. Er nimmt Anteil. Es wärmt mich. Ich sage ihm, dass es im Moment gar nicht so schlecht aussieht. Er wünscht mir Glück und bittet, weiter informiert zu werden. Er kennt sich aus. Seine Frau, meine Nachfolgerin, hatte dasselbe vor fünf Jahren. Es ist alles gut gegangen.

18. Juli 2007

Harry ruft an. »Ziemlich gute Nachrichten«, sagt er. »Es sieht alles gar nicht so schlecht aus.« Die Eigenschaften des Tumors machen eine Chemotherapie vor der OP überflüssig. Also erst einmal keine Glatze. Und höchstwahrscheinlich kann ein brusterhaltender Eingriff durchgeführt werden.

Ich fahre zu Harrys Klinik am südöstlichen Ende der Stadt. Dort lerne ich die Chirurgin kennen, die mich operieren wird – als Gast in einem zertifizierten Brustzentrum in Kreuzberg. Dahin schickt Harry seine Brustkrebsfälle, seit in Berlin nur noch in fünf Kliniken Mammakarzinome operiert werden. Bis zum Jahr 2000 waren es noch siebzehn Krankenhäuser, unter denen man wählen konnte. Seitdem hat eine Konzentration stattgefunden. Sie leuchtet ein: Ein von der Deutschen Krebsgesellschaft zertifiziertes Brustzentrum versammelt Experten. Sie sehen jeden Tag nichts anderes als Brustkrebs. Im Internet habe ich beruhigende, solide Worte dazu gelesen: »Die Deutsche Krebsgesellschaft will mit der Vergabe des Qualitätssiegels

›Zertifiziertes Brustzentrum‹ dafür sorgen, dass Patientinnen sicher sein können, in dem zertifizierten Zentrum nach dem aktuellen Stand der Wissenschaft behandelt zu werden.« Auch gibt es eine Checkliste mit Punkten, wie man ein gutes Brustzentrum erkennen kann. Solche Fragen soll man zum Beispiel stellen:

- Werden die Operationen von Brustoperateuren vorgenommen, die mindestens 50 Brustoperationen pro Jahr durchführen?
- Werden mindestens 50 Prozent der Operationen brusterhaltend durchgeführt und besteht Zugang zu brustaufbauenden Operationsverfahren?
- Werden pro Jahr mindestens 150 Neuerkrankungen an Brustkrebs in dem Zentrum behandelt?

In der Urban-Klinik in Kreuzberg ist all das der Fall. Nie würde ich mich woanders unters Messer begeben als bei Experten. Harry sieht das Ganze leidenschaftsloser: Es geht natürlich auch um Kohle, sagt er. Die zertifizierten Brustzentren können Patientinnen schneller durchschleusen, ihre Liegezeit wird verkürzt, das spart Geld. Mir soll das recht sein, ich will nicht länger herumliegen als nötig und auch nicht mehr Kosten machen als nötig. Mit 3600 Euro wird eine OP wie die meine berechnet. Dafür erhält man nicht einmal ein vernünftiges Auto. Also, teuer finde ich das nicht.

Es ist ein herrlicher Sommertag. Ich habe mich extra gut angezogen. Oberärztin Dr. M., meine Chirurgin, ist eine junge Frau aus einem südlichen Land, ernst, herb, fast abweisend: Sie also soll mich retten. Sie tastet, fragt, was alle fragen: »Haben Sie es selbst entdeckt?«, und sagt schließlich: »Wir werden brusterhaltend operieren.« Die Ärztin macht eine Zeichnung, wie sie schneiden wird. Ein Vierzentimeterschnitt. Ich sage: »Können Sie gut nähen?«, und möchte mir im selben Moment auf die Zunge beißen. Meine Eitelkeit … Sie erwidert, cool, ohne ein Lächeln: »Ja, das kann ich.« Schließlich betrachtet sie meinen neuen BH. Oder bilde ich mir das nur ein?

19. Juli 2007

Jetzt weiß ich, wie das heißt, was seit Tagen so wehtut: Kränkung. Ich bin tief gekränkt, weil mein Körper versagt hat. Weil ich nicht funktioniere, weil ich die gleiche Scheiße durchmache wie hunderttausend andere Frauen auch. Eine professionelle Trösterin der »Gesellschaft für Biologische Krebsabwehr« sagt mir am Telefon: »Das erleben alle, die die Diagnose bekommen. Von einem Augenblick zum anderen wechseln sie das Lager. Von den Gesunden zu den Kranken. Wir vergessen aber, dass Gesundheit relativ ist.« Soll es ein Trost sein, dass andere nur noch nicht wissen, wie krank sie sind? Nein, es ist eher so: Wir sollten, solange wir gesund sind, es nicht so selbstverständlich finden. Und uns nichts darauf einbilden. Kranke sind Menschen wie Gesunde. Sie sind nicht schuld. Sie unterscheidet nur, dass sie einer unangenehmen Realität nicht ausweichen können. Natürlich kann man sich krank leben. Aber viele erwischt es einfach.

Am ersten Tag nach der Diagnose, als ich Katzenfutter holen musste, alles andere war mir egal, sah ich drei dicke Frauen vor dem Supermarkt stehen und in Bockwürste beißen. Voller Ekel und Wut dachte ich: Und die haben keinen Krebs. Solche Gedanken sind dazu da, sie ganz schnell wieder zu vergessen. Es ist mein Leben. Die haben ihres.

20. Juli 2007

Die Voruntersuchungen gehen weiter. Ich werde Teil der Medizinindustrie. Die Klinik, in der die OP stattfinden wird, ist ein Hochhaus aus den Siebzigerjahren, das Brustzentrum befindet sich im neunten Stock. Die Zentralstelle im Parterre erfasst meine Daten, der Drucker spuckt Dutzende Klebezettel mit meinem Namen, meinem Geburtsdatum und meiner Krankenkasse aus. Ich hasse es. Antreten, Einordnen, Unterordnen – meine Albträume. Warten Sie dort … Setzen Sie sich … Machen Sie den Oberkörper frei … Gehen Sie in Zimmer 110. Grundtiefe Einsamkeit. Kinderheimängste. Freitags ist immer Badetag. Antreten in einer Reihe, bevor das Ohrstäbchen in der Hand der Erzieherin das Trommelfell malträtiert und die Schere neben die Fingernägel schneidet. Stumme, ohnmächtige Wut. Ich will weg. Aber wohin? Das Übel nehme ich ja mit.

Also fahre ich in den neunten Stock, ergeben, stolz. Ich bin geschminkt und trage meine neuesten Jeans. Im dritten Stock fährt ein Mann, der im Rollstuhl sitzt, in den Aufzug hinein. Er schimpft über irgendetwas: »Seien Sie froh, dass Sie hier nicht Patientin sind.« – »Bin ich aber«, sage ich, geschmeichelt, weil er mich anders einschätzt.

Dumme Gans, denke ich. Bald bist du genauso blass und zerschnitten wie alle hier. Revolte in meinen Adern. Herzklopfen.

Oben setze ich mich wütend in einen apricotfarbenen Ledersessel. Warten, natürlich. Kranke haben Zeit. Ich fühle mich wie verreist. Die Zeit steht still. Niemand zu sehen. Schließlich erscheint eine Frau in Begleitung eines Mannes. Mitpatientin, das sehe ich an ihrem leeren Gesichtsausdruck. Die beiden reden kein Wort miteinander. Da hätte er auch nicht mitkommen müssen. Die Frau hat schwarz gefärbte Haare, und ein großer Busen zeigt sich unter einer knallroten Bluse mit kleinen Silberapplikationen. Typ ältere Dame. Ich lächle sie an. Sie lächelt zurück. Der Mann will die Situation klären, sucht das Personal.

Als eine Schwester auftaucht, hat er ganz viele Fragen. Wichtig, wichtig. Ich frage nichts. »Wenn ich nicht hier bin, bin ich auf dem Sonnendeck« – dieses Lied von Peter Licht fällt mir in diesem Moment ein. Ich bin nicht hier, also kann ich auch mit niemandem reden. Die Schwester zeigt mir und der Mitpatientin die Station. Ich gebe mich uninteressiert. Will ich mich hier einleben? Nein! Zimmer wie in einem Mittelklassehotel. Da sind die Kaffeekannen, und dort ist der Kühlschrank. Ich zische: »Was soll ich hier denn kühlen?« Schwester Karin sagt verschwörerisch: »Na, wenn Sie Lust auf einen Schluck Prosecco haben.« Jetzt bin ich da. Hier. Wir prusten los. Helga, so heißt die Frau in der roten Bluse, und ich. Alles klar, Sekt auf der Krebsstation! Ohne Humor geht gar nichts. Helga ist Berlinerin wie ich. Ich hatte sie drei, vier Jahre älter geschätzt als mich, sie ist aber achtundsechzig. Wow!

Und jetzt sitzen wir auf der Dachterrasse. Ihr Kerl musste gehen. Termine. Dafür ist eine Freundin von Helga erschienen, und ich habe Tatjana herbeordert. Wir vier Frauen trinken Kaffee aus großen Bechern, den Berliner Wind im Gesicht. Zwei von uns haben Krebs. Und eine ungewisse Zukunft. »Hast du Angst?«, fragt meine Leidensgefährtin. »Ja«, sage ich. Und sie: »Ich auch.«

Die Voruntersuchungen dauern einen ganzen Tag. Blut-
abnehmen, Röntgen, Gespräch mit dem Anästhesisten. Fra-
gebögen. Zwischendurch der Dachgarten. Unten die glit-
zernde Spree. Wie ich Berlin liebe! Liebe. Mitten im
Schmerz ein Gefühl wie eine Insel. Ich merke es mir.

21. Juli 2007

Heute bin ich allein. Alleinsein ist ehrlich. Keine Ablenkung, keine Unterhaltung, kein falsches Lachen. Ich brauche das alles nicht. Ich suche in mir nach mir. Und finde:
Angst. Etwas so Schlimmes ist passiert, dass auf einmal alle
Zweifel schweigen.

Ich komme zur Ruhe. Habe Platz für die Angst. Es gibt
nur eine Angst. In ihr sammeln sich alle Ängste. Der Plu-
ral dieses Wortes ist Unsinn. *Die* Angst sitzt in mir. Das
darf sie, sie hat einen Berechtigungsschein. Meine Diagnose. Ich darf Angst haben. Jeder hätte jetzt Angst. Das
entspannt. Die Angst hat sich gleichmäßig in mir verteilt.
So ist sie breiter und flacher geworden. Sie fließt durch
meine Adern, wohnt in meinem Bauch, beschäftigt meinen
Kopf, umschließt mein Herz. Angst. Was für ein tiefes, alles
ausfüllendes Gefühl.

Ich bin nicht ängstlich. Vor allem nie vorauseilend. Als
ich mich scheiden ließ, 1980, mit zwei Kindern, weil die
Liebe fehlte, hatte ich keine Angst vor dem Alleinerziehen,
vor der Alleinverantwortung. Als ich in den Westen ging,
im Sommer 1989, ohne Job, ohne Verbindungen, hatte ich
auch keine Angst. Oder habe ich sie einfach nicht gespürt,
weil die schlimmste Angst, die vor dem Verlassenwerden
von der Mutter, schon längst hinter mir lag? War mein Mut
eher der Mut der Verzweifelten? War alles besser als das,

was ich hatte? Konnte ich deswegen immer wieder alles hingeben und neu anfangen?

Die Krankheit macht alles möglich. Jedes Gedankenspiel. Jede Antwort. Da sie für mich so unwahrscheinlich war, ist auch das andere Unwahrscheinliche nun zugelassen. Bin ich eine Depressive? Mit Lustigkeitstünche? Eine Schüchterne mit forcierter großer Klappe? Eine Mogelpackung? Auf jeden Fall bin ich eine, die fit aussieht und eine tödliche Krankheit hat.

Habe ich irgendwann »hier« gerufen? Geht da oben einer mit der Gießkanne herum und verteilt die Katastrophe gleichmäßig über das Volk? Es sieht so aus. Alles, was ich über Brustkrebs weiß, ist: Man weiß nicht genug. Man weiß viele Details. Aber nicht das Entscheidende. Woher kommt er? Und wie verschwindet er wieder? Er ist eine Erkrankung des Immunsystems. Sein Erscheinen also ist nicht die Krankheit, sondern die Folge davon. Und wird er herausgeschnitten, ist er noch lange nicht besiegt. So viel habe ich begriffen. Das macht es nicht leichter. Das Immunsystem aber hat eine Standleitung zur Seele, glaubt man. Von ihr wird es angefeuert oder gedämpft. Bekommen wir deshalb Grippe, weil wir Stress haben? Oder Krebs, wenn … Ja, wenn was ist? Wenn Liebeskummer den Lebenswillen schwächt? Wenn Hoffnungen sinken? Wenn Sinnlosigkeit sich breitmacht? Wenn alles zu viel wird, nichts mehr zu schaffen ist? Wenn man zwei Kinder durchs Leben bugsiert, die längst zu schwer geworden sind für einen? Für eine Mutter ohne Familiennetzwerk? Wenn man immer zu viel von sich erwartet, vieles auch erreicht, trotzdem nicht zufrieden ist? Haben Millionen Frauen deswegen Brustkrebs, weil es eine Frauenmacke ist, sich selbst gnadenlos auszubeuten? Ich bin überzeugt, es ist so. Und es ist auch ganz anders. Nicht jede wird krebskrank, wenn sie so lebt. Es gibt so viele auslösende Faktoren, dass es am Ende doch eine Lotterie ist, wen es trifft.

Harry sagt: Es gibt keine zwei Krebse, die gleich sind. So wie es keine zwei Leben gibt, die gleich sind. Und es gibt keinerlei wissenschaftliche Beweise für all die Annahmen, was Krebs auslösen und befördern könnte. Trotzdem wissen Ärzte, dass die Seele erfahrungsgemäß eine große Rolle spielt. Und dass das Immunsystem dabei eine Schlüsselposition hat. Das sind Praxiserfahrungen. Keine wissenschaftlichen Befunde. Für mich ist es unwichtig, was die Wissenschaft hundertprozentig belegen kann. Ich bin keine Medikamentenprüferin, keine, die die Milliardenbudgets der Medizinindustrie verantworten muss. Ich bin nur ein abhängiger User der Erkenntnisse, die sich durchgesetzt haben. Ich bin verantwortlich für mich selbst.

Ich habe mich sicher gewähnt, weil ich mich nicht als Kranke sehen konnte. Weil ich die mit dem halbvollen Glas bin. Stimmt das denn? Sind mein Mut, mein Optimismus nicht einfach eine permanente Überforderung? Habe ich nicht Sehnsucht nach Fallenlassen, Aufgefangensein, nach Schwäche, Hilfe? Liebe?

Dass mangelnde Liebe mein Thema ist, weiß ich schon lange. Ich habe gelernt, mühsam gelernt, sie mir selbst zu geben. Du musst dich erst selbst lieben. Sicherer Bestsellertitel. Habe ich getan. Ich finde mich okay. Reicht das? Nein. Ich mag meinen Körper. Genug? Auch nicht. Ich akzeptiere meine Fehler. Aber ist das alles Liebe? Es sind Gedanken, die fabriziert der Verstand. Auf ihn kann ich mich verlassen. Auf mein Gefühl nicht. Das Gefühl bleibt kalt dabei. Wann war ich das letzte Mal so glücklich, dass ich die

Welt umarmen konnte, weil sich keine Glaswand zwischen mir und der unbändigen Freude befand?

Ein solcher Moment schält sich aus der Erinnerung. Es ist etwa fünfundzwanzig Jahre her. 1982 oder 1983. Ich fuhr im maisgelben Trabi im strömenden Regen über eine leere, breite Straße in Berlin-Weißensee. Ich fuhr schneller als erlaubt. Im Autoradio wilder Rock 'n' Roll. Und ich hätte schreien können vor Vergnügen. Ich war frei, selbstbestimmt, wunschlos. Es war nichts vorgefallen. Nichts. Nur eines: Ich spürte meine Kraft. Sie war ungeheuer. Ich traute mir alles zu. Kannte keine Angst. Das Leben war endlos und schön. Dazu da, angepackt zu werden. Alles war möglich. Vieles waren nur Gefühle, Einbildung. Und doch kommen aus diesen Momenten Kräfte, die vieles tatsächlich möglich machen.

Es dauerte wenige Jahre, da waren sie aufgebraucht. Da konnte ich keine Restfreiheit mehr spüren, da zog mich Rock 'n' Roll nicht mehr rein ins Leben, sondern raus aus diesem Land. Das Weggehen im Sommer 1989 war kein politischer Schritt, es war Glückssuche. Nur selten kam es wieder, das unbändige Glück wie an jenem verregneten Herbstabend in Ostberlin. Einmal in den schwedischen Scheren. Einmal im Flugzeug nach Afrika. Einmal am Feuer im Garten. Ab und zu auf der Autobahn Hamburg-Berlin. Da spürte ich mich ganz und stark. Und dann liebte ich mich und mein Leben.

Glück ist immer nur ein Moment. Es ist nicht da, wenn wir es erwarten. Es kam nicht, als ich die Mauer hinter mir ließ. Da war ich leer. Nicht, als ich mit meinem neuen Ehemann, der mir mit der Heirat die Ausreise ermöglichte, in unser gemeinsames Hamburger Haus einzog. Da war ich zu beschäftigt. Nicht, als die Mauer fiel. Das hat mich nur irritiert. Das Glück kommt durch die Hintertür. Wenn einmal alles stimmt. Für diesen einen Moment. Mehr ist es nicht.

22. Juli 2007

Ralf wird mich in die Klinik bringen, an diesem Sonntagabend. Vorher haben wir den ganzen Tag zusammen verbracht. Wir lieben uns, ein letztes Mal unzerschnippelt. Ein Abschied. Sex war uns wichtig miteinander. Wie es in Zukunft sein wird, keine Ahnung. Schließlich fahren wir los. Er fragt: »Wie oft möchtest du Besuch?« Ich sage: »Nie. Komm bloß nicht.« Er verkörpert die Welt, die ich gerade verlasse. Mich hat es rausgeschleudert.

Zwei neue Nachthemden befinden sich in meiner Tasche. »Fürs Krankenhaus«, teilte ich der Verkäuferin überflüssigerweise mit. »Hoffentlich nichts Schlimmes«, hatte sie höflich gesagt und meine EC-Karte durchgezogen. »Krebs«, erwiderte ich und lauschte dem Unwort nach. Seit ich ihn habe, will ich ihn salonfähig machen. Er gehört dazu wie Umweltgifte, wie Klimakatastrophen. Er gehört verdammt noch mal zu unserem ganzen Chaos und Ungleichgewicht in der Welt! Er ist mehr als ein individuelles Problem. Meine Wut implodiert. Zorn nützt nichts. Annehmen ist die einzige Möglichkeit. Woher ich das auf einmal so genau weiß? Als ob sich Wege öffnen, die ich nie sehen konnte.

Sonntagabend im Krankenhausbett. Draußen die glutrote Sonne, drinnen schneeweiße Bettwäsche. Die blonde Frau im Nachbarbett wird morgen entlassen. Als ich das Zimmer betrete, noch in Zivil, noch intakt, liegt sie da mit einem Handtuch über der entblößten Brust. Ralf lässt vor Schreck die Tasche fallen und verlässt augenblicklich den Raum. Ich empfinde Ekel. Fremde Körperlichkeit. Nähe zum Elend anderer, das genauso meins ist. Ich fühle mich fremd in mir. Schnell schicke ich Ralf weg. Er verschwindet im Fahrstuhl. Jetzt geht das Unvermeidliche los, jetzt zwängt sich die Zeit durch die Eieruhr. Und die Ereignisse ballen sich.

Meine Zimmergenossin erzählt, dass man die Narbe lüften muss, damit sie sich nicht entzündet. Und dass man mit Brustkrebs schwerbeschädigt ist und einen Ausweis erhält. Ich kann nicht glauben, dass mich das alles betrifft. Sie ist Krankenschwester. Hat einen pflegebedürftigen Mann, Eltern, die Hilfe brauchen, einen harten Job nach langer Arbeitslosigkeit. Sie hat es nicht leicht. Da kann man krank werden. Und was ist mit mir? Was hat mich krank gemacht? Ich gehe auf den Flur, rufe Claudia und meine Cousine Katja an, heule, spüre aber zugleich, dass Trostworte von außen nicht zu mir durchdringen. Nehme eine Schlaftablette. Nur weg hier.

23. Juli 2007

Aufwachen. Will nicht. Heute wird geschnitten. Das letzte Mal war ich zum Kinderkriegen im Krankenhaus, vor sechsundzwanzig Jahren. Zusammen mit meiner Mitpatientin Helga fahre ich im Aufzug in den Keller. Wir erhalten radioaktive Spritzen direkt in den Tumor. Auf diese Weise macht man die Wächterlymphknoten sichtbar, jene Lymphknoten, die in unmittelbarer Umgebung des Tumor liegen. Während der OP werden sie herausgeschnitten und sofort untersucht. Sind sie krebsfrei, brauchen keine weiteren entnommen zu werden. Weniger Narben, weniger Schmerzen, weniger Gefahr. Wenn ich beten könnte.

Wieder zurück im Zimmer, sitze ich auf dem Bettrand. Beruhigungstablette intus, Thrombosestrümpfe an, geblümtes Engelshemd, Einmalslip. In meiner Akte, die am Fußende hängt, lese ich: »Patientin hat viele Fragen, ist sehr aufgeregt.« So, es gibt also auch Frauen, die nicht aufgeregt sind, die keine Fragen stellen. Ich bin keine gute Patientin. Ich will wissen. Und keine Nummer sein. Eine SMS von Tatjana: »Ich denk an Dich. Viel Glück.« Ich mache das Handy aus. Ich brauche jetzt nur noch mich. Meine Kraft.

Es geht los. Mein Bett rollt durch Flure, genau wie in einem Arztfilm. Ich nutze meine Fähigkeit zu verschwinden. Keine Gedanken, keine Angst. Schwingtüren gehen auf, gehen zu. Viele Leute. Der ganze Apparat klappert und brabbelt. Sie hieven mich mit »Eins-zwei-drei« auf den OP-Tisch.

Die Ärztin schaut mich durch einen Nebelkranz an: »Hallo? Können Sie mich verstehen? Die Operation ist gut verlaufen, es sind keine Lymphknoten befallen. Die Brust ist erhalten.« Ich bin zu müde zum Heulen oder Lachen. Übelkeit, Durst. Ich will anrufen, will mein Glück teilen. Kann nicht. Muss kotzen. Die Schwester ist da, hält die Schale. Glückstrunkene Dankbarkeit. Schlaf. Claudia sitzt am Bett, bildschön mit ihren dunklen Augen, ganz in Rot, sie hat Sonnenblumen mitgebracht.

Schlaf. Schmerzen. Die Nachtschwester will die OP-Wunde sehen, ich stöhne, will sie abwehren. »Was, so schlimm?« Sie rennt, sie telefoniert. Ein Gerinnsel vermutlich. Sie hängt mich an einen Schmerztropf, der hilft kein bisschen. Ich liege unbeweglich da, und die Zeit schleicht dem neuen Tag entgegen.

24. Juli 2007

Ganz früh ins Behandlungszimmer. Die Ärztin trägt den weißen Kittel offen über Pulli und Hose, ich liege im knitterigen und verschwitzten OP-Hemd vor ihr. Sie stochert mit einer Kanüle in der Operationsstelle unter der Achsel herum, dort, wo die Lymphknoten zur Kontrolle entnommen wurden. Sie lobt meine Tapferkeit. Ich fühle mich klein, beschmutzt. Opfergefühl. Widerlich. Es muss noch mal operiert werden, noch mal Narkose, das Bett rollt wieder los.

Helga steht besorgt im Flur. »Was ist los?« Ich kann nicht sprechen, ihr keine Erklärung geben. Das Gerinnsel wird entfernt. Danach geht es mir besser. Die Nähte schmerzen, der Kopf dröhnt. Die Hand mit der Dauerkanüle drückt, der Rücken tut weh vom Geradeliegen. Aber sonst ist alles bestens.

25. Juli 2007

Ich warte, dass jemand die Kanüle aus meiner Hand zieht, damit ich mich waschen kann. Danach will ich mich anziehen – Jogginghose, Pulli drüber – und frühstücken. Ich glaube, ich habe hier außer ein paar Birnen noch nichts gegessen. Ankleiden geht nur, wenn mir jemand hilft, die Flaschen mit der Wundflüssigkeit an meinen Sachen zu befestigen. Wie uncool, wie unerotisch Kranksein ist.

Nachmittags: Eine dünne, ältere Frau steht an meinem Bett. Sie riecht nach kaltem Zigarettenrauch. »Physiotherapie«, sagt sie, »kommen Sie mit?« Na gut, ich bin ja angezogen.

Am Fahrstuhl sammeln sich noch vier weitere Frauen um die Raucherin. Außer der netten Helga könnten sie alle meine Oma sein. Pfui, denk nicht so, schäm dich. Ich schäme mich aber nicht. Was mache ich bloß hier? Tränensäcke, hängende Bäuche, schütteres Grauhaar, Flaschen mit Wundflüssigkeit. Bis zu welchem Alter operieren sie eigentlich Brustkrebs? Pfui, denk nicht so. Ich denke aber so.

Es geht im Aufzug abwärts in den Gymnastikraum. Ein Stuhlkreis aus Hockern wird gebildet. »Hacke, Spitze, Hacke, Spitze, eins, zwei, drei«, heißt die Bewegung, die wir machen sollen. Ich setze mich empört an den Rand der Gruppe, mache nicht mit. Behaupte, dass ich Schmerzen hätte. Sport? Mein Gott, wie habe ich das Auspowern im Fitnessstudio geliebt.

Wieder zurück auf der Station, sagt Helga: »Dein Gesicht hat Bände gesprochen.« So? Was hat es denn gesprochen? »Du sahst furchtbar wütend aus. Als würdest du gleich um dich schlagen.« Ja, es stimmt. Kalte Wut ist in mir. Ich nicht!, will ich schreien. Ich gehöre nicht hierher! Ob jede der Frauen so denkt? Aber die Turn-Teilnehmerinnen plaudern miteinander wie eine Horde Schulmädchen. Ich kann das nicht.

Die Achselhöhle tut weh. Kopfschmerzen. Verstopfung. Und ANGST! Rund um den Knoten wurde gesundes Gewebe wie ein Sicherheitsstreifen entnommen, das wird nun in der Pathologie gründlich untersucht. Finden sie bei dieser sogenannten histologischen Begutachtung auch nur eine einzige kranke Zelle, ist eine weiterer Eingriff notwendig. Und dann heißt es vielleicht: Brust ab. Das Ergebnis erfahre ich aber erst nächste Woche. Außerdem: Wenn sich der Knoten unter dem Mikroskop befindet, wissen sie auch erst, womit sie es zu tun haben. Dann wird festgelegt, wie es weitergeht, ob Chemo oder Strahlentherapie.

Katja und ihre Mutter, meine Tante Ingrid, die Schwester meiner Mutter, waren da, Mascha kam, auch Claudia. Und Tatjana. Viele Blumen stehen auf dem Tisch. Moni, die Liebe, rief aus Hamburg an, fand genau die richtigen Worte. Ralf fragt mich am Telefon: »Hast du alles? Soll ich nicht doch vorbeischauen?« Nein, das ist nicht nötig.

Abends bin ich allein im Zimmer, ein sehr schönes, aber auch ein sehr merkwürdiges Gefühl: Geborgenheit? Aufgefangensein? Geschätzt- und Geliebtsein? Geht die Glaswand auf? Das Panzerglas, durch das ich Freude sehen, aber nicht spüren kann? Ich umarme erst einmal mein Kissen anstatt der ganzen Welt. Vielleicht, vielleicht haben sie mich gerettet. Vielleicht kann ich mich retten. Wenn es einer kann, dann nur ich.

Ich klicke den iPod von Ralf an, höre Stones, R.E.M., Annett Louisan, Musik, die mein Freund mir draufgeladen hat, und lese meinen dicken Schmöker. Liebeskitsch, ferne Welten. Auf Prosecco habe ich noch keine Lust, auch wenn Tatjana welchen mitgebracht hat. Werde ihn den Schwestern schenken, die wirklich klasse sind. Die kleine kompetente Türkin, die blutjunge Sächsin mit dem dicken langen Zopf. Dazu zwei gestandene Frauen, deren Gesichter vom Leben erzählen. Sie alle sind begabt für einen Beruf, den ich mir für mich nicht im Entferntesten vorstellen kann. Hochachtung. Ich fühle mich aufgehoben. Auch weil sie alle da sind.

Das erste Mal geduscht. Die Flaschen und Schläuche wurden entfernt, auf die Wunden nur kleine Verbände gelegt. Ich ziehe richtige Sachen an, sehe fast normal aus.

Meine Kinder kommen. Wir fahren die neun Stockwerke hinunter, sitzen am Spreeufer. Ich fotografiere sie mit dem Handy. Sie fotografieren mich. Ein paar Akrobaten turnen und jonglieren auf der Wiese. Ein Mann schiebt ein Fahrrad mit drei Papageien auf dem Lenker vorbei. Ein Dönerstand wird aufgebaut. Ein Liebespaar sitzt eng umschlungen nebeneinander, sieht schweigend der Spree beim Fließen zu. Wo bin ich? Ist das mein Leben? Es fühlt sich so gut an! Hinter mir ist der Betonkoloss voller Kranker. Eine riesige Menschen-Reparaturwerkstatt. Ich bin ein Teil von ihr. Hier draußen ist das Leben. Auch davon bin ich ein Teil.

Plötzlich ein starker Trennstrich. Ich war nur zu Besuch im bunten Leben. Wieder gehe ich durch die trüb beleuchtete Halle, ganz nach hinten zu den Fahrstühlen. Vorbei am Perückenladen. Das hier anzubieten! Praktisch oder pervers? Ich kann mich nicht entscheiden. Sicher beides. Einen Moment bleibe ich stehen. Auch nette Turbane sind darunter. Ich stelle mir vor, wie ich den goldenen mit der Schleife in der Mitte trage, im Stil der Zwanzigerjahre. Lena liebt Zwanzigerjahre-Partys.

Nun will ich in mein Bett. Wieder das Glück von gestern heraufbeschwören. Die warme Sicherheit: Alles wird gut. Hoffentlich bin ich die letzte Nacht auch noch allein.

Nein, oben in dem Zimmer sitzt auf dem zweiten Bett eine junge Frau im Schneidersitz. Sie sieht gut aus, sehr gepflegt. Ich denke sofort: Die? Die auch? Sie ist Yogalehrerin, Anfang vierzig. So eine also auch. Morgen wird sie operiert. Ich frage, ob sie Angst hat. »Die atme ich weg«, sagt sie.

Die Abendsonne taucht unser Zimmer in Gold. Unerklärliches Glücksgefühl. Ich spüre eine Ganzheit in mir. Die Kinder, die Stadt, die Fürsorge, kein Schmerz, gar keiner. Ich schwimme in guten Empfindungen und bin froh, dass ich ich bin, nicht die Yogalehrerin, nicht meine Oma, nicht die rauchende Physiotherapeutin, nur ich. Ich mag mich. Meine Bettnachbarin erzählt leise von sich, von ihrem schwierigen Sohn, ihrer im Aufbau befindlichen Yogaschule, den Männern, die sie nicht mehr will. Wieder ein anderer Lebensroman. Erlösender Schlaf.

28. Juli 2007

Entlassung! Ich bin geföhnt, geschminkt. Ralf steigt aus dem Fahrstuhl. Er strahlt: »Hey, warst du auf einer Wellness-Farm oder im Krankenhaus?« Wir fahren nach Hause. Er kocht mein Wunschessen. Kartoffelsuppe. Nach dem Essen legen wir uns zum Mittagsschlaf hin, wir lieben uns. Ganz selbstverständlich, ganz vorsichtig. Begrüßung. Eine Rückrufaktion ins Leben. Ich zeige ihm, dass ich es noch kann. Er zeigt mir, dass er es noch will. Ich trage einen Sport-BH, den soll ich ein paar Tage nicht ablegen. Das will ich auch nicht, bloß nicht dran rühren. Ich habe noch nicht gesehen, wie es unterm Verband aussieht.

Abends sitzen wir am Feuer auf der Terrasse. Eine Flasche Wein steht auf dem Tisch, dazu Oliven, Brot, Käse. »Auf Harry!«, sage ich und muss auf einmal kichern. »Auf dich!«, sagt Ralf. Ich möchte diesen Augenblick festhalten. Mein angefressenes, einzigartiges Leben. Ich betrachte es von außen, von der anderen Seite. Und es sieht ziemlich toll aus. Ich muss nur noch ganz hineinfinden. In das Neue, das nun dazugekommen ist.

29. Juli 2007

Ich bekomme Päckchen mit Büchern, DVDs oder Kosmetik, man schenkt mir Blumen. »Verwöhn Dich«, steht auf einer beiliegenden Karte. Und: »Wir denken ganz doll an Dich.« Ich denke derweil über meine Selbstheilungskräfte nach. So will ich mich weiter gesund ernähren. Will wieder Sport machen, sobald es geht. Ich habe schon immer auf mich geachtet.

Zugleich habe ich Angst, werde im nächsten Moment wütend, dann traurig. Ich bin alles andere als ausgeglichen. Füttert mein Zorn die Krankheit? Harry hat erzählt, dass viele Patientinnen den Krebs wie einen Berechtigungsschein vor sich hertragen, auf dem steht: »Jetzt darf mir keiner mehr was tun. Nehmt alle Rücksicht, seid alle lieb, sonst …« Es ist eine große, unausgesprochene Drohung: Sterbe ich an Krebs, seid ihr schuld! Jetzt kommt die Angst vor der Angst ins Spiel. Der Gedanke: Es *muss* mir gut gehen. Andernfalls: Krebstod. Eine Überlegung zum Verrücktwerden. Gehört verbannt.

Es schleichen sich auch die anderen dunklen Gefühle heran. Scham. Neid. Eifersucht. Doch am stärksten ist die Angst – und die Furcht darüber, dass ich all dies nicht empfinden darf. Aber so war es immer. Ich durfte dieses nicht und jenes nicht fühlen. Und ich habe es nicht gefühlt. Die große Ungerechtigkeit, die bösartige Lüge, den Verrat, die Illoyalität. Alles gute Bekannte aus meiner ferneren Vergangenheit. Ist es nicht besser, sie wahrzunehmen und zu besiegen? Ich bin fürs Wahrnehmen. Und da ist das Dilemma. Da ist diese Wut. Und die Angst vor ihrer krank machenden Macht.

Es gibt keinen Beweis, dass Wohlbefinden und funktionierende Krebsabwehr direkt zusammenhängen. Es existieren allerdings Untersuchungen, die zeigen, dass ein liebendes und stützendes Umfeld Menschen nach Operationen schneller wieder auf die Beine bringt. Familie und Freunde als Gesundmacher. Aber Konflikte verschwinden deswegen nicht. Im Gegenteil: Wunden aus der Vergangenheit werden jetzt erst richtig wichtig. Die Frage: Was hat mich krank gemacht? führt unweigerlich zu den brisanten Punkten. Was war da bei mir? Ja: Ich war das Aschenputtel der Familie. Ich musste zwar nicht ständig putzen, waschen und wischen, aber ich stand im Schatten. War unwichtig. Sollte funktionieren. Nicht stören.

Der Vorteil, den Aschenputtel hat: Sie heiratet einen Prinzen, wird reich, schön und glücklich. Ich dagegen habe mich allein aufgemacht in die Welt, habe mir mein eigenes Reich geschaffen. Die Brave, Glanzlose hat keinen Prinzen geheiratet, der ihr die Sterne vom Himmel holte. Aber sie lebt, und es gibt durchaus Sternschnuppen in ihrem Dasein. Das storchbeinige Pickelkind ist eine akzeptierte, manchmal sogar bewunderte Frau geworden. Stolz? Nee. Der Weg ist eher voller Missverständnisse. Der Neid Glückloser ist eines davon. Wohin mit Groll und Co.? Keineswegs will ich wieder krank werden, nur weil ich nicht alles glätten, regeln und wiedergutmachen kann.

Ich rufe Maria an, eine besonders kluge und liebe Hamburger Psychologin, die ich schon viele Jahre kenne, frage sie, wie ich mit meiner Wut umgehen soll. Sie sagt: »Sei einfach wütend. Das ist deine Art, damit umzugehen. Dein Leben ist zusammengebrochen. Jetzt musst du sehen, was noch taugt.« Sie gibt mir einen Berechtigungsschein für meine negativen Gefühle. Es geht nicht um Schonung. Es geht um Echtsein. Der Kampf ist zu Ende. Ich wehre mich nicht mehr, aber ich passe auf. Danke, Maria!

Jetzt weiß ich, was ich ändern muss, nämlich gar nicht viel. Ich muss nur erkennen, was noch taugt. Muss über alles nachdenken, alles sichten, ordnen, neu bewerten. Wie bei einem Umzug in eine andere Wohnung. Da kommt auch kein Sofa mit, das ein Bein verloren hat und nur noch auf einem Bücherstapel stehen kann, kein Tischtuch mit Flecken, die nicht mehr rausgehen. Aber die schöne alte Vase, sie muss mit. Sie hat zwar einen Sprung, aber sie birgt eine kostbare Erinnerung. Und es werden Neuanschaffungen gemacht. Ergänzungen zum Vorhandenen. Neuer Badspiegel, neue Garderobenhaken. Ja, das muss ich jetzt tun. In mir umziehen. Sichten, ordnen, verwerfen und sichern. Ich habe Lust drauf. Und wenn die Wut auftaucht, lasse ich sie durchziehen und schaue ihr hinterher.

Teil III

Die Verwirrung

30. Juli 2007 bis 31. Dezember 2007

Die Diagnose ist günstig, ich frage mich: Was war das?
Einmal Hölle und zurück? Derweil wächst die Liebe
gegen Widerstände und mit Krisen.

*Unsere Erinnerungen sind von unserer
Befindlichkeit zu dem Zeitpunkt
abhängig, an dem wir uns erinnern.*
Doris Lessing, *Unter der Haut*

30. Juli 2007

Wir ruhen uns aus, Ralf hat Grippe, es war wohl alles zu viel für ihn. Er hat ein paar Tage Urlaub genommen, um bei mir zu sein. Das Telefon klingelt. Harrys Frau Anja ist am Apparat, sie ist Brustkrebsspezialistin. Mein Herz macht einen Hüpfer, denn jetzt kommt das Urteil aus der Pathologie: »Es ist die beste Nachricht, die ich dir bringen kann! Der Knoten ist komplett raus, er war kleiner als angenommen, er war wenig aggressiv, es ist keine Chemo nötig. Aber Bestrahlung, die muss sein, die erhöht die Sicherheit, dass es zu keinem Rückfall kommt.« Ich wiederhole, damit Ralf es hören kann: »Keine Chemo?« – »Nein. Das wäre mit Kanonen auf Spatzen schießen. Das ist in dem Fall wirklich nicht nötig.« Ralf grinst aus dem Kopfkissen heraus: »Och, keine Glatze?« Anja sagt: »Komm Montag zu mir in die Praxis, da besprechen wir beide dann alles Weitere.«

Ich müsste tanzen, hopsen, jubeln, aber ich bin still. Was war das? Einmal Hölle und zurück? Nein, zurück nicht wirklich. Nichts wird mehr so sein, wie es war. Und seltsam: Ich freue mich drauf. Ein neues Leben. Ich weiß noch nicht, wie es sein wird.

31. Juli 2007

Überlebensrate. Dieses Wort macht mich verrückt. Man liest es immerzu, wenn es um die Krebsnachsorge geht: Fünfundsiebzig Prozent der Brustkrebspatientinnen leben noch nach fünf Jahren. Toll, dann werde ich wahrscheinlich sechzig. Oder auch nicht. Was ist das für eine blöde Zahl? Die sagt niemandem etwas. Statistik! Und doch, man saugt Fakten auf, die einen scheinbar betreffen. Man sucht Trost, überall. Aber in Zahlen ist er bestimmt nicht zu finden. Trotzdem, die Kernzahlen sitzen fest im Kopf, werden wiederholt: Rund 19 000 Frauen sterben jedes Jahr an Brustkrebs, 55 000 Frauen erkranken neu. Aber man kann auch andere Rechnungen aufmachen, die konkreter sind. Dem Hamburger Brustkrebsregister, das ich im Internet finde, entnehme ich: Von 100 000 Frauen, die gerade fünfzig Jahre alt sind, sterben in den darauffolgenden zehn Jahren 822 an Brustkrebs, das ist – anders ausgedrückt – eine von 122 Erkrankten. Für Frauen wiederum, die gerade das fünfzigste Lebensjahr erreicht haben, gilt, dass bei einer von je vierzig in den nächsten zehn Jahren Brustkrebs diagnostiziert werden wird. Unter jenen Frauen, die das achtzigste Lebensjahr erreichen, erkrankt eine von elf an Brustkrebs.

Zahlen, sie sind kühl und klar. Sie sagen nicht, wer dabei ist, bei den Krebstoten. Und sie sagen nicht, wer an anderen Krankheiten stirbt. Sie sagen eigentlich gar nichts. Der Mensch geht in ihnen unter. Allerdings: Sie zeigen Wahrscheinlichkeiten und Unwahrscheinlichkeiten auf. Eine von 122 Frauen zu sein, ist das wahrscheinlich? Oder eher unwahrscheinlich? Das sind schwere Gedanken. Tod, er lag lange im Nebel. Man denkt an ihn, wenn Freunde, Familienmitglieder sterben. Und man selbst? Ja, auch. Irgendwann ist jeder dran. Irgendwann. Und dann nimmt das Irgendwann auf einmal Gestalt an. Weil man nur noch überlebt. Ein Jahr nach dem anderen. Ist Überleben auch Leben? Nein. Es ist etwas anderes. Es ist bedrohtes Leben.

Bewusstes Leben. Ein Geschenk. Ein Sieg. Keine Selbstverständlichkeit. Nie mehr.

Überleben, dieses Wort macht mir zu schaffen. Es erinnert an Bombenkrieg, Katastrophen, KZ. Überleben. Die Krankheit überleben. Irgendetwas sperrt sich in mir, aber auf einmal bin ich eine Überlebende. Ein Mensch, der Krebs hatte und vielleicht noch hat. Der ab jetzt immer für sein Noch-Leben dankbar sein kann. Bin ich ab sofort die mit dem besonderen Kennzeichen Krebs? Kann der Krebs mich definieren, mir einen Platz zuweisen? Als Überlebende? Dass ich lebe, ist nicht mehr selbstverständlich. Ich überlebe gerade. Und jedes Jahr ohne Krebs bessert die Statistik auf, aus der andere sich ihre Chancen ausrechnen.

Ich denke an die, für die ich bisher das Wort »Überlebende« benutzt habe. Als Kind wurde ich mit Kriegs-, Faschismus- und Antifaschismusgeschichten vollgestopft, die waren so präsent wie das Wetter. Die in ihr vorkommenden Überlebenden haben den Krieg sowie den Terror der Nazis überstanden. Mein Schwiegervater aus meiner zweiten Ehe gehörte dazu. Jude, Künstler, Kommunist. Dreifache Mordmotive für die Nazis. Ohne sein Überleben im KZ Buchenwald gäbe es seinen Sohn nicht, der später Vater meiner Kinder wurde. Wie oft habe ich an das Wunder gedacht, dass gerade er übrig blieb, nach zwölf Jahren Nazidiktatur. Und was er noch alles aus seinem Leben gemacht hat. Es war keineswegs konfliktfrei und gradlinig, aber er hat drei Kinder gezeugt und viele schöne Grafiken hinterlassen, die heute noch vielen Menschen etwas bedeuten. Gesprochen über die elenden Jahre hat er nie. Die Familie war auf Erzählungen anderer angewiesen. Ich fand das alles immer sehr spannend. Geschichte im eigenen Haus. Ich war von Überlebenden umgeben. Meine eigene Großmutter gehörte dazu. Nach der Terminologie der Nationalsozialisten war sie eine Halbjüdin. Sie hat in einem Nazigefängnis in Breslau das Kriegsende überlebt.

Andere sind die Einzigen aus einer Familie, die beim Holocaust davongekommen sind. Sie sind darüber nicht froh, sondern fühlen sich schuldig gegenüber den Toten. Ich hatte eine solche Freundin, deren Vorfahren in großer Zahl umgebracht wurden. Ihre Eltern konnten rechtzeitig aus Deutschland fliehen. Und so wurde Diana als deutsche Jüdin in Brasilien geboren. Als kleines Kind kam sie mit dem Vater nach Berlin, die Mutter wollte deutschen Boden nicht mehr betreten. Diana ist vor fünf Jahren gestorben. An Lungenkrebs. Sie war sechsundfünfzig, hat zu viel geraucht. Kurz vor ihrem Tod, kurz vor der Diagnose Krebs, ist sie nach Auschwitz gefahren. Hat in den Registern nach den Daten ihrer Angehörigen geforscht. Ich fand ihre Reise damals so seltsam, so mutig. Sie hätte Begleitung haben können, aber sie wollte allein sein. Nie haben wir über ihre Reise in Ruhe gesprochen. Ich wusste ja nicht, sie wusste ja nicht, wie wenig Zeit sie noch hatte. Kurz vor ihrem Tod, noch vor ihrer Reise, gab es auf ihrem Geburtstag einen Eklat. Sie saß zufrieden wirkend an einem großen ovalen Tisch, um sie herum viele Gäste. Vor allem Freundinnen. Auf einmal hielt sie eine kleine Ansprache: »Ich freue mich, dass ihr alle hier seid, auch wenn ihr nicht meine Familie seid, eine Familie habe ich ja nicht.« Eine Freundin entgegnete, sie habe doch Mann und Kind. Und Freunde seien auch eine Familie. Da wurde Diana ungeduldig und schimpfte in die Runde: »Ihr habt ja keine Ahnung, wie das ist, wenn die Familie zerstört ist, ihr lebt alle eingebettet. Ich bin in Wahrheit immer allein.« Das war so erschreckend, denn gerade sie war nie allein.

Sie war immer der Anlaufpunkt für alle Freundinnen mit Liebeskummer. Und davon gab es zu jeder Zeit genug. Sie sagte dann: »Erzähl, ich hör gern zu, ich kenne so was nicht, ich bin nicht so ein leidenschaftlicher Mensch.« Heute weiß ich, dass sie ihre Leidenschaft bezähmt hat. So sehr, dass sie ihr selbst unbekannt war. Zu ihr konnte man unangemeldet kommen. Ihre Lieblingsbeschäftigung war »Käffchentrinken und Quatschen«. Und dafür gab es immer Anwärter, die dieses Vergnügen mit ihr in ihrer schönen Altbauwohnung teilen wollten. Die Gespräche mit ihr waren warm und intensiv. Aber sie blieb allein. Ich verstehe sie jetzt. Verstehe besser, was es heißt, Überlebende zu sein. Es ist nicht leicht. Es trennt von den Heilen, den Sorglosen. Und man umgibt sich mit vielen und vielem, um es nicht spüren zu müssen.

1. August 2007

Jetzt beginnt also das »Coping«, das ist der englische Ausdruck für »Krankheitsbewältigung«. Coping klingt aber besser. Ich fand das Wort in einer Mitteilung der Gesellschaft für Biologische Krebsabwehr. Coping verläuft in fünf Phasen, laut der Broschüre: 1. Verleugnen = Das kann nicht wahr sein. 2. Verhandeln = Wenn das nur eine leichte Form ist, dann lebe ich ab sofort gesünder. 3. Aggression = Wie können die anderen sich nur freuen, während ich hier leide? 4. Trauer = Ich werde nie mehr ein normales Leben führen. 5. Akzeptanz = So ist es, und ich lebe damit. Bei mir sind die fünf Phasen alle zugleich eingetroffen. Aggression spüre ich am wenigsten. Oder doch? Bin ich nicht wütend über einen unsensiblen Umgang mit mir? Sehe ich nicht auf einmal Fehler, ob nun meine eigenen oder die anderer, wie durch ein Vergrößerungsglas? Hat meine Lust am Rückzug nicht auch damit zu tun, dass ich Zusammentreffen mit anderen anstrengend finde, weil sie auf meine Bedürfnisse nicht eingehen können?

In demselben Heft steht auch der Satz: »In einem gesellschaftlichen Miteinander, das stark von Leistung geprägt ist, haben Krankheit, Schwachsein und die Angst vor dem Tod wenig Raum.« So ist es. Und besonders derjenige, der sich über Leistung definiert, sich als leistungsstark empfindet, wird von der Krankheit völlig aus dem gewohnten System geschleudert. Der hat besonders viel zu lernen. Der Grund: Er muss auf einmal alles neu bewerten. Ich spüre, dass das auch bei mir dran ist. Es wäre auch dran gewesen, wenn ich nicht krank geworden wäre. Aber dann hätte ich es nicht gewusst. Die Frage, wo ich stehe und wo es noch hingehen soll, die ist ohnehin für meinen Jahrgang angesagt. Manche überlegen, ob das alles gewesen sein soll. So frage ich nicht. Es war viel. Vielleicht zu viel.

Nun brauche ich eine Rückschau, einen neuen Blick. Was hat mich geleitet? Was hat mich gekränkt, krank gemacht? Kindheit und Jugend in einer Umgebung, in der der Einzelne nur Teil des Ganzen war – wie in einer Sekte. Individuum war in der DDR ein Schimpfwort! Einordnen, unterordnen, anpassen, sich zurücknehmen – das waren hohe Tugenden. Nicht so sehr meine. Ich konnte mich nur unterordnen, indem ich tief gläubig war. Indem ich eigene Überzeugungen nicht ausprägte, sondern erwünschte übernahm. Macht das krank? Es macht fremd, sich selbst und der Welt gegenüber. Gesund kann das auf keinen Fall sein.

Vorgestern ist meine Mutter operiert worden. Die verkrebste Blase wurde entfernt, eine künstliche nachgebaut. So braucht sie nicht mit Urinbeuteln zu hantieren. Ich muss sie nicht besuchen. Sie hat mich auch nicht besucht. Und ich bin rekonvaleszent. Schöne Ausrede für alles, was ich nicht will.

Plötzlich denke ich: Mamma-Karzinom. Brustkrebs nennen Mediziner Mammakarzinom. Der Typ vom Fitnessstudio, dem ich statt langer Erklärungen den Entlassungsbrief aus dem Krankenhaus in die Hand gedrückt hatte, weil ich ein paar Monate unbezahlte Trainingspause durchsetzen wollte, der dachte zwar, das sei Unterleibskrebs. »Mamma« gleich Unterleib. Aber jeder andere weiß: »Mamma«, das ist die Brust. Und »Mamma«, das ist die Mutter. Jeder hat eine. Und jeder denkt, die Mutter ist gut. Einfach weil sie die Mutter ist. Was für ein gigantischer und folgenschwerer Irrtum. Jeder, der keine gute Mutter hat, fühlt sich aussätzig, denkt, keine gute Mutter sei nicht normal. Bestimmt ist er der Einzige, der eine Mutter hat, die nicht liebevoll, nicht sensibel, nicht verantwortlich mit einem Kind umgehen kann. Ich habe es meinen Kindern einmal so erklärt, als es um mein eigenes Versagen als Mutter ging: Jede Frau kann, theoretisch, ganz leicht Mutter werden. Ist sie dadurch ein anderer Mensch? Ein anderer Charakter? Nein, natürlich nicht. Auch habgierige, egozentrische, geizige, kaltherzige Frauen werden Mütter. Und sie bleiben die, die sie sind.

Schwer ist es auch, eine gute Mutter zu sein, wenn man selbst nie bemuttert wurde, wenn man zutiefst unsicher ist, was man zum Leben braucht, wenn man nicht weiß, wer man ist und wer man sein will. Dann für die Bedürfnisse zweier kleiner Wesen zuständig zu sein, sie überhaupt erst einmal zu erkennen und anzuerkennen und sie auch noch befriedigen – mir ist es nur sehr mangelhaft gelungen. Insbesondere damals, als sie klein waren und mich am meisten gebraucht hätten. Dafür gibt es keine Entschuldigung, kein Verzeihen. Ich will nur, dass meine Kinder wissen, dass ihre Mutter sich Gedanken über sie macht und über sich. Und dass sie Fehler zugibt und bereut. Und dass sie sie genug liebt, um die eigene Leistung als klein anzusehen – sie hätten ohne Zweifel mehr Liebe verdient. Und mehr Verständnis.

Robert hat einmal gesagt, er sieht mich immer noch auf der Wiese in der Nähe unseres damaligen Wochenendhauses in Voigtsdorf sitzen und weinen. Da hätte ich immer gesessen, geweint und gesagt, sie sollten mich in Ruhe lassen und lieber spielen gehen. Ich bin sicher, dass ich da ein paarmal so gesessen und das auch gesagt habe. In das Gedächtnis des kleinen Jungen hat sich das Bild eingebrannt. Schade. Ich habe nicht geahnt, was ich anrichte.

Ich war eine unbegabte Mutter. Ich habe nicht gern »Post« gespielt und keine Begeisterung für Zoos und Vergnügungsparks geheuchelt. Ich war am liebsten in der Redaktion. Arbeiten fand ich erholsam gegenüber dem Mutter-Dasein. Das konnte ich, da war ich anerkannt. Als Mutter war ich eine Niete. Kuscheln war mir fremd, ich wusste nur aus Filmen, dass man Kinder streichelt, ihnen über den Kopf fährt und sie im Bett zur guten Nacht küsst.

Ich denke, ich habe es getan. Wie im Film. Ich habe auch Lieder am Bett vorgesungen und Bücher vorgelesen. Und dabei an den Haushalt gedacht, der noch wartete, denn um sechs Uhr morgens war der Tag schon wieder da. Und mit ihm alles, das ganze Leben als Alleinerziehende mit Fulltime-Job. Nein, eine Entschuldigung brauche ich nicht. Es war so. Und jetzt bin ich anders. Und es ist nie zu spät, Mutterliebe zu fühlen.

2. August 2007

Ich war bei der Kosmetik. Normalität ausprobieren. Nach langer Zeit. Die Kosmetikerin hat mich begrüßt wie eine Wiederauferstandene: »Sie wissen gar nicht, wie froh ich bin, Sie so zu sehen.« Mein letzter Termin bei ihr war nämlich am 23. Juli gewesen, und den habe ich auf ihrem Anrufbeantworter abgesagt mit dem gnadenlosen Text: »Kann leider morgen nicht kommen, habe eine Brustkrebs-OP.« Später hatte sie eine SMS geschickt: »Ihre Nachricht hat mich tief erschüttert.« Und jetzt stehe ich vor ihr. Erholt, ausgeruht und guter Dinge.

Wie soll ein Außenstehender damit umgehen? Gerade erst war er »tief erschüttert«. Und jetzt? April? April? Ich kann ja nicht stets und ständig erklären, wie massiv der Einschnitt in der Seele ist. Im Vergleich zu der dünnen, feinen Narbe über der Brustwarze, die so wunderbar verheilt. Nein, ich muss es ertragen, dass ich Verwunderung auslöse. Verwirrung. Dass Menschen das Falsche denken, nicht verstehen. Mitleid haben, wo es nicht hingehört. Urteile abgeben, wo sie ihnen nicht zustehen.

Wie hatte eine Freundin zu mir gesagt? »Clara geht viel besser mit ihrer Krankheit um als du.« Abgesehen davon, dass es jeder so macht, wie er kann: Was war eigentlich der Unterschied zu Clara? War ich verzweifelter? War ich weniger optimistisch? Ich habe mir große Sorgen um mein Äußeres gemacht. Ich wollte nicht meine Brust hergeben. Ich wollte unversehrt bleiben und so lange wie möglich fit sein und auch so aussehen. Ja, meine Eitelkeit, die war höchst alarmiert. Angegriffen. Beinahe tödlich getroffen. Marianne, meine Hamburger Freundin, sagte am Telefon, dass sie gut auf eine Brust verzichten könne, wenn sie dafür wieder gesund würde.

Ich habe von Frauen gelesen, die ein genetisch bedingtes erhöhtes Brustkrebsrisiko haben und sich daher schon prophylaktisch amputieren lassen. Immer noch denke ich darüber nach: Warum erscheint mir ein solches Leben nicht lebenswert? Was für ein Wort überhaupt: lebenswert. Ist man da schon wieder bei den Nazis? Ich weiß: Leben ist Leben. Mit und ohne Brüste. Mit und ohne körperliche Schönheit. Mit und ohne erotische Erfüllung … Darf man dem Leben Bedingungen stellen? Leben, ja gern. Aber mit straffer Haut, schönen Formen, tollem Partner, genug Geld, wunderbaren Kindern, schöner Wohnung, festem Job, dem richtigen Auto, ausreichend Jahresurlaub, Pendlerpauschale, Anerkennung vom Chef, Ruhe vor den Nachbarn, Schutz vor Datenklau, schönem Wetter. Oh, Mensch, wer Bedingungen ans Leben stellt, wo landet der eigentlich? Machen diese Ansprüche unglücklich? Oder sogar krank?

»Hauptsache leben«, das hat meine Mutter gesagt, als sie krank wurde. Und ich habe gedacht: Nein. Es muss ein Leben sein, das zu mir passt. Mein Leben eben. Die große Anpassungsleistung eines Querschnittsgelähmten, sie wird immer wieder bewundert. Stoff für ein Heldenepos. Aber wie viele schaffen es nicht, sich ein neues Leben zu erfinden? Wie viele zerbrechen an viel kleineren Schicksalswendungen?

Krebs und Verstümmelungen, Alter und Tod gehören nicht zu den Erwartungen, die eine mitteleuropäische Frau in mittleren Jahren für sich annehmen kann. Bescheidenheit und Demut – nicht gelernt bei der Glückssuche. Wir vermeiden, Ansprüche zurückzustellen, solange es geht. Auch ein Überlebenskampf. Der Kampf um das Leben, das uns passt. Er weckt Kraft.

3. August 2007

Ausflug mit Ralf. Zu meinem neuen Leben gehört auch das alte. Logisch. Wir fahren Richtung Norden durch die Uckermark. Wo die endet, da ungefähr war mal mein Wochenendhaus. Ich will es ihm zeigen. Es gehört zu mir. Im Guten wie im Bösen. Auf der Fahrt, etwas über eine Stunde, erzähle ich die Vorgeschichte: Ein schlichtes Bauernhaus, das zusammen mit ähnlichen Anwesen in den Dreißigerjahren von einer Berliner Bank in eine dünn besiedelte Gegend in Mecklenburg-Vorpommern gestellt wurde. Landlose Bauern kauften sich hier ein. In den Fünfzigerjahren flohen viele vor der Kollektivierung, verließen Haus und Hof. Die Häuser gingen an den Staat, der belegte sie mit Leuten, die eine Wohnung brauchten. Niemand rührte einen Finger für den Erhalt dieser Gebäude. Sie dachten nicht an die Ewigkeit. »Wenn's mal wieder anders kommt«, sagten die Leute und lebten wie auf Abruf. Und es klang Hoffnung mit. Der Wunsch, es möge mal wieder anders kommen. Auf dem Land haben sie immer damit gerechnet, dass das Regime den Geist aushaucht und die alten Besitzer zurückkehren.

So ein Haus also fanden mein damaliger Mann und ich 1978, leer stehend, auf einem Wiesenhügel, mit 360-Grad-Blick in eine wellige Landschaft. Unendliche Felder. 3000 Quadratmeter Wiese, Kirschbäume, Holunder. Wenn man Weizen angebaut hatte, war es am schönsten. Ein goldenes Meer um uns herum. Nur Horizont und Wolken. Das Paradies. Es ließ uns Karibik und andere Fernträume vergessen. Hier waren wir an einem magischen Ort.

Es war schwer, die Ruine bewohnbar zu machen. Jedes Brett musste man ergaunern, jede Dienstleistung mit Bestechung erwirken. Aber wir schafften es, die Fenster abzudichten, die Fußböden zu sanieren, die Kachelöfen in Betrieb zu nehmen, sogar ein Bad einzubauen. Zwei Jahre danach war die Ehe zu Ende, und wir einigten uns, ich solle das Haus behalten, es mit den Kindern nutzen und dafür auf Alimente verzichten. So lernte ich, mit der Sense umzugehen, denn der benzinbetriebene Rasenmäher wollte sich nicht von mir anwerfen lassen. Ich bezahlte Männer, die mir den Schornstein sanierten, ich nähte Gardinen, strich Türen. Ich lud Gäste ein, mit denen wir am Feuer saßen, und wenn es nur noch Glut war, legten wir Kartoffeln hinein. Sämtliche Ferien und fast alle Wochenenden war ich mit den Kindern in Voigtsdorf. Eigens dafür hatte ich Autofahren gelernt und einen dreizehn Jahre alten Trabi gekauft. Als ich neun Jahre später das Land verlassen wollte, kam ein Dorffunktionär unangemeldet auf die Wiese, setzte sich unaufgefordert an meinen Tisch und sagte: »Wenn Sie ausreisen, können Sie keine Immobilie besitzen. Wir kaufen das Grundstück zurück. Den Preis bestimmen wir.«

Natürlich konnte ich das Haus nicht mitnehmen. Und mir war längst klar, dass dies das Einzige sein würde, was mir in der Fremde fehlen würde. Aber da meine Ausreise noch nicht genehmigt war, hatte ich keine konkrete Idee, was mit dem Haus werden sollte. Die unverschämte Art des Dorffunktionärs bewirkte, dass ich anfing zu überlegen, wie ich es halten konnte. Es gab zwei Freundinnen, die es übernehmen und für mich sichern wollten, für die Zeit, wenn's mal wieder anders kommt. Ich dachte, das hält Freundschaft nicht aus. Meine Mutter bot sich dann an, es sich schenken zu lassen. In der Familie, überlegte ich, da ist es sicher. Ich übertrug es ihr ganz offiziell. Und da meine Mutter nicht irgendwer war in diesem Ländchen, sondern eine prominente, parteitreue Journalistin, ging auch alles glatt. Ein Jahr später war die Mauer weg. Ich lebte in Hamburg. Sie in Berlin.

Ich wollte Ralf nicht langweilen, und wir waren auch schon fast an der Autobahnabfahrt, die wir nehmen mussten, um nach Voigtsdorf zu kommen, also machte ich es kurz: Als ich begriff, dass ich das Haus wiederhaben könnte und dass ich das auch sehr gern wollte, habe ich meiner Mutter einen Brief geschrieben, in dem ich ihr anbot, es weiterhin jederzeit nutzen zu können. Aber ich wollte es erneut in Besitz nehmen und es sanieren. Endlich. Die Läden, die mich im Westen zuerst am allermeisten begeisterten, das waren die Baumärkte gewesen. Holz, Wasserhähne, Lichtschalter, Farben, Fliesen – wunderbar. Meine Mutter schickte mir den Brief zurück, nannte ihn ein »Charakterzeugnis« und drohte mit dem Anwalt. Sie schrieb mir, ich würde mich aufführen wie die gierigen Wessis, die jetzt mit Rückübertragungsansprüchen über den Osten herfielen. Jahre habe ich gebraucht, um die Ungeheuerlichkeit ihres Verhaltens zu verstehen. Ach, Blödsinn, ich verstehe sie immer noch nicht.

Wir steigen aus, es ist ein grauer Tag. Pech für das Haus. Es sieht düster aus. Ramponierte Fassade, sie war schon damals feucht, schwärzliches Moos auf dem Dach, alle hier haben neu decken lassen. Der Garten ist nur noch halb so groß, weil von Gestrüpp und Unkraut zugewuchert. Unten in der Senke, in der einst die Käuzchen schrien und die Frösche quakten, rollt der Verkehr der neu gebauten A 20. Das Paradies ist vom Verkehr zerschnitten. Hinten die Ostseeautobahn, vorn die geteerte Dorfstraße, die von den Bewohnern der umliegenden Ortschaften als Rennstrecke betrachtet wird. Früher war hier Kopfsteinpflaster, und alle drei Stunden fuhr ein Trabi vorbei, und einmal am Tag kam ein Bus. Es ist tatsächlich alles ganz anders gekommen. Einmal, während der Bauphase der Straßen, beklagte sich der dritte Mann meiner Mutter beim Nachbarn: »Die bauen jetzt schon ein halbes Jahr! Die werden ja nie fertig!« Da hat der Bauer sich Luft gemacht: »Ihr habt vierzig Jahre Zeit gehabt. Und ihr habt hier gar nichts Vernünftiges gebaut.«

Meine ehemaligen Nachbarn, die Ralf und ich kurz über den Zaun begrüßen, sie sind gebrechlich geworden. Aber sie sind froh, dass sie eine auskömmliche Rente haben. Das wäre früher nicht so gewesen. Sie waren als kleine Bauern in die LPG gedrängt worden und hatten auf ihren ehemaligen Feldern für eine lächerliche Bezahlung geschuftet. Jetzt geht es ihnen besser. »Jeden Tag eine andere Wurstsorte auf dem Tisch«, das hatte die Frau gesagt, als ich vor fünf Jahren in Voigtsdorf war. »Frau Sandberg, was will man mehr?«

4. August 2007

Ich rufe meine Mutter im Krankenhaus an. Sie ist nach der OP noch sehr schwach, ihre Stimme klingt fremd. Gebrochen. Brüchig. Sie ist aber optimistisch. Nur am Rande erwähne ich meine wundervolle Prognose, dass ich keine

Chemo bekomme. Und sie haucht: »Na siehst du, wir beide, wir sind doch Stehaufmännchen.« Wir beide. Schnell spricht sie wieder von sich. Das kenne ich. Sie wird eine Chemotherapie erhalten. Ist also stark mit sich beschäftigt.

Es ist wirklich grausam komisch, dass wir, Mutter und Tochter, fast zeitgleich vom Krebs befallen wurden. Und sie ein weiteres Mal nicht die Mutterrolle übernehmen musste. Sie musste sich nicht sorgen, nicht kümmern. Sie musste selbst sehen, wo sie bleibt. Dennoch: Ich habe mir kurz vorzustellen versucht, wie es wäre, wenn meine Tochter eine ähnlich schlimme Krankheit bekommen hätte wie ich. Zwanzig Jahre früher im Leben! Unvorstellbar. Diese Ungerechtigkeit. Zwanzig unbelastete Jahre, die ihr nun fehlen würden. Die mir fehlen. Mutterdenken. Aber nicht zwischen mir und meiner Mutter. Da ist sich jede selbst die Nächste.

Wie oft schon habe ich darüber nachgedacht, wie so etwas passiert. Auch meine Mutter hat ja ihre Geschichte. Ihr Leid. Ihren Weg. Ihr Muttersein wurde in einer Zeit geprägt, die ich nicht kenne. Ich habe mir zuerst meine Oma als Mutter vorgestellt. Sie stammte aus einer vornehmen Familie. Irgendeine Vorfahrin, ich vergesse immer, welche, war angeblich Erzieherin eines Prinzen von Reuß. Omas Vater war Rechtsanwalt. Sein Vater wiederum eine Art Bodyguard des Kaisers. Zur Familie gehörten sechs Kinder, eine harte, stolze Mutter, dazu Personal. Die Mutter meiner Oma war eine Bilderbuchdeutsche mit festem Haarknoten und hoch geschlossenem Kleid. Das einzige Foto aus dieser Zeit zeigt die Sippe vor einem hübschen Haus in Berlin-Hoppegarten. Mit zwei Dienstmädchen in weißen Schürzen. Da hatte der Abstieg aber schon begonnen. Zuvor besaßen sie eine Villa im feinen Berlin-Halensee. Aus dieser Phase stammt Omas Spleen, etwas Besseres zu sein. Und etwas Besseres verdient zu haben. Hartnäckig hat er sich gehalten und ihr Leben versaut. Obwohl sie, als der Geldverdiener der Familie starb, gerade drei war und der Erste Weltkrieg angefangen hatte.

Es war ein tiefer Sturz. Die Mutter meiner Oma musste arbeiten gehen, als Sekretärin, die Kinder waren solange allein zu Hause, in einer kleinen Berliner Hinterhofwohnung. Hunger, Härte, Verlassenheit. Oma war so süß mit ihrem Stupsnäschen und ihren Locken, dass sie mit vier Jahren Fotomodell wurde. Noch heute findet man bei Trödlern diese bräunlichen Fotos, auf denen sie neben einem riesigen Osterei posiert oder aus einem geraniengeschmückten Fenster lehnt. Sie war wieder etwas Besseres. Hat Geld verdient für die Familie. Eigentlich wollte ein höherer Angestellter, ein Anzugträger, sie später heiraten, als sie im Kaufhaus Wertheim in der Buchhaltung arbeitete. Aber sie hat sich verführen lassen. Von Opa. Der war nichts Besseres. Der war Arbeiter, Werkzeugmacher, aber er sah gut aus, hatte ein Motorrad und war im Segelverein. Auf einem Foto sehen die beiden aus wie frisch einem UFA-Film der Dreißigerjahre entstiegen. Das Paar bekam ein Kind, meine Mutter. Es ging wirtschaftlich bergauf. Volksempfänger, Dreizimmerneubauwohnung in Berlin-Weißensee, sogar sparen auf ein Auto. Nazis waren sie nicht. Das passte nicht in Opas Familie.

Im Zweiten Weltkrieg wuchs Oma über sich hinaus. Sie hatte inzwischen noch zwei Kinder zur Welt gebracht, Ingrid und Herbert. Nacht für Nacht saßen sie im Keller, weil die Sirenen kreischten. Oma war für die Kinder der einzige Schutz, denn Opa war Soldat. Meine Mutter hatte ihren Malkoffer auf den zitternden Knien, ihr wichtigster

Besitz. Mit elf fing sie wieder an einzupinkeln. Irgendwann wurden die drei Geschwister aus Berlin evakuiert. Meine Mutter kam mit ihrer Schulklasse nach Bayern. KLV hieß das, Kinderlandverschickung. Klingt nach Postpaket. Der Rest der Familie wurde nach Ostpreußen verfrachtet.

Als die Front sich näherte, wollte Oma ihre Familie um sich haben. Sie brachte es fertig, allein durch das kriegerische Europa zu reisen, um kurz vor Kriegsende ihre Älteste zu sich zu holen. Von Ostpreußen ging es nach Bayern. Und von dort aus zurück nach Ostpreußen, um die beiden anderen Kinder aufzusammeln. Aber in Ostpreußen war Aufbruchstimmung. Die Flucht vor der Roten Armee begann. So fanden sich die vier, Oma und ihre drei Kinder, in einem Flüchtlingstreck wieder, der zuerst ins Sudentenland zog. Von dort gingen sie schließlich im Mai 1945 nach Berlin. Zu Fuß. Fünf Wochen lang. Und die Mädchen waren elf und dreizehn. Und Oma wurde vergewaltigt. Dreimal. Jedes Mal blieb sie still, weil sie dachte, besser ich als die Mädchen. Sie hat sie unversehrt nach Hause gebracht. Aber es gab keines mehr. Ihre Wohnung war wegrasiert von Bomben.

Das erzählte meine Mutter oft: Die Toilettenschüssel hing noch an der gekachelten Wand im dritten Stock. Sie erzählte es immer lachend. Jetzt erst, wo ich es aufschreibe, wird mir das ganze Drama bewusst. Es sollte jahrzehntelang keines sein. Denn meine Mutter wollte sich nicht beschweren über ihr Leid. Sie wusste, dass es anderen viel schlimmer ergangen war. Hatte sie Schuldgefühle?

Dass sie nicht als Antifaschistin geboren wurde, war mir erst sehr viel später klar geworden. Natürlich, sie war im BDM gewesen, im Bund Deutscher Mädel. Und sie war es gern. Natürlich hatte die Zeit sie geprägt. Die Härte. Der

Dünkel. Das Wegsehen. Meine Tante Ingrid hat Soldaten auf Urlaub belauscht, die von Erschießungen in Polen sprachen. Und von da an hat sie nichts Gutes mehr erwartet von den Herrschern im Land und in der Schule den Hitlergruß verweigert. Meine Mutter berichtete von solchen Eindrücken nicht. Aber nein, sie muss sich nicht schämen, sie war damals ein Kind. Aber sie musste es erinnern, verstehen, überwinden. Christa Wolf hat es in ihrem Buch *Kindheitsmuster* getan. Mutig. Ich habe es dreimal gelesen. Mich in meine Mutter hineinversetzt. Nur drei Jahre nach Christa Wolf geboren. Meine Mutter wollte lieber fröhlich sein als grübeln. Und das war sie auch. Immer ein bisschen zu sehr. Wie der Clown, der Fröhlichkeit darstellt, aber tieftraurig ist.

Ich sehe meine Mutter mit hoch toupierten Haaren und gelben Plastikohrringen. Sexy, und alles andere als bescheiden. Ich habe kein Urteil darüber gehabt, sie war ein Naturereignis. Und ich ihr Ableger. So werden wie sie: undenkbar. Auch wenn ich Jahre ihre abgelegten Sachen trug, immer teuer, immer modisch, immer etwas zu groß – wie sie sein zu wollen, war keine Möglichkeit. Sie war zu groß, zu übermächtig. Etwas Eigenes zu werden, war schwer genug.

Als ich Oma kennenlernte, also sofort nach meiner Geburt, weil ich bei ihr abgeladen wurde, damit meine Mutter mit ihren zwanzig Jahren gleich wieder in ihrer Redaktion arbeiten konnte – mein Vater war noch Student –, da war sie eine alte Frau. Kittelschürze, graue Haare. Sie war sechsundvierzig. Und ohne Wünsche. Ohne Ziel. Ohne Idee. Sie hatte einen großen Garten rund um das Behelfsheim, das sie statt einer neuen Wohnung bezogen hatte. In diesem lebte sie mit Opa und mit mir. Es interessierte sie nichts wirklich. Die Hühner nicht, die Kaninchen nicht, die Erdbeeren nicht, der Steingarten ein wenig. Manchmal gingen wir durch den Garten, und sie zeigte mir Blumen, die Schlafmützchen hießen, weil man von ihren gelb-orangefarbenen Blüten ein Hütchen abziehen konnte. Oder die Jungfer im Grünen. Oder Cosmeen. Daher bis heute meine Gartenliebe. Aber Oma genoss es nicht, sie war wehmütig. Oft strich sie mir über den Kopf und sagte den verhassten Satz: »Armes Kind. Hast so gar keine Nestwärme.« Ob sie sich selbst in mir sah? Alleingelassen im Hinterhof mit fünf Geschwistern? Jedenfalls wusste sie nicht, wie man für ein Kind da ist. Sie war selbst Kind geblieben. Oder wieder geworden nach ihrer stärksten Lebensleistung.

Sie hatte etwas Besseres verdient als eine mit Dachpappe gedeckte Laube mit Plumpsklo. Als einen Mann, der immer eine Fahne hatte, wenn er von seiner Arbeit als Lastkraftwagenfahrer zurückkam. Er hatte im Krieg mal Leichen gefahren, so wurde hinter vorgehaltener Hand gemunkelt. Ob es nun stimmt oder nicht: Auch er war nach dem Krieg lieber fröhlich. Der Schnaps half.

Meine Mutter musste Leben nachholen, nach Hunger, Bomben, Todesangst und Verlusten. Ihr Malkoffer war verloren gegangen. Und nicht nur der. Jetzt hatte sie eine Karriere, direkt nach dem Abitur, als Reporterin und Jungstar der *BZ am Abend*, später als populäre Kolumnistin. Manchmal kam sie in den Garten, der meine Welt war, toll zurechtgemacht, mit langen, schlanken Beinen. Ein himmelblauer Trabant Deluxe fuhr auf dem staubigen Sandweg vor. Und heraus stiegen: sie, ein Mann und ein kleiner blonder Junge. Die, wie sich später herausstellte, mein Bruder und ihr neuer Mann, also mein künftiger

Stiefvater, waren. Was Familie ist, wusste ich nicht. Und sie verschwanden ja auch nach ein, zwei Stunden wieder spurlos.

Später kamen wir ins Heim, auch mein kleiner Bruder. Oma sollte zurück ins Leben, hatte meine Mutter beschlossen. Arbeiten gehen. Kinderhüten war keine Arbeit. Oma weinte und sagte andauernd: »Was ihr mir zumutet.« Sie war mein frühester Verlust – wenn man von dem Verschwinden meiner Mutter nach meiner Geburt absieht.

6. August 2007

Erste Nachuntersuchung bei Anja. Sie ist Ärztin mit Leib und Seele. Kurze blonde Haare, wohlgeformter Busen, schmale schwarze Hose unter weißem Kittel. Respekt einflößend und vertrauenerweckend. Keine Frage, dass es mir leichter fällt, zu ihr als zu meiner früheren Gynäkologin zu gehen. Ich habe länger darüber nachgedacht, ob es in Ordnung ist, die Überbringerin der schlechten Nachricht einfach beiseitezuschieben, den Arzt zu wechseln. Dr. Sch. ist bestimmt eine gute Gynäkologin, aber Anja ist spezialisiert. In einer normalen gynäkologischen Praxis ist Krebs ein Fall unter vielen. Gewiss sind Schwangerschaften und Geburten schöner, ist es angenehmer, junge Mütter zu betreuen. Ich habe mich immer unwohl gefühlt, wenn ich als Krebskranke auf werdende Mütter stieß. Ich dachte, das gehört sich nicht. Sicher, Anfang und Ende, Leben und Tod gehören zusammen, aber nicht unbedingt im Wartezimmer. Anja ließ sich auf Krebs ein, nachdem sie das ganze Gynäkologenprogramm durchlaufen hatte. Sie weiß also über mein Problem ungleich mehr als jeder Durchschnittsarzt.

Ich kenne sie noch nicht lange, traf sie auf Claudias Geburtstag, wo sie mir als neue Frau von Harry vorgestellt wurde. Da ahnte ich nicht, wie wichtig sie einmal für mich werden würde. Spielend gelingt es uns, die mögliche Schwierigkeit zu umgehen, jetzt in einer Arzt-Patienten-Situation zu sein, obwohl wir uns privat kennen. Sie lächelt lieb und fragt: »Vera, wie geht es dir?« – »Gut«, antworte ich. Daraufhin sagt sie: »Schön, freut mich. Wenn ich jeder Patientin eine solche Diagnose sagen könnte wie dir, wäre ich glücklich.« Fast ist es mir peinlich, dass ich es besser habe als andere. Und ich frage: »Ist es schwer, als Ärztin ständig mit Krebs zu tun zu haben? Macht das nicht furchtbar traurig?« Anja sagt: »Manchmal, ja. Aber es macht auch froh. Man kommt den Patienten sehr nahe. Und man sieht, wie oft man helfen kann.«

Ein intensiver Job ist es, den Anja macht. Jeder, der sie aufsucht, befindet sich in einer existenziellen Krise. Und für sie ist es das tägliche Brot. Aber sie weiß: Jede Frau hat *ihren* Krebs. Es gibt keine Routine. Es gibt unendlich viele individuelle Entscheidungen über die richtige Behandlung. Vertrauen ist darum das A und O in einer Krebspraxis. Nie, so sagt sie, würde sie am Telefon einer Patientin mitteilen, sie habe Krebs. Das sei keine Botschaft fürs Telefon. Ich erzähle, dass ich die Radiologin gebeten hatte, mich vorab zu informieren, weil ich eine Dienstreise antreten sollte. Mag sein, dass es nett gemeint war, erklärt mir Anja, aber sie selbst hätte sich nicht darauf eingelassen, sie hätte mich noch für denselben Tag bestellt, selbst wenn dies Überstunden bedeutet hätte. Der größte Teil der Kommunikation würde ja nicht über Worte gehen, sondern über Körpersprache, über Gestik und Mimik. Sie als Ärztin muss ihrem Gegenüber in die Augen sehen, spüren, wie mit der Nachricht umgegangen wird. Nur dann könnte sie erfassen, was die Patientin von ihr braucht.

Mir wird klar: Ich wirke wahrscheinlich wie die kompetente, sachliche Journalistin, die alles im Griff hat. Man traut mir zu, selbst diesen Horror schnell richtig einzuordnen und rational zu reagieren – auch am Telefon. Irrtum. Ich bin so trostbedürftig, dass ich es nicht zeigen darf, sonst werde ich zu einem Häufchen Elend. Wie reagieren denn andere, wenn sie zum ersten Mal hören, dass sie Krebs haben? Sind sie tapferer? Anja meint, viele sind wie ich empört und erstaunt und sagen: »Aber ich habe doch immer so gesund gelebt!« Die meisten machen sich große Sorgen um ihre Weiblichkeit, um ihre Attraktivität. Anja nennt es eine »Lost-Control-Situation«: »Du wirst Patientin innerhalb weniger Sekunden. Du brauchst Hilfe. Du hast die Macht über das Geschehen verloren. Vielleicht hast du noch nie so deutlich gespürt, wo deine Grenzen sind.« Ja, ja, ja, das habe ich auch erfahren. Genauso war es! Ist es immer noch. Und es strengt an. Alle Gefühle sind eingefärbt. Das Leben hat einen Ruck in eine unbekannte Richtung genommen.

Aber es beruhigt mich, dass es allen so geht, dass die meisten reagieren wie ich.

Anja sieht sich meine operierte Brust an, berührt sie sehr vorsichtig, lobt den sauberen Schnitt. Ich soll den Arm heben, das geht aber nur bis zur Hälfte. Es zieht schmerzhaft unter der Achsel, da, wo die Wächterlymphknoten entfernt wurden. Bei mir waren es zwei. Bei den meisten anderen ist es nur einer. Sie sagt, ich soll das trainieren. Das wird wieder normal. Ich bin froh und frage nach Sport. Kann ich schon wieder zum Aerobic gehen? Und danach in die Sauna? »Mach, was dir guttut, wozu du Lust hast«, erwidert

Anja. »Du spürst dann schon, was du lieber lassen sollst.«
Das kann ich akzeptieren. Ich will Normalität. Und dazu
gehören Joggen, Aerobic, Kraft verausgaben, Kraft tanken.
Ich habe mich in den letzten Jahren daran gewöhnt. Ich
freue mich, dass die Trainingspause kurz ausfallen kann. Im
Krankenhaus hatte die Schwester bei der Entlassung gesagt: »Kein Radfahren ein halbes Jahr lang und mindestens
sechs Wochen keinen anderen Sport.« Ich mache lieber,
was Anja sagt. Bald.

8. August 2007

Heute hole ich die Kopien meiner Befunde hervor. Ich
habe Kraft, sie zu lesen. Der Ordner »Brustkrebs« hängt
nun zwischen »Steuern« und »Auto«.

Das Ding heißt: »Überwiegend glanduläres invasives
duktales Adenokarzinom der Brustdrüse.« Durchmesser
14 Millimeter. Das Brustkrebshandbuch von Lilo Berg,
Wissen gegen die Angst, hilft beim Übersetzen. Es handelt
sich um Krebs in den Milchgängen. Die Drüsenzellen sind
entartet. Invasiv heißt: Der Tumor neigt zur Invasion in
andere Organe. Krieg also.

In dem Befund steht ansonsten jede Menge Medizin-
Kauderwelsch. T1 lese ich, das ist leicht zu übersetzen:
Mein Krebs hat das niedrigste Aggressionspotenzial, T1 ist
das Grading. T4 ist demnach die schlimmste Stufe, tödlich.
Dieses Grading weist daraufhin, wie viel Erbgut der ur-
sprünglichen Zelle noch erhalten ist, wie stark also die Mu-
tation ist. Und es sagt etwas über die Wachstumsschnellig-
keit. Trotzdem, das hat Anja mir erklärt, kann niemand
genau bestimmen, wie lange das Ungetüm schon in mir
gewachsen ist. Es kann seit zwanzig Jahren als winzige

Zellveränderung geruht haben – und plötzlich springt das Wachstum an. Sofort denkt man an den Auslöser. Gab es zum Beispiel einen Urknall vor zwanzig Jahren? Und jetzt wieder einen, der das Vehikel zum Wuchern brachte? Solche Gedanken sind müßig. Es gibt keine Antwort. Sinnvoll sind diese Selbstbefragungen nur, weil sie eine Spur durchs eigene Leben zeigen. Eine Spur, die man fortsetzen oder verlassen kann. Je nachdem.

Danach stoße ich in meiner Akte noch auf viele Millimeterangaben. Denen ist zu entnehmen, dass im gesunden Gewebe geschnitten wurde, dass also, wie man so schön sagt, »alles raus« ist. Millimeterarbeit. Meine große Bewunderung an die Schnippler! Was bin ich dankbar! Die ernste, zugeknöpfte Chirurgin hat ganze Arbeit geleistet. Und ich werde sie vermutlich nie wiedersehen, weiß kaum noch ihren Namen.

Weiterhin entdecke ich lange Tabellen, in denen verschiedene Kategorien negativ und positiv genannt werden. Bei den Hormonen steht: Östrogenrezeptor positiv, und zwar zu fünfundsiebzig Prozent. Progesteronrezeptor positiv, zu fünfundneunzig Prozent. Das bedeutet Gutes, das sind unter anderem die Werte, die mir eine Chemotherapie ersparen. Ich kann mit Antihormonen schon viel erreichen. Weil meine Krebszellen von Östrogenen quasi gefüttert werden, geht es ihnen ans Leben, wenn man dem Östrogen die Möglichkeit nimmt, an den Krebszellen anzudocken. Das soll Tamoxifen erreichen, sogenannte Antihormontabletten, die ich demnächst jeden Abend schlucken soll. Eine milde Gabe, verglichen mit Chemo.

Siebzig bis achtzig Prozent der Brustkrebspatientinnen haben Tumorzellen, die an ihrer Oberfläche eine hohe Anzahl von Andockstellen für Östrogene und Gestagene aufweisen. Das wiederum habe ich in einer Zeitschrift gelesen, die Moni mir neulich geschickt hat. Wieso bekommen dann so viele Frauen Chemo? Weil es noch viele andere Faktoren gibt, die jeden Krebs einzigartig und eine jeweils andere Beurteilung und Behandlung nötig machen. Jetzt erst wird mir bewusst, wie viel Schwein ich habe.

Ein Satz springt mir bei meinem Befund ins Auge, er ist richtig verständlich: »Zwei tumorfreie, gering funktionsgestörte Lymphknoten.« Das waren die Wächter. Wenn sie krebsfrei sind, sind es alle anderen auch. Glück im Unglück. Der schlichte Spruch hat was unendlich Wahres. Trost. Wärme in mir. Dagegen steht das Wissen: Fernmetastasen, also Tumorzellen, die in andere Organe außerhalb der Brust gestreut und sich dort angesiedelt haben, finden auch andere Wege, sie müssen nicht zwangsläufig durch den Filter der Lymphknoten. Pro Minute zirkulieren rund fünf Liter Blut durch den Körper, schon aus diesem Grund gibt es keine Garantie dafür, dass nicht irgendwo ein Miniherd lauert, der sich vermehren will. Seltsam, der Gedanke lässt mich beinahe kalt. Der Trost gewinnt. Jedenfalls für heute.

9. August 2007

Ich habe geübt: Unterarm hoch, an die Wand drücken, weiter nach oben schieben. Jetzt bekomme ich ihn wieder über den Kopf. Ich kann meine Haare föhnen, ohne Anstrengung. Aber joggen war ich noch nicht. Habe ein bisschen Angst, dass es zu früh sein könnte. Dass die Erschütterungen beim Auftreten der Brust wehtun. Bald geht ja auch die Bestrahlung los. Das soll noch mal hart werden. Aber selbst das ist nur eine Phase.

Wichtiger wird jetzt, wo der Krebs erträgliche Normalität geworden ist, die Frage: Wie kann ich verhindern, dass er erneut auftaucht? Immer wieder denke ich: Die Seele hat Einfluss, die Seele hat keinen Einfluss. Aber ich weiß ja, die Psyche kann das Immunsystem stärken oder auch schwächen.

Erinnerung. Irgendwann, vor drei, vier Jahren, fing es an. Ich hatte begriffen, dass ich mich nicht immer wehren kann. Nicht muss. Dass Herumliegen und Träumen auch zum Leben gehören. Dass ich nicht permanent funktionieren muss. Dass ich schwach sein darf. Das ist etwas Gutes. Und jeder Psychologe freut sich, wenn sein Patient anfängt, starre Verhaltensmuster aufzugeben. Damals kam es mir vor wie mit diesen rosaroten Duracell-Hasen, die für Batterien warben. Die schnurren ewig weiter, wenn alle anderen schon ihren Geist aufgegeben haben. Sinnlos und unermüdlich wackeln sie ihrem Ende entgegen. Weil auch Duracell-Batterien irgendwann leer sind. Ich habe aufgehört zu rappeln und zu rattern. Meine Batterie war aufgebraucht. Und ich habe es nicht bemerkt.

Doch, ich habe es gemerkt. Ich habe es nur nicht verstanden. Etwa ein Jahr vor dem Krebs war ich mehrmals bei meinem Hausarzt und habe ihm von meiner Erschöpfung erzählt. Ich hatte in diesem Jahr dreimal eine Blasenentzündung, so schlimm, dass ich zweimal in der Notarztklinik war. Wochenlang musste ich Antibiotika nehmen. Davon wiederum bekam ich einen Scheidenpilz. Es war klar: Mein Immunsystem machte schlapp. Ich war immer nur müde.

Ich dachte, ein Allgemeinmediziner ist dazu da, ganzheitlich zu wirken, einem Tipps und Tricks zu sagen, wie man sich wieder berappeln kann. Er machte Blut- und andere Tests bei mir. Und fand nicht viel, allerdings einen großen Eisenmangel. Er sah besorgt aus, sagte, dies könne ein Hinweis auf einen verborgenen Entzündungsherd sein. Irgendwann sagte ich: »Ich habe das Gefühl, ich bekomme gerade etwas ganz Schlimmes.« Er blickte mich hilflos aus seinen wirklich auffallend hübschen Augen an und gab mir die Hand zum Abschied.

Damals wollte ich nur noch schlafen. Und das tat ich auch. Abends früh ins Bett. Morgens spät aufstehen, und dann noch Mittagsschlaf. Nichts interessierte mich wirklich. Es war die Zeit, als alle Anspannung langsam von mir wich. Meine Kinder waren mit neunundzwanzig und sechsundzwanzig langsam aus dem Gröbsten heraus. Beide hatten Jobs und eigene Wohnungen, beide waren aus Hamburg nach Berlin gezogen, zurück in ihre Heimatstadt, beide hatten den exzessiven Umgang mit Partydrogen eingestellt.

Mein Job lief. Und meine damalige Beziehung dümpelte dahin. Ich liebte in Johann nur die Möglichkeit der Liebe. Er war nicht gemeint. Er war ein Schatten. Ich hatte mein Traumhaus gekauft, ganz allein. War zufrieden in meinem Dorf am Rande Berlins, eingebettet in einen Freundes- und Bekanntenkreis. Nichts zu wünschen übrig. Nichts. Nicht mal das Leben. Denn es gab nichts zu erkämpfen, nichts zu erreichen. Was mir fehlte, bekam ich nicht. Und ich wusste genau, dass es flieht, wenn ich es erzwingen will. Liebe. Ich hatte es hinzunehmen, dass sie abwesend war. Schon so lange. Ich hatte froh zu sein, dass ich ein Dach über dem Kopf hatte, gesund war, meine Kinder großgezogen hatte, Geld verdiente. Und ich war zufrieden. Und halbtot. Und der Krebs hatte leichtes Spiel mit mir. Ich kämpfte nicht, auch mein Immunsystem legte sich schlafen und wehrte sich nicht. Im Schlaf übermannt, im Schlaf erledigt.

Ich überließ mich der Zeit, der Ruhe, der Apathie. Es tat gar nicht weh. Ich war nicht depressiv, nur völlig weltabgewandt. Und nicht mehr ich. Manchmal erwachte ich, zog mich schick an und trat im Freundinnenkreis in Erscheinung. Dann war ich oft forciert witzig. Ich hasste es. Und zog mich wieder zurück. Mein Alleinunterhaltertum war nichts als Selbstverletzung. Man durfte über mich lachen. Über meine Männerirrtümer, über meine Mutterkämpfe. Über den Sarkasmus, mit dem ich mich selbst verurteilte.

In dieser Zeit wuchs es in mir. Wuchs die Gefahr. Und ich fühlte, dass etwas geschah. Aber nicht, was es war. Ich wusste nicht mal, ob es gut oder schlecht ist.

12. August 2007

Tatjana zu Besuch. Wieso denkt sie, der Krebs will mir etwas zeigen? Ich frage sie nicht direkt. Wir reden über dies und das. Erinnerungen. Ich erzähle, sie hört zu und raucht.

Ich schaue aus dem Fenster im Kinderheim und sehe unten diesen kleinen blonden Jungen. Ich weiß, mit ihm hat es etwas Besonderes auf sich. Ich kenne ihn. Er ist mein Bruder. Das Wort kenne ich aber nicht. Familie kenne ich nicht. Sie haben mich von Oma weggenommen, weil ich eine bessere Erziehung erhalten sollte. Die Woche über lebte ich am Scharmützelsee, eine feine Adresse, in der ehemaligen Villa eines UFA-Stars, nun Wochenheim für Journalistenkinder. Dadurch konnten die Eltern in Ruhe arbeiten. Keine Erinnerungen an die Wochenenden zu Hause.

Da war dann auch der kleine blonde Junge. Aber was war sonst? Warum diese Amnesie?

Nur ein Bild ist ganz deutlich: montags, der Bus voller Kinder, der vom Berliner Verlag aus abfuhr, Richtung Theresienhof. Ein Jaulen und Schreien im Gefährt. Beim Abschied weinten fast alle Kinder, und sie hörten erst allmählich damit auf, wenn wir die Stadt hinter uns gelassen hatten. Sonnabendmittag, die Fahrt zurück in die Stadt, da war es mucksmäuschenstill im Bus. Die Eltern standen vor dem grauen Verlagsgebäude in der Otto-Nuschke-Straße, heute wieder Jägerstraße, in Berlin-Mitte, und nahmen uns in Empfang. Aber ich sehe sie nicht, sehe niemanden, der auf mich wartet, sehe uns nicht nach Hause fahren, nach Kaulsdorf, ans südliche Ende der Stadt. Wir müssen doch eine Bahn benutzt haben oder ein Auto? Nichts. Kein Bild.

Meine Eltern haben nicht mit uns gespielt. Auch zusammen haben mein kleiner Bruder und ich nicht gespielt. Was habe ich den ganzen Tag getan? Noch gut kenne ich das Gefühl, nicht stören zu wollen. Und meine Mutter hat nie geputzt, dafür kam täglich die Putzfrau. Die hat auch genäht und eingeweckt. Und zu Weihnachten und Ostern die Kuchen und Kekse gebacken. Eine Art Geborgenheit war organisiert. Aber das weiß ich erst aus späteren Zeiten, als ich ein Schulkind war und nicht mehr Heimkind. Da gab es dann Familie. Ich war sieben und völlig verschüchtert. Die Schule war nicht schwer, weil ich lernen musste, das tat ich ganz gern. Sie war schwer, weil da so viele Fremde waren. Und ich gehörte nirgends dazu.

Da meine Eltern bis zum Schluss, bis mein Stiefvater mit sechsundfünfzig Jahren an Lungenkrebs starb, ein Liebespaar waren, war auch Liebe im Haus. Und Lachen. Nur: Es hatte nichts mit uns, meinem kleinen Bruder und mir, zu tun. Sie waren sich selbst genug. Zwei gleich starke Partner, die beide in ihrem Beruf aufgingen.

Beide waren Journalisten. Sie freiberufliche Autorin, er stellvertretender Chefredakteur einer Illustrierten. Als ich ihnen mit vierzehn sagte, dass ich einmal denselben Beruf ergreifen möchte, zeigten sie sich mäßig interessiert, meinten: »Dann musst du aber erst mal lernen, die Zähne auseinander zu bekommen.« Ich galt als maulfaul, muffelig und uncharmant, das genaue Gegenteil von meiner Mutter und von meinem Bruder.

Als ich Tatjana kennenlernte, mit vierzehneinhalb, da war ich schon dabei, zu mutieren. Ich lachte absichtlich laut, redete viel und versuchte, witzig zu sein. Eine zukünftige Journalistin machte sich auf den Weg. Tja, so war es. Tatjana war von Natur aus witzig. Sie zeigte uns Kondome, erzählte Seltsames vom Ficken, und ich bewunderte sie wahnsinnig.

Jetzt zünde ich ein kleines Feuer auf der Terrasse an. Wir essen Salat, Baguette, trinken Rotwein. Tatjana versteht eine Menge. Aber nicht alles. Ich verstehe ja selbst nicht alles. Ich weiß nur, es waren frühe Verletzungen. Mit Langzeitwirkung.

13. August 2007

Heute werde ich im Helios-Klinikum Buch auf die Bestrahlung vorbereitet. Ich muss wieder Fragen beantworten, meine Brust herzeigen. Meine Güte, früher war das mal ein intimes Körperteil, jetzt grapscht es jeder an. Ich habe präsentierfreudig zu sein wie ein Busenwunder. Na ja, freudig bin ich nicht, aber Scham ist längst von gestern.

Ich erhalte einen Termin zur CT. Es soll helfen, die Strahlenkanone später genau auf mein OP-Gebiet einzurichten. Es soll natürlich so wenig wie möglich bestrahlt werden, so genau wie möglich und so schonend wie irgend möglich.

Abends lese ich in Lilo Bergs Brustkrebshandbuch nach, was ich über die Strahlentherapie finden kann. Sie reduziert nach einer Brustentfernung die Gefahr von Lokalrezidiven, von örtlichen Rückfällen, aber auch von Fernmetastasen. Verlängert also die Lebenszeit. Bei einem brusterhaltenden Eingriff senkt die Bestrahlung das Risiko, dass sich in der operierten Brust erneut ein Tumor entwickelt. Studien haben gezeigt, dass bei dreißig bis vierzig Prozent der Frauen, die keine Strahlentherapie erhalten haben, nach einigen Jahren eine neue bösartige Geschwulst wuchs. Bei Frauen, die dagegen bestrahlt wurden, kam es nur bei fünf bis zehn Prozent zu einem Rückfall. Mit dieser Therapie sinkt das erneute Krebsrisiko im statistischen Durchschnitt um fünfunddreißig Prozent. Sehr schön. Und was ist mit den zwei Dritteln der Frauen, die vermutlich ganz umsonst bestrahlt werden?

Bislang können die Ärzte noch nicht unterscheiden, wer wirklich eine Strahlendosis benötigt und wer auch ohne die Kanone gesund bleiben würde. Es ist ein Gießkannensystem. Alle bekommen Strahlen. Nur einige profitieren davon. Wir wissen einfach zu wenig über uns selbst. Dafür wissen wir, wie man zum Mond fliegt und mit Telefonen fotografiert und Musik kauft. Gut, der Vergleich hinkt. Ich fotografiere ja auch mit dem Handy. Aber kann es eigentlich ein spannenderes Forschungsgebiet geben als den Menschen selbst?

17. August 2007

Ich fahre nach Pankow. In einer gynäkologischen Praxis arbeitet dort eine Psychoonkologin, die ich mir aus einer Liste vom Urban-Krankenhaus herausgesucht habe. Ich will Hilfe haben, um meine Seele zu stärken. Damit sie wiederum das Immunsystem stärken kann. Ich will lernen, daran zu glauben, dass der Krebs nicht wiederkommt. Ich will alles richtig machen – und lache schon bei dem Gedanken. Musterschülerin in Sachen Krebs. Typisch. So geht es nicht, das weiß ich. Aber wie dann? Dafür gibt es Experten.

Im Brustkrebshandbuch lese ich, dass sich die meisten Frauen ein Jahr nach der OP emotional wieder gefangen haben: »Bestimmte Bewältigungsstrategien, wie Psychoonkologen die Wege aus der Krise nennen, scheinen besonders hilfreich zu sein.« Als Beispiel ist die Suche nach »sozialer Unterstützung« genannt. Wieso sie »sozial« sein soll, verstehe ich nicht. Unterstützung. Das genügt. Krankheit als Sozialfall – vielleicht macht dieser automatisierte Zusammenhang die Kränkung aus, gegen die ich mich anfangs so gesträubt habe. Das ist aber überwunden. Ich suche mir also Unterstützung, weil es mir einleuchtet. *Zusammen ist man weniger allein* – dies ist der Titel eines schönen Buches von der französischen Autorin Anna Gavalda. Moni hat es mir aus Hamburg geschickt, es hat mich mitten im Traurigsein zum Lachen gebracht.

Die Frau, die mich empfängt, ist etwas jünger als ich. Sie trägt rote Bequemschuhe und sieht mich undurchdringlich an. Kein Lächeln. Vielleicht hat sie gelernt, als Psychologin neutral zu sein. Schon blöd. Ein Therapeut muss

auch er selbst sein. Das Zimmer ist im IKEA-Stil eingerichtet. Eine Duftkerze, die nicht brennt. Die Frau könnte ein paar Kilo abnehmen. Sie mustert mich. Wir mögen uns nicht. Ich weine trotzdem los. Spüre, wie oben-
an die Trauer sitzt. Wie soll das diese Fremde verstehen?
Ich frage schließlich, ob sie selbst betroffen war von der
Krankheit, warum sie sich diesen Beruf ausgesucht hat.
Nein, betroffen war sie nie, aber sie hat sich seit jeher
dafür interessiert. Aha. Ich wiederum habe mich nie dafür
interessiert.

Wir reden darüber, was ich von ihr erwarte. Und wenn
ich so etwas wie »Hilfe« formuliere, wird mir mein ganzes
Elend deutlich. Ich bin so furchtbar ungeschützt. Schon so
entsetzlich lange. Meine alten Schutzmauern sind dünn geworden, rissig. Ich heule dieser Frau etwas vor, die sich of-
fenkundig einen Scheiß dafür interessiert, wer ich bin. Sie
sagt nun, was sie von mir erwartet. Konstruktive Mitarbeit,
erst einmal ein Buch lesen, ihr vertrauen. Vertrauen auf
Verlangen. Ich denke an den alten Zonensatz: »Auf Verlangen ist der Ausweis vorzuzeigen.« Verlangen ist ein
Mehrzweckwort. Ausgiebig erzählt die Frau über ihr Verlangen: die Kosten der Behandlung. Die ich natürlich allein
zu tragen habe. Ich bin gewiss nicht arm, aber ab und zu
fällt mir auf, wie teuer Kranksein ist. Man weiß, was Krebsmenschen brauchen. Stärkung der Immunkräfte, zum Beispiel durch Selen, durch das Coenzym Q_{10} und so weiter.
Stärkung für die Seele, zum Beispiel durch Therapie, Qi
Gong, Yoga. Wenn sie sich das alles leisten können, haben
sie Glück gehabt. Wenn nicht, kann die Krankenkasse ja
wieder für die Rückfälle aufkommen.

Als ich mit Harry darüber spreche, erklärt er mir, dass
Kassen nur Behandlungen zahlen, deren Nutzen wasser-

dicht bewiesen ist. Große internationale Studien aber kosten so viel Geld, dass es sie für viele andere Dinge, die erfahrungsgemäß helfen, noch nicht gibt. Letztlich schaffen es einzig Wirkstoffe mit starker Lobby, in die großen wissenschaftlichen Studien aufgenommen zu werden. Das heißt: Nur wo sicher Geld zu verdienen ist, wird geforscht. Anja sagt dazu noch etwas anderes: »Es gibt so viel, was du machen kannst und was nichts kostet: Joggen zum Beispiel, eine Ernährungsberatung bei mir in der Praxis, Selbsthilfegruppen. Und bei manchen Ausgaben ist es auch eine Frage, wo du Prioritäten setzt: Vitamine kaufen oder Sekt? Fitnessabo oder neue Klamotten?« Recht hat sie. Da heißt es, sich zu überlegen, was ist mir wichtig. Was bin ich mir wert? Ich kann nicht auf die Pharmaindustrie warten, ich muss jetzt leben.

Das Buch, das ich auf Anraten der Frau mit den Bequemschuhen lesen soll, trägt den Titel *Wieder gesund werden* und ist von O. Carl Simonton, einem amerikanischen Psychoonkologen. Er hat das »Visualisieren« als Selbsthilfemittel bei Krebspatienten entdeckt. Seine Idee: Man soll sich Körperprozesse bildlich vorstellen, man würde damit die gewünschten Heilungsabläufe anregen. Der Haken: Man muss daran glauben. Ich werde das Buch von Simonton lesen. Aber die Frau mit den breiten roten Schuhen sieht mich nie wieder. Ich kann ihr nicht alles erzählen, was in den fünfundfünfzig Jahren meines Lebens los war. Und sie kann mit ihrem Wissen bei mir nichts ausrichten, wenn sie mich nicht versteht.

Eine Psychotherapie hatte ich schon lange vor dem Krebs angefangen. Sie machte mir deutlich, warum es so ist, wie es ist. Ich erfuhr, dass man zum Laufen ein Bein vor das andere setzen muss. Das ist gut zu wissen, aber dann, dann muss man es tun. Laufen. Das sind zwei ganz verschiedene Dinge, wissen, wie es geht, und es dann tun.

22. August 2007

Zur CT nach Berlin-Buch. Ein Riesenapparat über mir. Staunen. Wer sich so etwas ausdenkt. Dass Strahlen gegen Krebs helfen, ist eine Zufallsentdeckung. Irgendwann hat man bemerkt, dass Zellen, die sich in der Teilung befinden, besonders empfindlich sind gegen Strahlen (harte Strahlen haben eine Spannung von über 100 Kilovolt und durchdringen Gewebe). Und da Krebszellen sich ununterbrochen teilen, kann man sie mit der Strahlenkanone leichter zerschießen als gesunde Zellen, die sich viel langsamer teilen.

Eine Schwester malt schwungvoll mit einem lila Filzstift auf meinem Oberkörper herum. Ein Kreuz direkt zwischen den Brüsten. Halbrunde Linien um die operierte Brust herum. Die dicken Striche sollen der Strahlenkanone künftig den Weg zeigen. Und wenn sie beim Duschen am Wochenende blasser werden, soll ich sie selbst nachmalen. In der Woche werde ich jeden Tag in der Klinik sein, da malen dann die Schwestern nach. Das Kreuz zwischen den Brüsten schaut oben aus meinem T-Shirt heraus. Ich frage: »Muss der Strich so lang sein?« Ich denke, dass es auf das Kreuz ankommt und nicht auf die Länge der Linie. Die Schwester kontert: »Haben Sie ein Problem damit?« Ja, habe ich. Ich bin kein Schlachtschwein, das man stempeln kann. Und selbst bei einem Schwein finde ich es gemein. Meine Tränen bleiben in der Kehle stecken, mir ist schlecht.

Zu Hause rufe ich Claudia an. Ich will jammern, heulen, verstanden werden, dann ist mir vielleicht nicht mehr schlecht. »Die haben mich bemalt wie Schlachtvieh.« Claudia: »Ach, komm, das geht doch wieder ab.« Ich: »Ja, aber erst in acht Wochen. Es ist Sommer, ich will keinen Rollkragen tragen.« Claudia: »Dann wickel dir ein Tuch um den Hals.« Ich: »Die Striche sind nicht am Hals, die sind im Dekolleté.« Jetzt kann ich heulen. Es geht nicht um die Striche. Es geht darum, dass sie mir jeden Tag, jede Minute zeigen, dass ich Krebs habe. Dass es nicht zählt, wie ich aussehe, wer ich bin, sondern dass es ums Überleben geht. Das aber sage ich nicht. Ich heule. Und Claudia meint: »Mensch, mach nicht so ein Theater darum. Das ist doch alles völlig unwichtig.«

Ja, wie konnte ich glauben, dass sie mich versteht? Doch ich will das Gespräch friedlich beenden und sage: »Weißt du, wir beide, wir sind doch sehr unterschiedlich.« Was ich damit zum Ausdruck bringen will, ist, dass keine von uns beiden falsch ist. Aber sie antwortet: »Und deswegen habe ich auch keinen Krebs.« Nie werde ich den Satz vergessen. Was habe ich ihr getan, dass sie mich an meinem schwächsten Punkt angreift?

26. August 2007

Geburtstag, mein eigener. Keine große Party diesmal. Mit Ralf habe ich gestern Abend in diesen Tag hineingefeiert. Mit Sekt auf der Terrasse. Heute ist er bei der Familie, mit der er noch lebt. Meine Kinder kommen. Meine Freundinnen. Claudia schenkt mir Rosen für den Garten, umarmt mich, flüstert mir ins Ohr: »Glückwunsch. Und dass wir uns eines Tages richtig verstehen, das wünsch ich uns beiden.« Rührung. Dankbarkeit. Auch das ist Liebe. Tatjana hat selbst gebackenen Kuchen mitgebracht, Lena eine wunderschön bemalte Keramikschüssel. Robert ist nichts eingefallen. Die Hofnachbarn, Carola und Manfred, tauchen mit kalten Speisen für den Abend auf. Mascha hat einen roten Schutzteufel gebastelt, ich hänge ihn sofort an einen Eisenhaken im Dachbalken.

Alle versammeln sich um das Feuer im Garten. In kleinen Grüppchen wird geredet. Einmal falle ich in das alte Muster, witzig sein zu müssen, ziehe Maschas neuen Freund damit auf, dass er der einzige Wessi hier sei. Obwohl er schon seit Jahrzehnten in Berlin wohnt, ist sein hessischer Akzent immer noch erkennbar. Er sagt, es gefalle ihm hier. Und ich entschuldige mich für meinen dämlichen Allgemeinplatz. Vor dem Reden das Gehirn einschalten, denke ich. Das gelingt mir nicht immer, gerade wenn die Stimmung ausgelassen ist.

Wein nippe ich heute Abend nur. Über uns die Milchstraße, ein Schwarm Wildgänse kreischt. Es klingt nach verzweifelter Suche. Aber vielleicht deuten wir die Schreie falsch. Wir befinden uns mitten in der Natur und haben keine Ahnung, wie sie tickt. Robert kümmert sich um das Feuer. Alles ist gut. Ein Abend heile Welt.

3. September 2007

Ab heute fahre ich jeden Abend um halb sieben nach Buch. Abends ist es leer im Untergeschoss des modernen Klinikums. Der Wartebereich hier hat bequeme Lederbänke, ein sinnlos-fröhlicher Radiosender duldet und quasselt über den Köpfen der wenigen Wartenden. Hinter den cremeweißen Wänden öffnet sich eine Wabenwelt. Türchen reiht sich an Türchen, Lampen darüber, die melden, ob ein Mensch in der Zweiquadratmeterkabine sitzt – allein mit seiner Trauer, einem Hocker und einem Spiegel – und darauf wartet, dass von der Innenseite die Tür geöffnet wird. Trostlosere Momente habe ich selten erlebt. Kann mich nicht erinnern. Der Kopf ist leer. Ich bin nicht hier, bin auf dem Sonnendeck, wehre mich mit meiner alten Strategie. Diese Realität ist nicht meine. Ich visualisiere die Strahlen aber auch nicht als goldenes Licht, das meinen Körper reinigt, wie es Simontons Theorie vorschlägt. Ich weiß einfach, dass diese Strahlen tödlich sind. Sie verschmoren die Zellen. Natürlich nicht nur kranke. Auch meine erhalten gebliebene Brust wird ermordet. Später wird sie aus einer Menge Narbengewebe bestehen, außen aber fast normal aussehen, wenn ich Glück habe.

Die Tatsache, dass so hart vorgegangen wird, lässt die Gefahr wiederauferstehen. Die Bestrahlung selbst dauert eine Minute. Dreißig Sekunden von oben und dreißig Sekunden von der Seite. Ich zähle leise mit. Zweimal dreißig. Die Zeit dehnt sich, während ich halbnackt mit hoch gerecktem Arm auf dem Eisentisch liege, unter mir mein mitgebrachtes Handtuch.

Letzte Woche hatte man den Vorgang mit mir geprobt. Ich lag da, nichts passierte. Das medizinische Personal, die Ärztin und die Röntgenassistentinnen, waren hinter der dicken Stahltür verschwunden. Ich wusste nicht, ob ich die ganze Zeit starr daliegen sollte, bis jemand zurückkam. Auf einmal ging die Tür auf, Männer rannten durch den Raum, keine Ahnung, wie viele es waren, denn ich wagte nicht, den Kopf zu drehen. Man hatte mir gesagt, ich dürfe mich nicht bewegen, sonst würden die Strahlen falsch treffen – und das sei gefährlich.

Der verschränkte Arm tat weh, ich war den Tränen nahe. Plötzlich stand die Ärztin über mir: »Verzeihung, eine Havarie. Die Kühlung ist ausgefallen. Sie können aufstehen und sich wieder anziehen.« Irre, wie unwichtig die Hauptperson einer solchen Behandlung ist. Sie sind an mir vorbeigelaufen und habe mich halb nackt liegen lassen wie ein Stück Holz, es ging ihnen allein darum, das Gerät zu warten. Ich verbat mir Wut und das Gefühl der Demütigung. Ich brauche die Ärzte, ich brauche die Strahlung, dachte ich. Und ich nehme, was ich geboten bekomme. So einfach und brutal ist das.

Wenn die Kanone anfängt zu arbeiten, fiept sie schrill, etwas später brummt sie metallisch. In diesem Moment schießt sie die extrem beschleunigten Photonen los, die tief in den Körper eindringen können auf der Jagd nach verborgenen Krebszellen. Gray-Einheiten, so nennt man die Energiedosis, werden dabei losgeschickt. Am Ende sollen es insgesamt fünfzig Gray sein, die in tägliche Einzelportionen aufgeteilt werden. Danach gibt es noch einen sogenannten Boost: zusätzliche zehn Gray, gezielt auf das Tumorbett abgegeben. Das erhöht nochmals die Wahrscheinlichkeit einer Heilung.

Die Assistentin hinter der Stahltür kann mich auf ihrem Monitor beobachten. Wenn ich wackle, treffen die Strahlen ungenau. Die Gefahr habe ich jetzt genauer in Erfahrung gebracht, die Lunge könnte leiden. Als ich vom Eisentisch aufstehe, bin ich benommen. Vom Liegen, vom Ausgeliefertsein, von der Anstrengung, die Realität wegzuschieben. Ich bemühe mich nicht um Freundlichkeit. Verschwinde wie ein Schatten in der Kabine.

Eine ältere Frau wartet noch auf der Lederbank, neben

ihr der Taxifahrer, der sie bringt. Er passt auf ihre Tasche auf, als sie in der Kabine verschwindet. Ich hätte mich auch fahren lassen können. Das wird bezahlt. Komisch, das brauche ich nun wirklich nicht.

Ein Mann schlurft heran, gestützt auf einen verchromten Rollwagen, Trainingsanzug überm Schlafanzug, Glatze. Er ist stationär hier. In der Krankenhierarchie tiefer gefallen. Ich kann gehen, treffe mich gleich mit Ralf zum Essen in der Stadt. Habe mich gegen die Kennzeichnung als Krebstussi schick gemacht. Seidenbluse, Jeans, Stiefel. Mein Lieblingslook. Wenn ich die Bluse richtig hinziehe, sieht man den Strich im Busen fast nicht. Ach, diese Kleinigkeiten, wenn sie auch keiner versteht, sie wirken auf mich. Ralf lacht drüber und meint, ich hätte nun eben ziemlich abgefahrene Tattoos.

5. September 2007

Die Strahlentherapie ist zwar immer abends, aber sie strahlt auf den ganzen Tag aus. Ich beschäftige mich irgendwie, bin unkonzentriert, müde, telefoniere im Liegen mit Freundinnen. Verabredungen mit Ralf sind die Lichtblicke, die mich durch die Zeit ziehen. Aber sie strengen mich auch an.

Wenn wir uns treffen, mache ich mich sorgfältig zurecht, pflege mich mit teurer Kosmetik, die ich geschenkt bekommen habe. Ich lese den *Spiegel* von vorn bis hinten, lasse die Stunden fließen. Und sage mir: »Das ist Erholung.« Mein Anspruch, etwas zu schaffen, sinkt gegen null. Ich muss jetzt nichts vorweisen, beweisen. Achtundzwanzigmal wird man die Kanone auf mich richten, das ist die Standardbehandlung. Achtundzwanzigmal wird also dem Körper diese gefährliche Zumutung zuteil, plus achtmal Boost. Unzählige Male wird er nach jedem Beschuss Anlauf nehmen, die inneren Verletzungen zu heilen. Und die Vergeblichkeit seiner Bemühungen erkennen. Weil neuer Beschuss kommt. Die gesunden Zellen haben höhere Instandsetzungsfähigkeiten als Krebszellen – daher die Hoffnung, dass nur letztere beseitigt werden. Genau weiß man das nicht. Wenn das nicht traurig ist. Ich erlaube mir die Traurigkeit. Ich mache sie nicht weg mit Fröhlichkeit, mit Kaufrausch, Alkohol oder Ablenkung anderer Art. Ich hole mir nur ab und zu meine Dosis Freude. Bei Ralf. Bei meinen Kindern. Bei einem guten Essen.

7. September 2007

Abends, bei der Bestrahlung, frage ich die Röntgenassistentin, ob es normal sei, dass die Brust so wehtut. Es soll doch noch sieben Wochen weitergehen. Sie sagt: »Oh, das ist aber ungewöhnlich«, und holt die diensthabende Ärztin. Sie kommt zu mir in die Zweiquadratmeter kleine Kabine. Die Ärztin ist voll bekleidet, sehr süß mit einem kurzen Rock. Ich bin wieder mal barbusig. Sie steht neben mir, und da sie kleiner ist, schaut sie zu mir auf, während sie sagt: »Das ist normal. Wollen Sie Schmerzmittel?« Nein, so schlimm ist es nicht. Ich wollte nur wissen, ob alles seine Richtigkeit hat.

Ich will nach Hause. Ins Bett. Es ist erst acht. Na und? Ich erlebe diese Tage wie in Trance.

11. September 2007

Jetzt ist die Brust dunkelbraun. Ein hässliches Braun, ins Schwärzliche übergehend. Kein Braun wie am Ostseestrand, wenn man sich am FKK-Strand sonnt. Dies ist eine der möglichen Nebenwirkungen der Bestrahlung: Die Pigmente werden aktiviert. Ich habe mir Puder gekauft, es soll die Haut beruhigen. Aber die Brust ist hart und schmerzt. Von Anja weiß ich: Es kann bei dieser Therapie zu einem Gewebeödem kommen, und es gibt manchmal diese Verbrennungen der Haut.

Ich beachte alles so wenig wie möglich. Nehme hochdosiertes Selen, das soll die Strahlenfolgen mildern. Ich habe auch angefangen, Tamoxifen zu schlucken. Anja hatte es mir freigestellt, wann ich damit beginne. Die Tabletten lagen im Schubfach. Ich habe sie lange Zeit ignoriert. Warum?

»Antihormon« klingt nicht nett, und ich bin wütend, dass es zu meinem Pflichtprogramm gehört. Jeden Abend die Erinnerung: Du bist krank, du kannst wieder krank werden. Ich nehme etwas ein, das mein Leben verlängern könnte. Könnte! Werde zugleich darauf hingewiesen, dass der Krebs wieder auftreten kann, dass ich nicht weiß, was in mir los ist. Aber nun schlucke ich das Zeug. Und versuche zu glauben, dass es hilft.

18. September 2007

Lenas Geburtstag. Wir treffen uns zum Kaffee im Prenzlauer Berg. Den Abend wird sie mit Freundinnen verbringen. Und ich muss abends zur Strahlenkanone. Das Café in der Pappelallee ist heute ziemlich leer, wirkt kalt und düster. Es nieselt, und das Tageslicht will sich nicht durchsetzen. Lena weint, sie hatte ein enttäuschendes Telefonat mit ihrem Freund. Die Beziehung war wieder nur eine sehr kurze Angelegenheit. Sie hat genauso wenig Glück in der Liebe wie ich, zugleich fühle ich mich schuldig. Manchmal ahne ich sehr diffus, dass sich ihr Problem lösen wird, wenn sich meines löst. Dass es meine Aufgabe ist, glücklich zu sein, damit sie es sein kann. Lena und ich, Tochter und Mutter. Ganz verschieden. Auch ähnlich, sicher. Aber eher verschieden als ähnlich. Sie, ein Bauchmensch, ich, der Kopfmensch. Sie tanzt, singt, improvisiert am Klavier. Sie kann Ski laufen, Rollerblades fahren, tauchen. Mir fällt schon Schwimmen schwer, wenn das Wasser tief ist. Und beim Radfahren bin ich angespannt und ängstlich. Ich habe kein Vertrauen in meinen Körper. Sie dagegen sehr wohl. Sie ist ein Körperwesen. Es freut mich. Vielleicht war ich das auch einmal, unbekümmert und kraftvoll. Aber ich bin gebremst worden. »Renn nicht, du fällst!« Omas täglicher Ruf. Geschwommen oder geradelt ist keiner mit mir.

Das Heim und später auch das Betriebsferienlager, in dem ich drei Wochen meiner Sommerferien verbringen musste, hatten am Scharmützelsee einen eigenen Strand. Klingt traumhaft. Aber für mich war es ein Horror, mit einer Gruppe von Kindern per Trillerpfeife ins Wasser geschickt zu werden und per zweitem Pfiff wieder hinaus. Immer zehn Kinder, mehr konnte eine Erzieherin nicht gleichzeitig überwachen. Außerdem gab es am Strand diese Neptunfeste, mit Senf schlucken und Seifenschaum in die Augen schmieren. Und auf »eins, zwei, drei, haha« ging es im hohen Bogen rein ins kalte Wasser mitsamt Klamotten. Was daran lustig sein sollte, das kapierte ich nie. Jedes Jahr habe ich auf Kinderbriefpapier, auf das

bunte Blumen, Schmetterlinge oder Max und Moritz ge-
druckt waren, dieselben Sätze nach Hause geschrieben:
»Bitte, holt mich sofort ab. Ich halte es hier nicht aus.«
Einmal kam Antwort: ein Zwanzigmarkschein. Der sah
schön aus, die Notenbank der DDR hatte neue Geld-
scheine herausgebracht.

Ich galt als Bewegungsmuffel. Wenn ich Lenas große
Lust an Körperlichkeit sehe, geht mir das Herz auf. Wenigstens das, denke ich, konnte ich verhindern. Sie findet
sich schön. Gut so! Liebe ich noch jemanden auf der Welt
so wie dieses Mädchen? Ich meine nicht Liebe in Größe
und Menge. Ich meine, diese Art Liebe. Als sie geboren
wurde, war es der glücklichste Moment in meinem Leben.
Das erste Kind war der Junge. Das war schon sehr schön.
Aber nun, da ich mich schwer durchgerungen hatte, noch
ein Kind zu bekommen, obwohl ich nichts lieber wollte,
als in Ruhe zu arbeiten, nun musste es ein Mädchen sein.
Und es war eins! Lena. Ein Wunder.

Im Kindergarten war sie das Lieblingskind der Erziehe-
rinnen, mit sieben Jahren die beste Schülerin ihrer Klavierlehrerin, in der Schule problemfrei. So konnte ich mich
besser dem problematischen Jungen widmen, hatte keine
Zeit, das Mädchen zu genießen. Dann unsere Übersied-
lung. Westen? »Juhu«, rief Lena, damals acht Jahre alt, als
sie das hörte. »Immer Nutella!« Doch neben der Freude
gab es auch die dunklen Seiten. Ihr Sparschwein mit den
Ostgroschen brachte sie vor der Ausreise ihrer Freundin.
Sie waren über Nacht wertlos geworden. Noch heute redet
sie von dem Gefühl, alles verloren zu haben. Wären wir geblieben, hätte uns die Wende eingeholt wie ein Tsunami.
So sind wir vor der großen Welle abgereist. Vor der Zer-
störung alles Gewohnten. Wir hätten in der Falle geses-

sen an einem Ort, in dem Depressionen, Selbstmorde und Herzinfarkte sich eine Zeit lang häuften. Die Überlebenden erfanden sich neu. Da waren wir schon über alle Berge, hatten ein anderes Leben angefangen.

Aber was zählen solche Überlegungen gegen ihr kindliches Verlustgefühl?

Die Hamburger Klavierlehrerin ließ Lena die Stücke aussuchen. Und so spielte sie immer wieder das, was sie schon konnte. Kein Üben, keine Disziplin, kein Erfolgserlebnis. Die Lust war raus. Die Schule war keine Schule, die Jungen rannten in die Toiletten und spritzten mit Wasser herum, obwohl Mathestunde war. Das kleine Mädchen verstand die Welt nicht mehr. Ich baute meinen Job auf. Und suchte eine Englisch-Nachhilfe für Robert. Schließlich fehlten ihm zwei Jahre. Lena entglitt – ganz klassisch. Pubertät. Schulverweigerung. Jungen. Drogen. Auszug in eine WG kurz vor ihrem achtzehnten Geburtstag.

Ich war frisch getrennt von meinem Lebensgefährten, da kam ihr Anruf. »Mami, die Menschen kriegen Wolfsköpfe! Ich werde verrückt!« Gerade hatte ich bei einer Freundin erlebt, wie ihr Sohn an einer Psychose gestorben war. Stimmen hatten ihm gesagt, er solle aus dem Zug springen. Wieder meine Fähigkeit, unter enormem Druck präzise zu handeln. Ich sagte Lena, sie soll in ein Taxi steigen und sich herfahren lassen. Ob sie das hinbekäme? Ja, sagte sie.

Danach rief ich die Freundin an. Sie gab mir die Telefonnummer, bei der ich uns sofort anmeldete. Uniklinik, Psychiatrie. Es war der elendste Augenblick. Dieser Sonnenschein war erloschen. Wir beide saßen auf festgeschraubten Plastikstühlen im Klinikflur. Sie hatte ihren Kopf in meinem Schoß, als wir auf die Entscheidung der Ärzte warteten. Später habe ich gesagt: »Liebeskummer um einen Mann ist ein Witz dagegen. Dieser Liebeskummer ist existenziell.« Die Ärzte behielten Lena da. Drei, vier Wochen.

Wir begannen eine Familientherapie. Zu dritt sprachen wir mit einem Therapeuten über Drogen. Meine Kinder wollten Vorwürfe loswerden. Gegen mich. Gegen die Unsicherheit, die das Leben mit mir bedeutete. Männer, die sie als Vaterersatz anzuerkennen bereit waren, verschwanden auf Nimmerwiedersehen, wenn die Beziehung zu mir aus war. Traumatisch. Und nicht zu ändern. Der Therapeut, ein junger, attraktiver Mann, betonte ihre Eigenverantwortung.

Es war gut, dass ich mir alles anhörte. Ich habe mich mit keiner Silbe verteidigt. Lena ist heute stabil. Sie ist mehr Sonne als je zuvor. Verdient ihr Geld als Friseurin in einem angesagten Laden im Prenzlauer Berg, in den sie passt mit ihrem Herz und ihrer Flippigkeit. Sie wollte Maskenbildnerin werden und hat deswegen das Friseurhandwerk gelernt. Wenn ich sie bei der Arbeit besuche, weil auch ich ihre Kundin bin, sehe ich, wie sicher und fröhlich sie ihren Job macht. Nein, sie ist nicht mehr das zitternde Etwas, an das ich mich manchmal erinnere. Heute wird sie siebenundzwanzig. In ihrem Alter erwartete ich sie. Zwei Jahre später war ich geschieden – und sie ohne Vater. Ihr Leben wünsche ich mir anders. Und weiß, dass ich hier nichts zu wünschen habe. Ich streichle ihre Hand und komme mir übergriffig vor.

Wie hölzern ich bin im Liebezeigen. Lieben mit Sex ist leichter. Aber selten so echt.

Als ich im Auto nach Hause sitze, empfinde ich Freude und Trauer. Sie ist so schön, so stark. Ich bin verliebt in meine Tochter.

20. September 2007

Interview mit Heikko Deutschmann. Ein Arbeitsversuch.
Wir treffen uns in Charlottenburg, in einem Straßencafé.
Er sieht verdammt gut aus. Blitzende Augen, markante Züge, gewinnendes Lächeln. Und er ist klug. Wir reden über
ein Hörbuch, das er eingesprochen hat. Ich habe den Roman gelesen, in Vorbereitung auf das Interview, *Reise im
Mondlicht*, von dem ungarischen Autor Antal Szerb. Damals, kurz vor der Nazizeit ein Bestseller in Ungarn. Jetzt
wiederentdeckt. Ein melancholisches Buch über Menschen
der Zwanzigerjahre, die wenig Sinn im Leben finden und
kaum ein Ziel haben. Es sind Luxusgeschöpfe, die nur eines nicht wollen: Durchschnitt sein. Und es deswegen sind.
Heikko Deutschmann kokettiert. Er verstehe den Helden,
sagt er. Am Ende seien wir doch alle irgendwie mittelmäßig. Ich widerspreche nicht.

Auf der Rückfahrt denke ich über meine Mittelmäßigkeit
nach. Ja, ich habe keine Einwände. Obwohl ich weiß, dass
jeder in seinem Mittelmaß viele bunte Punkte vorweisen
kann. Viel Einzigartiges. Besonderes. Ich habe zwei Stunden den Krebs vergessen. Das war schön. Danke, Heikko
Deutschmann.

21. September 2007

Dankbarkeit. Ich erinnere mich, wie gut sie lindert, den
Schmerz des Verlassenseins, des Verrats. Ich bin dankbar
für meinen Beruf. Ich arbeite kaum, weil ich nicht voll einsatzfähig bin, aber lesen, denken, schreiben, reden, das
kann ich. Ich liege auf dem orangefarbenen Sofa in meinem
Arbeitszimmer, blättere in dem Buch von Simonton, lege
es beiseite, lasse mich treiben in die eigene Vergangenheit.

Winter 1971. Ich war neunzehn. Selbstlose Arbeit für die Allgemeinheit – das fand ich groß. Mein Zuhause war die Welt. Die sollte besser werden. Für alle. Ich war Volontärin bei einer Tageszeitung, saß in der Straßenbahn in Ostberlin und fuhr zu einem Interview auf einen Kohlenplatz. Da schoben die Leute Doppelschichten, weil der Winter so streng war und die Menschen sehnsüchtig auf Kohlen warteten. Darüber wollte ich schreiben. Und ich saß in meinem roten Maximantel mit weißen Fellstreifen am Saum in der Bahn und dachte: Dass ich dafür auch noch Geld bekomme, unglaublich. Ich tat, was mir sinnvoll erschien, es machte Spaß, und ich konnte davon leben. Das war Glück.

Arbeiter hatten selten Lust, mit einer aufgebrezelten Mausi von der Zeitung zu reden. Sie zu knacken, sie ins Gespräch zu verwickeln, das war mein Sport. Fast immer habe ich es geschafft. Und ich habe ihre Worte nie verbogen, sie nie falsch zitiert. Das war mein Stolz.

Ich glaube, mein erstes Gehalt bei der *Jungen Welt*, gleich nach der Uni, 1976, das waren 570 Mark. Das Einstiegsgehalt für junge Redakteure. Die Miete für unsere Dreizimmerneubauwohnung belief sich vielleicht auf 70 Mark. Die Kinderkrippe kostete für den Monat 20 Mark und ein Brot 90 Pfennig. Gegen Ende der DDR, 1988, verdiente ich bei der *Wochenpost* 1600 Mark. Das war viel. Aber nicht genug, um den Sinn- und Sittenverfall zu versüßen. Eine tiefe Depression war an die Stelle getreten, an der vor fünfzehn Jahren noch Zukunftsglaube war. Meine Oma im Altersheim bekam nicht die nötige ärztliche Hilfe. Meine Kinder in der Schule wurden von unfähigen Lehrern drangsaliert. Meine Zeitung log, dass ich mich schämte. Ich schrieb nichts mehr, redigierte nur noch Nachrichten und dachte über einen Absprung nach.

Ich hatte keine Lust mehr, keinen Glauben und keine Kraft. Da wollte ich weg. Alles hängt mit allem zusammen, denke ich und schlafe ein auf meinem Sofa.

25. September 2007

Die Tage ziehen sich träge dahin. Ich liege viel herum. Bestrahlung macht müde. Auch muss ich so viel denken. Die Schmerzen werden nicht schlimmer, sie stagnieren. Ich gehe trotzdem zum Sport. Lasse beim Muskeltraining die Übungen aus, die man in Bauchlage machen muss. Schäme mich, weil ich nicht perfekt bin. Schäme mich, weil ich mich über so etwas schäme.

Die Blutkontrolle war unauffällig, die Bestrahlung hat bisher keine schlimmeren Schäden angerichtet. Ralf muss viel arbeiten. Wir sehen uns ein- bis zweimal die Woche. Und ich versuche, meine Eifersucht nicht wachsen zu lassen. Er wohnt immer noch mit der anderen Frau nebst Familie zusammen. Es belastet uns beide. Wir wissen, so kann es nicht bleiben. Heute, beim Essen im Restaurant nach der Bestrahlung, sagt er: »Ich stelle mir selbst ein Ultimatum. Am 1. November bin ich bei dir. Mit Katze und Koffer. Wenn nicht, dann kannst du mich zum Teufel jagen.« Na, ob ich das kann, da habe ich meine Zweifel.

Die Treffen mit ihm, die gelegentlichen Nächte und vor allem die Aussicht, eines Tages ein richtiges Paar zu sein – dies ist der Halt, den ich jetzt brauche. Und damit er sich nicht überlastet fühlt, zeige ich ihm nicht, wie traurig ich oft bin. Das zeige ich überhaupt niemandem. Die Trauer gehört mir. Und ich lasse sie mir nicht ausreden von lieben

Menschen, die nicht zulassen wollen, dass man traurig ist, die einem beweisen wollen, wie gut man es doch hat. Ich weiß, ich habe es gut. Und trotzdem kann ich in aller Ruhe traurig sein. Und lesen. Und schlafen. Und joggen. Und auf Ralf warten. Vorfreude, schönste Freude.

22. Oktober 2007

Heute war die letzte Bestrahlung. »Viel Glück«, sagt die Röntgenassistentin leidenschaftslos. »Danke«, erwidere ich genauso unbeteiligt. Wieder nicht der zu erwartende Jubel. Kein Siegestaumel, dass ich alles überstanden habe. Ich bin durch. Und gut. Jetzt können die dick verschmierten Striche ruhig verblassen, jetzt kann die geschwollene Brust abheilen. Jetzt kann ich hoffen, dass das Verschmoren der Zellen etwas gebracht hat. Hoffen für den ganzen Rest des Lebens.

23. Oktober 2007

Heilung. Prozentzahlen. Rückfälle. Wie hoch ist die Rückfallquote? Ach, das sagt man bei verurteilten Verbrechern. Also, wie hoch ist die Gefahr eines Rezidivs? Das weiß man nie. So die übereinstimmende Antwort aller, die ich frage. Anja sagt: »Du bist gesund.« Sie will mich stärken. Glauben muss ich ihr nicht. Es gibt keine Garantie, für gar nichts. Im Brustkrebshandbuch von Lilo Berg steht: Wenn es zu einem Rezidiv kommt, dann in siebzig Prozent der Fälle in den ersten zwei Jahren nach der Operation. Aber auch sehr viel später sind Rückfälle möglich. Dreimal lese ich den Satz: »Obwohl die Krankheit häufig durch eine lokale Erstbehandlung geheilt werden kann, ist sie tendenziell leider eine systemische und chronische Erkrankung.« Der Satz enthält alles. Die komplette Unsicherheit. Die völlige Unwissenheit der Mediziner. Das totale Ausgeliefertsein. Geheilt oder chronisch – das werde ich erst am Ende meines Lebens wissen.

Heilungschancen, kryptische Berechnungen dazu. Zum Beispiel: Wenn ein Tumor kleiner als ein Zentimeter ist, kann der Krebs in rund fünfundneunzig Prozent der Fälle geheilt werden. Ist er größer als zwei Zentimeter, fällt die Heilungschance auf siebzig Prozent. Ich liege mit 1,4 Zentimetern etwa dazwischen. Also eine Chance von achtzig Prozent? Und was bedeuten die zwanzig anderen Prozent? Tod? Siechtum? Verunstaltung?

27. Oktober 2007

In der *Berliner Zeitung* schreibt eine Autorin über ihre Zitterpartie, nachdem bei der Mammografie eine »Auffälligkeit« entdeckt worden war. Sie spricht von dem »Graben«, den sie zwischen sich und Kranken immer empfunden hat, wie sie sich erfolgreicher, weil gesund empfand. Wie unsympathisch, wie unmenschlich. Ihre Worte: »Ist es ein Makel, von einer gefährlichen Krankheit betroffen zu sein? Die Antwort ist eindeutig: Ja!« Sie fürchtet, kein Kollege würde an ihrem Krankenbett stehen und sagen: »Wir halten dir den Platz frei.«

Ich habe selbst so empfunden. Jetzt bin ich weiter. Ich machte andere Erfahrungen. Meine Kolleginnen haben mich entlastet, unterstützt. An Rauswurf hat keiner gedacht. Nicht in dieser Situation. Ich habe Besuch aus der Redaktion bekommen, einen Brief vom Chef, Blumen, Anrufe, E-Mails. Ich habe eine Menge über mich und die anderen gelernt. Mehr Gutes als Schlechtes. Eine Nebenwirkung der Krankheit. Heilsam.

29. Oktober 2007

Treffen mit Ralf. Ich stehe im Nieselregen vor dem S-Bahnhof Prenzlauer Allee und hole ihn ab. Leute strömen aus der alten, gelb geklinkerten Bahnhofshalle. Ich sehe viele lustige Mützen. Strick, Filz, Velours, Nylon. Habe mir selbst gerade eine gekauft, die sieht aus wie aus den Zwanzigerjahren, aber nicht für eine Dame, eher für einen Waldarbeiter, grau, mit Schirm und Ohrenklappen.

Da kommt er. Müde, flügellahm. Ich weiß es längst. Der erste November wird verstreichen. Und er wird nicht mit Katze und Koffer vor meiner Tür stehen, und ich werde ihn nicht zum Teufel jagen. Ich sehe, wie es ihm selbst wehtut. Beim Wein frage ich: »Was wünschst du dir? Dass ich noch ein bisschen auf dich warte?« Er schaut auf. Sieht mich an, lächelt warm, erleichtert und sagt: »Ach, bitte, ja, wenn du kannst.« Wir küssen uns. Ich kann. Ich muss. Ich liebe. Verstehen kann ich nicht, warum er sich nicht traut, von der Frau wegzugehen, mit der er nicht so leben kann, wie er es braucht. Er sagt, er hat Verantwortung übernommen, er sagt, die Kinder vertrauen ihm, er sagt, er ist schon so oft weggelaufen, wenn es Probleme gab. Ja, gut, aber jetzt gibt es uns. Er braucht Zeit, er muss selbst seine Probleme begreifen.

Ich habe im Moment weder Lust noch Kraft, eine Entscheidung zu erzwingen. Brauche ich einen Mann, der halbherzig oder notgedrungen zu mir kommt? Ich muss es abwarten. Etwas wird passieren.

1. November 2007

Ein Termin zur Nachuntersuchung bei Anja. An der Anmeldung muss ich lange stehen, um mein Kärtchen abzugeben. Und dann muss ich lange warten. Es ist voll, die Stühle im Wartebereich reichen nicht für alle. So viel Krebs. Inzwischen geht auch meine Mutter hierher zur Chemotherapie. Anja fragt, als ich im Behandlungszimmer bin, als Erstes: »Wie geht es dir?« – »Gut«, antworte ich, und auf einmal treten mir Tränen in die Augen. Sie sagt: »Setz dich«, schaut mich an, zieht ihren Stuhl nahe vor meinen, legt ihre beiden Hände in meine beiden und legt sie alle vier auf meinen Oberschenkeln ab. Ich bin erstaunt über die körperliche Nähe, über die Intimität der Berührung, lasse sie aber zu, spüre die Echtheit.

Sie fragt: »Was ist los? Was macht dir zu schaffen?« Ich erzähle ihr, wie traurig ich bin und dass ich Angst habe, diese Trauer könnte mich dem Krebs wieder ausliefern. Sie will die Gründe für meine Trauer wissen. Ich erzähle alles durcheinander. Kein Mann, keine Kindheit, keine Liebe, so viel falsch gemacht, so viel Druck. Alle Ideale verloren, keine neuen gefunden. Ich spucke den ganzen Kram vor ihre Füße. Und sie findet den Kern: »Was denkst du, warum es nicht geklappt hat mit der Liebe? Mit den Männern?« Wir reden und reden. Ich erkläre, dass ich Liebe gar nicht kennen konnte. Dass ich zu sehr einen Mann wollte, dass ich deswegen immer wieder an die Falschen geraten bin. Und dass auch jetzt mein Freund sich nicht ganz für mich entscheiden kann, weil da noch jemand anderes wichtig ist. Sie ist über nichts überrascht. Sie scheint zu verstehen. Sie fragt: »Was ist an dir attraktiv? Was macht dich zu der tollen Frau, die du bist?« Ich muss kein bisschen nachdenken. Ich sage: »Ich bin selbstbewusst, habe Humor, weiß eine

Menge, habe interessante Erfahrungen, ich bin spontan, kann unterhaltsam sein.« Äußerlichkeiten stehen nicht auf der spontan zusammengestellten Positivliste. Anja lacht und sagt: »Alles Dinge, die mit den Jahren immer mehr werden statt weniger. Trau dir mal etwas mehr zu!« Sie streicht mir über die Wange, wie es Mütter manchmal machen.

Anschließend untersucht sie meine Brust, findet, dass alles im grünen Bereich ist. Beim Abschied sagt sie: »Wenn du eine Therapie brauchst, wir finden jemanden für dich.« Danach schreibt sie mir noch einen Stimmungsaufheller auf, den ich ihr nenne, weil ich damit vor Jahren, nach meiner traumatischen Trennung in Hamburg, schon einmal gute Erfahrungen gemacht habe. Für alle Fälle will ich dieses Medikament neben dem Tamoxifen im Schubfach haben. Kann ja sein, dass ich Wechseljahredepris bekomme. Das muss ich nicht aushalten. Ich habe gelesen, dass Depression der schlimmste Angriff auf die Abwehrkräfte ist. Und was das heißt für den Kampf der Zellen, das weiß ich ja nun.

2. November 2007

Gespräch mit Professor Annelie Keil. Es ist nun schon mein drittes Interview mit ihr. Wir sitzen in einem braun bestuhlten Lokal in Berlin-Charlottenburg. Einmal sprachen wir über die Bewältigung von Trennungen, einmal über Leidenschaft und heute über Scheidung. Darum soll es in meinem neuen Buch gehen. Wieder ist es wunderbar. Diese kluge Frau. Sie hat erneut Brustkrebs bekommen, wie vor fünfzehn Jahren schon einmal. Sie macht kein Drama daraus. Als ich sage, ich auch, mich hat es auch erwischt, wundert sie sich nicht einmal.

Wir verweilen nicht lange bei unseren Gebrechen, sondern konzentrieren uns auf das Thema. Es ist erfrischend, wie sie es sieht. Scheidung als Menschenrecht. Trennung als Menschenpflicht, wenn die Beziehungen unwürdig werden. Hauptkrankmacher sind Hoffnungslosigkeit und Hilflosigkeit. Und diese beiden Gefühle der Erstarrung, die das Immunsystem gefährlich angreifen, nisten sich natürlich leicht in schieflaufenden Ehen ein. Nicht mein Problem, fällt mir auf. So eine lange Ehe hatte ich nie.

Meine längste Beziehung dauerte acht Jahre. Meine große Liebe. Wir lebten in Hamburg. In einem geräumigen Haus mit meinen beiden Kindern und seinem Sohn – alle drei Teenager. Nach zwei Jahren schlief er mit einer Kollegin. Und er beredete auch alles Wichtige mit ihr, sodass nicht viel für mich übrig blieb. Nur daran merkte ich, dass etwas nicht stimmte. Zu Eifersucht neigte ich auch damals nicht sehr. Ich dachte, unsere Liebe, für die er sich hatte scheiden lassen und ich ebenfalls, die wäre etwas Besonderes. Ich kannte diese Kollegin. Und ich fand sie interessant, verstand die Verlockung. Aber ich begriff nicht unser Defizit, das die Verlockung erst gefährlich machte. Er wollte am Ende zurück. Zu mir, zu uns. Wir versuchten den Alltag. Aber das Vertrauen war weg, die Geborgenheit; ich blieb unsicher. Und die Kinder waren im besten Haschischalter.

In meinem Herzen war Chaos. Tiefe Verständigung mit ihm war nicht mehr möglich. Ich ging, als er drei Jahre später eine andere Kollegin auswählte. Oder sie ihn, was weiß ich. Ich ging leise, und die Kinder zogen in WGs. Allein in meiner Zweizimmerdachwohnung schluckte ich Stimmungsaufheller. Ich war sechsundvierzig und dachte: Nie mehr werde ich einen Mann kennenlernen.

Hoffnungslosigkeit, die krank machen kann, ist mir also vertraut. Man schafft es nicht immer, sich selbst ständig in den Hintern zu treten, sich in neue Abenteuer zu stürzen, dem Leben das Beste abzugewinnen, wenn das, was man zum zentralen Punkt erkoren hat, fehlt. Der Mann fürs Leben. Okay, okay, Klischee. Aber Klischees sind deswegen Klischees, weil an ihnen was dran ist. Und weil es vielen genauso geht. Heute Abend nehme ich eine von den Tabletten, ich heule zu viel.

3. November 2007

Wo liegen nun die Risiken? Ich lese mich ein, als wolle ich einen Artikel schreiben. Das macht Spaß und tut nicht so weh wie Grübeln. Außerdem will ich es jetzt genauer wissen. Jeder weiß was, jeder redet darüber. Die Krebspersönlichkeit ist ein gern diskutiertes Thema von Leuten, die keinen Krebs haben. Mir kam es immer entgegen, denn ich sah bei mir keine Anzeichen dieser viel beschriebenen Krebspersönlichkeit. Ist aber längst widerlegt, der höhnische Begriff. Bei einer Studie mit 10 000 niederländischen Frauen zeigte sich erst unlängst wieder, dass es nicht vor allem die seelisch Angeknacksten sind, die Krebs bekommen. Diejenigen, die Gefühle unterdrücken, die niedergeschlagen und ängstlich durchs Leben gehen, erkranken nicht häufiger an Brustkrebs als Frauen ohne solche Charakterzüge. Trotzdem ist aber anzunehmen, dass es einen Zusammenhang von Psyche und Krankheit gibt. Einen anderen eben. Er wirkt dort, wo das Immunsystem von der Seele beeinflusst, geschwächt oder auch gestärkt werden kann. Die Wissenschaft hat diese Beobachtung noch nicht in Prozente verpackt. Aber es gehört zum Allgemeinwissen. Es gibt kein Leben, das immer nur geradlinig und immer nur schön ist. Jeder bietet Angriffsflächen.

Zum Krebs sind es zwei Schritte. Erst mutiert eine Zelle, einfach so, weil es eben Fehler im System gibt. Danach gibt es einen Auslöser, der den Prozess anstößt, sodass der Tumor anfängt zu wachsen. Den Auslöser kennen wir vielfach nicht genau; allein die Empfindung, da war was, da ist mir etwas passiert, das hat mich umgehauen, ist wichtig. Das sind die Punkte, auf die wir aufpassen können.

Sinnverlust und Hoffnungslosigkeit, das Gefühl, nicht so leben zu können, wie es mir entspricht – das, sagt Annelie Keil, macht krank. Da setzt die persönliche Macht ein, sich gegen den Krebs zu wehren. Für sich sorgen, die eigenen Bedürfnisse ernst nehmen, das scheint mir der Schutz zu sein, den jede Frau sich selbst geben kann. Muss. Aber was tun, wenn das Leben manchmal traurig ist und es gar nicht ist, wie wir es wollen? Das ist die große Frage.

4. November 2007

Ich lese weiter. Lange dachte man, das Brustkrebsrisiko sei erblich. Ich fühlte mich sicher, weil keine Frau in meiner Familie bisher daran erkrankt war. Alle hatten dagegen Zysten. Aber die Gene, das steht nun fest, sind selten schuld. Nur fünf bis zehn Prozent der Erkrankungen liegen nachweislich erbliche Belastungen zugrunde. Das hatte ich bisher immer anders vermutet. Die Brustkrebsgene sind zum Teil lange bekannt, zum Teil wurden gerade völlig neue identifiziert.

Wer erst in den nächsten Jahren und Jahrzehnten krank wird, hat höhere Chancen zu überleben, denn über Brustkrebs wird viel geforscht. Die Diagnosen sind genauer geworden, die Behandlungen individueller. Weil Frauen sich stark gemacht haben. Toll! Mit einem Milliardenbudget hat eine private Organisation für Brustkrebsprävention mehrere amerikanische Institute dabei unterstützt, den Einfluss von Ernährung und Chemikalien auf die Entstehung eines Mammakarzinoms zu erforschen. Ergebnis: 216 Chemikalien können Tumore in der Brust auslösen – zumindest bei Versuchstieren, vermutlich auch bei Menschen, das stand jedenfalls in der *Süddeutschen Zeitung* vom 16. Mai 2007. Unter diesen Chemikalien befindet sich Benzol, das in Autoabgasen vorkommt, Acrylamid, das in Lebensmitteln enthalten ist, Vinylchloride, die für die PVC-Herstellung benutzt werden, Pestizide, die sich im Organismus wie körpereigene Hormone verhalten. Letztgenannte sind für mich also besonders gefährlich, da mein Krebs hormonabhängig ist.

Die Schutzlosigkeit fällt mir auf. Wir wissen, welche Stoffe krebsauslösend sein können, verhindern aber nicht, mit ihnen zu hantieren. Der Einzelne kann sich kaum schützen. Pestizide – wer weiß denn, was er alles schon so zu sich genommen hat? Dreiundsiebzig der verdächtigen Stoffe tauchen in Nahrungsmitteln und Kosmetika auf. Wir vergiften uns. Alle miteinander. Und dann schneiden die einen, die Experten darin geworden sind, den anderen, die es erwischt hat, die faulen Stellen raus. Und vergiften sie mit Gift, das die faulen Stellen noch mehr tilgen soll. Und sie brennen mit harten Strahlen die weiterhin vermuteten faulen Stellen weg. Aber vorher vergiften wir uns sukzessive jeden Tag ein kleines bisschen. Manche rauchen oder essen unkontrolliert. Und wir alle müssen dafür aufkommen, dass wir eines Tages geschnitten, verbrannt und vergiftet werden können.

Denn das ist teuer. So bezahlen wir die Gewinne, die ganze Industrien mit ihrer Giftproduktion erzielen, mit unserer Gesundheit – und indirekt mit unseren Krankenkassenbeiträgen. Und reiche Gutmenschen, beziehungsweise reiche Betroffene, geben ein Vermögen aus, damit über die üblen Mechanismen geforscht wird. Vielleicht könnten sie ihr Geld direkt bei der Landwirtschaftslobby und bei der Chemieindustrie abliefern? Dann müssten die weniger Gift in die Umwelt verströmen, und die Krebsepidemie käme vielleicht zum Stillstand.

Interessant ist, dass die Brustkrebsrate in den USA seit 2002 stark gesunken ist. Das ist das Jahr, schreiben verschiedene Zeitungen, in dem es einen Knick in der Verordnung von Hormonersatztherapien gab. Seltsam, dieser Zusammenhang. Eigentlich müsste eine Reaktion auf verändertes Verhalten gegenüber Medikamenten um Jahre versetzt auftreten. Außerdem kommt eine Hormonersatztherapie nur für eine bestimme Altersgruppe infrage. Die sollte die Statistik derart beeinflussen? Und in einem solchen Tempo? Zweifel sind vernünftig. Forschungsergebnisse, Studien sind immer von Interessengruppen beeinflusst. Und die Betroffenen können sich heraussuchen, was sie glauben wollen.

Zugleich existieren aber auch genauere Mammografieergebnisse. Ursache – Wirkung, so dicht beieinander. Zum Beispiel sind Japanerinnen viel seltener von Brustkrebs betroffen, haben aber in der zweiten Generation, nachdem die Familie in die USA ausgewandert ist, dieselbe Brustkrebshäufigkeit wie Amerikanerinnen. Was sagt mir das? Leben wie eine Japanerin? In Deutschland? Wie macht man das?

Einige der Artikel, die zur Auswertung auf meinem Schreibtisch liegen, beschäftigen sich mit dem Brustkrebs-Screening, das inzwischen für alle Frauen zwischen fünfzig und neunundsechzig Jahren angeboten wird. Erst habe ich sie beiseitegelegt. Wissenschaftlerstreit, Interessenkonflikte verschiedener Gruppierungen, da steigt kein Mensch dahinter. Dennoch, es hat mir keine Ruhe gelassen. MRT – Magnetresonanztomografie, auch Kernspin genannt, die auf Magnetfeldern beruht, also ohne Röntgenstrahlen auskommt, soll zuverlässiger sein als Mammografie. Besonders was die aggressiven Frühformen des Brustkrebses betrifft. Bonner Wissenschaftler, schreibt die *Frankfurter Rundschau* vom 11. August 2007, haben mit Kernspin doppelt so viele aggressive Frühformen gefunden wie mittels Mammografie. In all diesen Fällen konnte schneller reagiert werden. Ja, aber …

Ich telefoniere mit Anja. Sie beruhigt: »MRT ist zu sensibel, bringt zu viele falsch-positive Ergebnisse, hat trotz der hohen Sensibilität eine zu niedrige Spezifität.« Zeigt also alles Mögliche an, auch wenn es kein Krebs ist. »Mit der klassischen Methode, Mammografie und Ultraschall, wer den über neunzig Prozent der Karzinome entdeckt«, fährt Anja fort. Ein MRT kostet 1000 Euro, eine Mammografie zwischen 70 und 100 Euro, man müsse auch Aufwand und Nutzen sehen. Es wird kein Kernspin für alle geben, sagt die Ärztin. Nicht ausgereift, nicht praktikabel, zu teuer. Es klingt nicht schön. Ist aber wahr.

Bei mir hat die Mammografie auch nichts Sinnvolles gezeigt, weil ich so dichtes Gewebe habe. Und das haben viele Frauen. Die Flecken auf dem Bild konnten Zysten oder eben auch Schlimmeres sein. Der Ultraschall hat den Verdacht erhärtet, und auch nur, weil ein geübtes Auge draufschaute. Erst die Biopsie hat Klarheit gebracht. Ein langer Prozess. Viele Termine, dazwischen Warten und Bangen.

Für mich war die langsame Annäherung an die Wahrheit gut. Aber bei aggressivem Tumorwachstum können ein paar Monate Verzögerung entscheidend sein. Nach Entdeckung von bösartigen Krebsvorstufen wird in der Regel gleich operiert. Die Frauen werden geheilt. Später sinkt die Heilungschance je nach Art des Krebses.

Das flächendeckende Brustkrebs-Screening in seiner derzeitigen Form wird dennoch beargwöhnt. Im *Focus* vom 23. Juli 2007 schreibt der Tumorspezialist Ulrich Bonk: »Mit der Mammografie allein lässt sich keine eindeutige Aussage darüber treffen, ob eine Frau Brustkrebs hat oder nicht.« Deswegen werden viel zu viele Frauen zur Stanzbiopsie geschickt. Die Hälfte von ihnen ist gesund. Der Präsident der Berliner Ärztekammer, Günther Jonitz, hat sogar gesagt, die Frauen würden mit dem Screening und den einseitigen Informationen über seine Vorteile »verarscht«. In der *Brigitte*, Ausgabe 16/2007, steht über die Genauigkeit dieses Verfahrens: »Fünf bis zehn Prozent der Frauen haben beim Screening einen unklaren Befund, der weiter abgeklärt werden muss. Aber nur jede fünfte Frau mit einem auffälligen Befund hat im Endeffekt auch Krebs.«

Die Politik feiert die kostenlose Reihenuntersuchung als Riesenerfolg. Und zugleich gibt es unter Experten so viele Zweifel. Mein Arzt Harry hat dazu eine staubtrockene Meinung: »Die Kassen haben gerechnet: Was kostet mehr, die Behandlung von fortgeschrittenen Mammakarzinomen oder das flächendeckende Screening.« Das Screening kam offenbar günstiger.

Eine halbgare Aktion gegen Brustkrebs ist immer noch besser als gar keine. Immerhin, siebzig bis achtzig Prozent der Tumoren, die beim Screening gefunden werden, sind in einem heilbaren Stadium. Die Frage bleibt: Soll ich mir demnächst mal eine Kernspinuntersuchung kaufen, statt Stiefel von Pedro Garcia?

7. November 2007

Ernährung, lese ich, wird neuerdings nicht mehr so sehr für Brusttumore verantwortlich gemacht. Obwohl, siehe Japan. Was, wenn nicht die Ernährungsgewohnheiten schützt die Japanerinnen? Aber vielleicht haben sich diese Untersuchungen, von denen in meinen Artikeln die Rede ist, einzig unserer westlichen Lebensweise zugewandt. Fazit: Nur Übergewicht im Alter und Alkohol sind eindeutige Risikofaktoren. Beides nicht mein Problem. Empfohlen wird Frauen nach den Wechseljahren ein Body-Mass-Index von 20 bis 25. Ich rechne schnell meinen BMI aus, Gewicht durch Länge im Quadrat. 21,4. Das ist gut. Aber ich lese in der *Berliner Zeitung* vom 2. November 2007, dass jedes Kilo mehr das Krebsrisiko erhöht, selbst wenn der BMI in Ordnung ist. Okay, Sport und Salat. Das gefällt mir sowieso. Und die Gesellschaft für Biologische Krebsabwehr hat eine Positivliste geschickt (kostenlos, mit der Bitte um eine Spende): Brokkoli, Rosenkohl, Blumenkohl, Weißkohl, Wirsingkohl, Kresse, Radieschen, Rettich, Meerrettich, Senf, Rucola – allesamt für Brustkrebsfrauen sehr empfohlen. Östrogenrezeptoren blockieren: Soja, Leinsamen, Linsen. Ich liebe Linsen. Östrogensignale abschwächen können: Omega-3-Fettsäuren, eine spezielle Gruppe der ungesättigten Fettsäuren, und Kurkumin (Gelbwurz) setzt die Östrogenwirkung von Pestiziden herab.

Wikipedia über Kurkumin (oder Curcumin): »Ein intensiv orange-gelber Farbstoff, der in natürlicher Form in der Gelbwurzel, auch als *Curcuma longa* bekannt, vorkommt und daher auch seinen Namen hat … Kurkumin findet weitreichende Verwendung als Lebensmittelzusatzstoff mit der Nummer E 100 zur Färbung von Nahrungsmitteln, z. B. bei der Herstellung von Margarine, Teigwaren, Kartoffelflocken, Reis-Fertiggerichten, Konfitüre, Marmelade und Senf, oder wird als billiger Ersatz verwendet, um die Farbe von Safran in Gerichten vorzutäuschen. Darüber hinaus ist Kurkumin auch Geschmacksträger der als Gewürz und Aromastoff verwendeten Gelbwurzel. Das Rhizom (Wurzelgeflecht) der Kurkuma bildet einen traditionellen und wesentlichen Bestandteil von Currypulver.« Ah, endlich Brauchbares: mit Curry würzen. Aber gern.

Weizenkleie, Leinsamen und alle Ballaststoffe verhindern die Östrogenaufnahme im Darm. Enorm, was man alles weiß. Aber schwierig, sich im Alltag darauf einzustellen. Welche Rezepte verlangen Curry? Raussuchen.

Um dieses Thema zu vervollständigen – das Infoblatt der Gesellschaft für Biologische Krebsabwehr warnt vor: Alkohol, tierischen Fetten (auch Milch, Käse), Weißmehlprodukten, Fertigprodukten, Süßgetränken, Omega-6-Fettsäuren (essenzielle Fettsäuren, vor allem in Margarine, Mayonnaise). Milch, Käse? Darauf kann ich nicht verzichten. Milchkaffee und Parmesan müssen sein. Aber wenn ich wüsste, dass davon der Krebs wiederkommt? Dann würde ich verzichten. Andererseits, ich kann nicht aufhören zu leben, um zu leben. Das heißt, ich kann nicht nur nach To-do-Listen und Indextabellen leben.

Ich versuche den Mittelweg. Packe schon beim Einkaufen überwiegend gesundes Zeug in den Wagen, meide, was ich wirklich nicht brauche (Süßkram, Kuchen, Brötchen). Achte auf Qualität, wenn ich Fleisch und Käse kaufe. Bevorzuge alles, wo die drei Buchstaben »BIO« draufstehen. Obst, Gemüse, Milch, Jogurt. Und Alkohol? Reduziert. Ab und zu Rotwein, das erlaube ich mir. Ich spüre, wann es zu viel war – am nächsten Tag. Dann bin ich matt, habe einen matschigen Kopf, bin unkonzentriert und übellaunig. Das ist gut, um Suff zu meiden. Ich habe gelernt, immer genauer zu steuern, wie viel Wein ich auf einer Party oder mit Gästen trinke. Beschwipst war ich schon lange nicht mehr. Betrunken sowieso nicht.

17. November 2007

Ich habe keinen Spaß mehr am Sex. Ich liebe Ralf, ich fasse ihn unendlich gern an. Und ich küsse ihn wahnsinnig gern. Aber das Letzte, die Leidenschaft, fehlt. Er müht sich, er ist zärtlich, er ist wild, das ganze Programm. Bei mir tut sich nicht viel. Er sagt, klar, ich verstehe, das belastet dich alles, aber ich werde es lösen. Lass mir nur ein bisschen Zeit. Wir werden zusammenleben, das verspreche ich. Selig schlafe ich in seinen Armen ein, ehe er sich löst und ins untere Zimmer zum Schlafen geht. Ich glaube ihm, versuche zu vertrauen, habe Angst. Und bin unruhig.

20. November 2007

Wieder Sexpanne. Ich bin nicht erreichbar, kein Anschluss unter dieser Nummer. Ich denke: Die beschissenen Antihormone! Das Tamoxifen, das ich fünf Jahre nehmen soll.

Na fein. Das macht meine Libido kaputt. Wie soll ich da gesund bleiben? Bisher hatte ich keine Wechseljahresbeschwerden, ja, noch nicht einmal Wechseljahre. Jetzt macht mich das Medikament, das mich retten soll, kaputt. Ich lese das Kleingedruckte auf dem Beipackzettel. Da steht nichts von Nebenwirkungen im sexuellen Bereich. Aber ich nehme ja noch ein anderes Medikament. Die Stimmungsaufheller. Ich lese mir deren Nebenwirkungen durch. Sexuelle Funktionsstörungen, steht da, kein Orgasmus, keine Ejakulation. Prima Stimmungsaufheller! Ich will lieber guten Sex!

Als ich sie vor Jahren nahm, hatte ich keinen Freund, da war mir nur ihre positive Wirkung aufgefallen. Jetzt ist das anders. Ich werfe die Dinger weg. Nun müssen wir warten, bis das Zeug aus dem Körper ist. Und daran glauben, dass Ralf eine Entscheidung finden wird.

28. November 2007

Weihnachtsparty der Redaktion. Ich habe ein neues Kleid. Gerade in Hamburg gekauft. Schwarz, knielang, mit knappen Ärmeln und Teilungsnaht oberhalb der Taille. Dazu meine Flamencoschuhe. Ich fühle mich gut. Zum ersten Mal sehen mich die Kolleginnen nach der Krankheit. Viele begrüßen mich wärmer als sonst, viele Umarmungen, viele Komplimente. Es tut gut. Ich habe kurz vor dem Wegfahren Ralf eine Mail geschrieben. Ich wusste, es ist leichter, wenn ich danach weg bin. Ich habe geschrieben, dass ich so nicht weitermachen will. Dass ich mich freue, ihm geholfen zu haben, zu Hause mit seiner Lebensgefährtin wieder besser klarzukommen, dass ich aber keine heimliche Geliebte sein will. Ich habe ihm viel Glück gewünscht. Und es auch wirklich so gemeint. Und ich habe mir ein Date aus dem *Tipp* rausgesucht, einem Berliner Stadtmagazin. Ein Architekt. Sechzig Jahre. Zum Ausgehen bestimmt nett.

Auf der Redaktionsparty bleibe ich nicht sehr lange, es ist laut. Und ich habe alle gesehen, die ich sehen wollte, und mich haben auch alle gesehen, die mich sehen sollten.

29. November 2007

Keine Reaktion von Ralf. Gut, ich will meine Ruhe haben. Dafür ein Treffen mit Wilhelm, dem Architekten. Auf dem Foto hatte er ausgesehen wie *Unser Lehrer Dr. Specht*. Respektive Robert Atzorn, sein Darsteller. Eine Sorte Mann, die ich immer von Ferne bewundert habe. Kantig, energisch, alterslos. Im Lokal mit gegenüber sieht Wilhelm aus wie der Opa von Lehrer Specht. Wir unterhalten uns prächtig, er hat Berliner Humor, ohne zu berlinern. Westberliner halt. Gut bürgerlich. Lacoste-Hemd, schwarz. Schwarze Jeans. Schwarzer Dufflecoat. Er ist es gewöhnt, Frauen zu unterhalten. Ich bin es gewöhnt, Männer zu unterhalten. Und so wetteifern wir um die Redehoheit. Ich trinke zu schnell. Und sage kokett: »Mal sehen, ob du mein nächster Liebhaber wirst.« Das muss ihn beflügelt haben.

Auf dem Weg zum Taxi bereue ich den Satz schon. Er hinkt leicht neben mir her, ich merke, dass es mich stört. Ich habe Krebs, aber das sieht man nicht. Er hatte einen Skiunfall und daher ein verkürztes Bein. So denkt man eben, wenn man Menschen auf Anzeige sucht, man sortiert wie im Kaufhaus. Nicht schön. Aber ich habe keine Zeit mehr wie Dornröschen. Ich muss die Prinzen einbestellen, Irrtümer eingeschlossen. Trotzdem, der Architekt ist nett.

Und er findet garantiert eine Menge Frauen, die begeistert sind von seiner Eloquenz und seiner Dominanz. Und ich habe auch gewonnen. Die Sicherheit, dass es für ein Date allemal reicht. Auf der Rückfahrt eine SMS: »Vera, Du hast mich verzaubert.« Da ist es endgültig aus. Als Fee bin ich gänzlich ungeeignet. Ralf hat auf meine Schluss-Mail nicht geantwortet. Ich bin froh. Ich will keinen Schmerz.

30. November 2007

Vernissage in Bernau, der Kreisstadt vor meiner Tür. Schöne Grafiken, wunderbare Livemusik, Schmalzbrote, Salat und Wein, viele, viele Leute. Mascha hat mich mitgenommen, stellt mir einen netten Mann vor. Schwarze Haare, derbe Lederjacke. Schon wieder prüfen meine Sensoren die Brauchbarkeit. Ich ertappe mich, schiebe die Gedanken weg und bin höfliche Gesprächspartnerin. Er ist Kalligraf, Schrifterfinder, Schriftdesigner. Das interessiert mich. Es werden also immer noch neue Schriften erfunden. Und er lebt davon, dass Menschen diese benutzen, im Internet herunterladen. Für Werbung zum Beispiel. Ich spüre, wie gut ich abgelenkt werde. Aber dass ich das spüre, heißt, da ist etwas, das schwärt, schmerzt und arbeitet. Ralf.

1. Dezember 2007

Börnicke, mein Dorf, feiert Adventsmarkt. Das dritte Mal bin ich schon dabei. Mittelalterliche Musik schwebt über dem Dorfsee, offene Feuer brennen am Ufer unter den alten Linden. Die Stände sind von den Männern des Dorfes eigenhändig gebaut, aus rohem Holz, und von den Frauen mit Tannen und Äpfeln geschmückt worden. Die Standfrauen sind bäuerlich verkleidet. Lange Röcke, Kopftücher, Pelze. Sie bieten Börnicker Kräuterschnaps und Lebkuchen an, Holzspielzeug und Gestricktes. Die Männer haben im Lehmofen Brot und ein Spanferkel gebacken. Daneben wird Glühwein ausgeschenkt. Mit und ohne Schuss. Ich kenne etwa die Hälfte der Leute hier. Letztes Jahr war ich noch beim Backen und Schmücken dabei. Dieses Jahr war zu heftig, da hatte ich keine Muße.

Die Turmbläser aus Bernau bauen sich auf, geben ein Ständchen. Tatjana und Claudia sind bei mir. Dass ich ein Dorfmensch werden würde, war nie geplant. Jetzt bin ich gebettet in eine überschaubare Einheit. Mit offenem Zugang nach Berlin. Keine Enge also, aber auch keine Ferne zum Nächsten. Ich glaube, das schätzen sie alle hier. Es gibt nur wenige, die mit Landwirtschaft zu tun haben. Die meisten pendeln nach Berlin oder sind selbstständig. Mein Hausarzt sitzt am Feuer und stellt mir seine Tochter vor, eine junge Frau. Offenbar Tochter aus erster Ehe, denn seine Frau schlendert auch vorbei und scheint nicht das passende Alter zu haben, um Mutter einer erwachsenen Tochter zu sein. Es stellt sich heraus, dass er ein Bekannter meines zweiten Mannes ist. Er hat ihm mit achtzehn eine Gitarre abgekauft. Und er hat ihn bewundert. Er war so cool, der Vater meiner Kinder. Optisch jedenfalls, nur kannten wir das Wort gar nicht. Ich denke drüber nach, warum ich nie so einen Mann bekommen habe wie diesen Doc. Einen, den alle toll finden, aber den nur eine haben kann. Ach was, wer weiß, wie der als junger Mann war. Und jetzt bekommt er Bauch, auch wenn er den Norwegerpulli nett darüber drapiert.

2. Dezember 2007

Die Antwort von Ralf nun doch: »Wenn Du meinst, dass es besser so ist, dann soll es so sein. Ich habe Dich mehr geliebt, als Du Dir vorstellen kannst.« Ich rufe ihn sofort an. Wollen wir uns sehen? Ja. Heute? Heute.

Ich eile, rase, er ist schon da, am S-Bahnhof Prenzlauer Allee, wie immer. Wir gehen schweigend in eines der ruhigeren Lokale. Spanisch-mexikanische Küche. Egal, wir wollen Händchenhalten. Nur vorsichtig am Wein nippen. Nicht trunken werden. Glücksgefühle. Nein, er betrügt mich nicht. Er ist nur kompliziert und braucht Zeit, sich aus seinen alten Verhältnissen herauszuschälen. Er war dort im Wort. Er sieht dort eine kleine Familie. Er will aber mich. Wie ein Schuft würde er sich fühlen, wenn er die anderen einfach so im Regen stehen lassen würde. Heute Abend kommt er nicht mehr mit, aber bald. Mein Bauch ist warm, mein Herz ruhig. Ich fahre mit Musik im Autoradio nach Hause, schlafe allein selig ein.

6. Dezember 2007

Termin in Buch. Wieder Busenzeigen. Noch immer ist das neu gebaute Klinikum technisch nicht eingespielt. Ich warte fast zwei Stunden, habe aber ein spannendes Buch dabei. Trotzdem bin ich sauer. Ich will ja gar nichts von denen. Die wollen die Bestrahlungsfolgen kontrollieren, garantiert für Forschungszwecke. Oder für die Abrechnung? Nehmen wir mal das Beste an. Ich bin gern bereit, nützlich zu sein für andere, spätere Betroffene. Aber so lange auf einer Bank ohne Rückenlehne hocken?

Als ich nach drei Anfragen am Anmeldetresen endlich aufgerufen werde, strahlt mich die junge zierliche Ärztin

an, die über meiner Akte sitzt: »Na, besser kann man es
nicht treffen. So eine tolle Diagnose!« Klingt nach Gold-
medaille. Ich habe aber gar keinen Verdienst daran. Ich habe gezögert und gezögert, ehe ich mich überhaupt ge-
kümmert habe. Wäre es ein aggressiver, schnell wachsender
Krebs gewesen, hätten diese Monate schon Schlimmes bedeuten können. So aber habe ich mir den besten aller Krebse eingefangen. Ich habe längst das Wort »Scampi« dafür
erfunden, erziele kleine Lacherfolge, wenn ich sage: »Es
war gar kein Krebs, es war ein Scampi.« Versteht nicht jeder, nicht mein Problem. Die Ärztin gibt mir eine Salbe für
die verbrannte Haut. »Das kann Jahre dauern«, sagt sie,
»ehe die wieder hell wird wie die andere Seite.« Ach, unwichtig.

Ich trete in einen strahlenden Wintertag hinaus, laufe
über den Parkplatz zum Auto und fühle mich frei. Krebsfrei. Sorgenfrei. Hey, Selbstheilungskräfte, Immunsystem
aufgepasst: Jetzt könnt ihr euer Werk tun! Es gibt nichts,
was euch abhält, meine Seele will leben. Und dazu braucht
sie diesen Körper. Also los, helft ihm! Abends Stepp-Aero-
bic. Ich bin fit wie ein Turnschuh. Biosauna, Salat. Und
glücklich in den Schlaf.

7. Dezember 2007

Der Architekt hat angerufen und gefragt, wann wir uns sehen können. Ich schlug einen Spaziergang um mein Dorf
vor. Dazu hatte ich Lust.

Er fährt vor, großes schwarzes Auto, steigt leicht hin-
kend aus. Bleibt auf dem Spaziergang mehrmals stehen, um
Luft zu holen. Seit einer Erkältung sei dies so, erklärt er.
Wir trinken Kaffee in meinem Wohnzimmer. Wilhelm sagt:

»Ein Mann, der zu dir zieht, muss ein schwacher Mann sein. Es ist ja alles da. Das kann kein Mann wollen.« Ich erwidere: »Und was soll ich machen? Ich konnte nicht länger warten, bis ein Mann mir das alles so hinstellt. Jetzt habe ich mein Leben eingerichtet. Muss ich deswegen allein bleiben?«

Wir reden darüber, wie man im Alter leben will. Wie viel Anpassungsbereitschaft ist noch übrig geblieben auf dem Weg zu uns selbst? Wie viel Toleranz und Flexibilität haben wir noch nach all den Lernprozessen? Ist Älterwerden nicht auch ein Vorgang, der uns immer mehr auf uns selbst justiert, bis wir gar nicht mehr kompatibel sind? Ja, Mist, so fühlt es sich an. Vor zwanzig Jahren, da konnte man mich fragen: »Tee oder lieber Kaffee?« Ich antwortete dann, dass es mir egal sei, was gerade da wäre. Jetzt weiß ich genau, dass ich morgens Milchkaffee will und nachmittags Tee. Ist das nicht eigentlich schrecklich? Nein. Ist es nicht. Denn wenn Liebe ins Spiel kommt, dann trinke ich sogar morgens Sekt und abends Brause. Oder auch umgekehrt.

8. Dezember 2007

Die erste Nacht mit Ralf nach unserer kurzen Trennung: wunderbar. Nikolaus ist zwar vorbei, aber ich habe ihm einen Weihnachtsmann aus Marzipan in den Schuh gesteckt. Er hat nichts gesagt. Und als ich meine Turnschuhe zum Joggen anziehen will, da ist er längst bei seiner Arbeit, steckt eine CD darin. Ach, Ralf, danke, dass es dich gibt. Noch und wieder.

10. Dezember 2007

Muss zu Hause bleiben, denn ich bekomme ein neues Sofa. Das schmale Korbsofa, auf dem ich mit Ralf einst so innig geknutscht habe, hat ausgedient. Jetzt brauchen wir eines, auf dem wir kuscheln können, wenn wir Musik hören oder auch, ganz selten, fernsehen. Zum neuen Sofa passt nun auch das Bild, das ich auf der Vernissage in Bernau kaufte. Es ist quietschgrün und hellrot. Eine maskierte Frau, die nichts weiter anhat als einen Hut und schwarze Strümpfe, steht verführerisch neben einem großen schwarzen Vogel mit langem Schnabel. Ein provozierendes Bild, über das ich nicht nachdenken will, das ich aber fühle. Ein Bild für das Haus einer Singlefrau. Mir fällt auf, dass ich niemanden wegen der Käufe fragen, keine Rücksicht nehmen muss. Das Sofa habe ich ausgesucht, das Bild auch. Der Architekt hat gesagt, als er zum Kaffee hier war, die Wände müssten raus und ins Dach gehörten mehr Fenster. Pustekuchen!

11. Dezember 2007

Weihnachtsfeier der Frauenrunde. Claudia hat eingeladen. Tolles Büfett in ihrer offenen Küche. Mit Pasteten, Salaten, Kuchen, Fischsoljanka. Ein russischer Abend mit Wodka. Ich halte nicht mit. Wodka ist zu stark für mich. Ich trinke Wasser, esse Soljanka, bin stiller als sonst. Clara sitzt mir gegenüber. Blass, auch ruhiger als sonst. Ihre OP-Narbe am Hals ist schon ganz hell und dünn. Sie hat noch eine Radiojodtherapie vor sich, die alle möglicherweise vorhandenen Krebszellen aus dem Körper jagen soll. Die Frauen sagen, Clara sieht toll aus. Finde ich nicht. Ich entdecke Besorgnis und angegriffene Zartheit. Wie sehe ich wohl aus? Dazu sagt keiner etwas. Ich bin stärker geschminkt. Aber der Ausdruck im Gesicht, der ist nicht zu überschminken.

Susi fragt, was die Männergeschichten machen. Ich tue ihr den Gefallen und sage leichthin, dass ich jetzt mehrgleisig fahre. Treffe mich mal hier, mal da. Hauptsache, nicht frustriert herumleiden. Das macht hässlich. Richtig, sagen die Frauen. Vor allem die, die seit dreißig Jahren verheiratet sind. Claudia: »Ich bewundere dich, wie du das immer so kannst.« Claudia ist nach dreißig Jahren Ehe geschieden worden und hat nicht so viel Übung im Daten. Ich höre Kritik heraus. Keiner sagt es, aber ich vernehme es trotzdem: Du bist oberflächlich. Kannst du überhaupt tief empfinden? Ja, ich kann. Vielleicht muss ich deswegen so viel tun. So umtriebig sein. So viele Sicherungen einbauen. Ich halte es sonst nicht aus. Warum wohl? Weil ich so leichtfertig bin? Ich sage nichts dergleichen, gehe früh.

Im Auto habe ich eine halbe Stunde bis nach Hause, Zeit zum Nachdenken. Warum habe ich wieder den Clown gemacht? Wie kann ich erwarten, dass andere mich verstehen, wenn ich Nebelkerzen werfe? Lange schon weiß ich, dass es Selbstverletzung ist, wie Hautritzen oder Magersucht. Ich stelle mich aus und bin gar nicht die, die sich ausstellt.

12. Dezember 2007

Interessante Meldung in der *Süddeutschen Zeitung* von heute. In den USA haben sie die Trefferquote von Radiologen untersucht, die regelmäßig Mammografien zu beurteilen haben. 123 Ärzte nahmen an der Untersuchung teil.

Ergebnis: Die Quote der richtig gestellten Diagnosen schwankte zwischen siebenundzwanzig und hundert Prozent. Das heißt, es gibt Radiologen, die irren sich nie. Und es gibt welche, die irren sich in dreiundsiebzig Prozent ihrer Fälle. Die Trefferquote deutscher Radiologen ist nicht bekannt. Welche Macht diese Experten haben! Haben sie keine Angst?

16. Dezember 2007

Dritter Advent. Viele Gäste. Mascha, Claudia, Tatjana, Molly. Henry, Robert, Lena, Katja. Ich habe gebacken. Schokobrot, lecker. Der Wein fließt. Ich halte mich zurück. Laute Musik. Zigeunermusik. Wir tanzen, springen um den Adventskranz herum, der an roten Schleifen von der Decke hängt. Dieses Haus hat Raum für alles, was ich gern mache. Gäste zu haben, gehört mit an oberster Stelle dazu. Ralf fehlt. Aber er fehlt wiederum auch nicht. Ich könnte mich nicht auf ihn konzentrieren. Und tanzen würde er sicher auch nicht. Ich mag den Trubel. Alle kommen zu mir, genießen meine Umgebung. Wie schön.

17. Dezember 2007

Ich frage meine Mutter, was mit Weihnachten ist. Nicht dass es eine herzliche Einladung wäre, aber sie könnte sich eingeladen fühlen, wenn sie wollte. Sie reagiert, wie ich gefragt habe. Ambivalent. Sagt, dass sie es noch nicht wisse. Die Schwiegermutter wird da sein. Und von der Chemo sei sie noch ganz schön geschafft. Obwohl: Ihre Haare hat sie alle behalten, selbst die Ärztin wundert sich. Sie muss aufpassen, dass ihr Ehemann Nummer drei nicht zu viel trinkt.

Meine Güte, das wäre nicht mein Ding. Auf einen Mann aufpassen! Und dafür lässt sie sich die Chance entgehen, mich, ihre Enkel, einen prächtig geschmückten Weihnachtsbaum und eine fantastische Weihnachtsgans zu erleben. Ich bin erleichtert.

21. Dezember 2007

Alles ist vorbereitet. Geschenke sind besorgt, Plätzchen gebacken. Die Biogans ist bestellt, der Baum liegt auf der Terrasse. Horst von gegenüber hat ihn mir in meinem eigenen Garten abgesägt, zusammen mit drei anderen Bäumen, die ich verschenkt habe. Ich wollte am Zaun keine düstere Tannenreihe mehr, im Frühjahr kommt dort Flieder hin.

Weihnachtshektik fällt also bei mir aus. Ganz gemütlich fahre ich in die Stadt zur Kosmetikerin, einmal noch Schönmachen im alten Jahr, nur an mich denken. Relaxen. Ich habe es verdient. Habe gelernt, mir Gutes zu tun. Abends sitze ich unterm Adventskranz, lese, höre Bach-Kantaten. Freue mich auf die nächsten Tage. Familienidyll auf unsere Art. Nur wir drei.

24. Dezember 2007

Tief geschlafen, fühle mich erholt, zufrieden. Eigentlich wollten die Kinder schon gestern Abend kommen, aber dann hatten sie noch etwas mit Freunden vor. Ich habe den Baum aufgestellt, den Schmuck aus dem Keller geholt, den Rotkohl hatte ich schon gestern geschmort. Die Gans kommt mittags in den Bräter, bis abends soll sie langsam fertig werden. Das Ritual steht fest. Die Kinder wünschen keine Änderung. Immer das gleiche üppige Gänseessen, der große Baum. Bachs Weihnachtsoratorium. Laut. Alle drei Teile. Genauso habe ich als Kind Weihnachten erlebt. Und ich habe es geliebt. Alle waren zu Hause, alle hatten Zeit, alle waren hübsch angezogen. Und meine Oma aus Westberlin kam, die Mutter meines Stiefvaters. Das heißt mit Ausnahme der Jahre, als nach 1961 die Mauer gezogen wurde. Da dauerte es eine Weile, bis das erste Passierscheinabkommen geschlossen war und die Westberliner wieder hereingelassen wurden.

Meine Eltern hatten uns die Sache mit der Mauer als Rettung des Friedens erklärt. Und wir übten einsichtig Verzicht. Auf Oma Mulle. Die immer eine besonders festliche Stimmung mitbrachte. Die Geschenke dufteten in ihrem Papier nach Apfelsine, Kaffee und Seife. Ein unnachahmliches Gemisch. Aber Oma Mulle war selbst eine Sehenswürdigkeit. Höchstens 152 Zentimeter groß, kugelig gebaut, mit schönen Perlen am Hals und Diamanten am Finger. Beim Essen rief sie: »Kinder, was geht's uns gut!« Und in der Küche vor dem Abwasch nagte sie jeden Knochen ab. Ich habe erst spät erfahren, dass sie in den Fünfzigern lange arbeitslos war, dass sie mit einer einzigen weißen Bluse, die sie nur draußen anzog, jahrelang gut gekleidet erschien, dass sie mit ungeheurer Disziplin ihre Armut versteckte. Dann erhielt sie eine gute Rente. Und war obenauf. Es machte ihr sichtbar Freude, uns zu beschenken. Sie ist über neunzig geworden.

Zu uns kommt heute Abend keine Oma. Und wir müssen selbst für unsere festliche Stimmung sorgen. Das klappt ganz gut. Wir decken auf weißem Leinen weißes Geschirr, nur Kerzen erhellen Essraum und Wohnzimmer. Lena findet den Baum schön, für den ich beim Trödler noch alte Kugeln besorgt habe, Robert wiederum ist begeistert vom

Essen. Später spielen wir *Fluch der Karibik 2*, ein interaktives Spiel, das mein Sohn mir geschenkt hat. Auf dem Bildschirm muss man Piratenabenteuer bestehen, und auf dem Spielfeld wandert man mit seinem Schiffchen umher. Sehr lustig. Lena gewinnt.

25. Dezember 2007

Weihnachtsspaziergang. Lena und ich wandern über die Felder. Die Sonne scheint. Robert hat am Laptop zu tun. Meine Tochter erzählt von einem neuen Schwarm: »Er ist so hübsch, so klug, singt so schön. Und er hat eine Freundin, eine Ex, von der er nicht richtig loskommt.« Die Geschichte ist nicht neu. Sie passiert meinem Mädchen immer wieder. Ich habe Angst, dass sie nur Männer anziehend finden kann, die sich ihr entziehen. So wie ihr Vater sich ihr entzogen hat. Es ist grauenhaft. Ich kann nichts tun. Als wir uns scheiden ließen, war das Kind ein Jahr alt. Sie hat keine intakte Familie erlebt. Und dass ihr Vater ihr Vater war, hat sie nur mitbekommen, weil er auch Roberts Vater war. Sie wurde alle vier Wochen mit abgeholt, Weihnachten und Ostern mit beschenkt. Aber es ging nie um sie. Als sie vierzehn war, hat ihr Vater mir gesagt, sie sei die Art Mädchen, die er immer abgelehnt habe. Laut, sexy, Aufmerksamkeit erheischend.

In zweiter Ehe hat er eine zweite Tochter bekommen. Einen Ersatz für den ersten Sohn aber gab es nicht. Trotzdem entspricht auch Robert nicht seinen Vorstellungen. Klar, er hat die beiden nicht erzogen. Ich habe sie aber auch nicht erzogen. Sie waren einfach bei mir. Und ich war bei ihnen. Und das ist nicht immer gut gegangen. Ich habe lange gebraucht, um meine Schuldgefühle zu ertragen. Ich war da. Immerhin! Ich habe mein Bestes getan. Ob jemand anderes es besser gekonnt hätte, spielt keine Rolle. Ich war es, die jeden Pfennig verdiente, den sie brauchten, ich habe jeden Kuchen gebacken, den sie aßen, habe mit jedem Lehrer verhandelt, der ihnen Vorwürfe machte, habe jedes Zimmer eingerichtet, das sie bewohnten, jeden Pulli gewaschen, den sie anzogen. Ich war Mutter und Vater zugleich. Ich hatte keine Unterstützung durch Großeltern, Onkel, Tanten.

Lenas Vater war anfangs zu verletzt durch unsere Trennung, um sich anständig um seine Kinder zu kümmern, danach zu beschäftigt mit seiner neuen Familie, um sich zu engagieren, schließlich zu schadenfroh über meine Schwierigkeiten, um zu helfen. Immer wieder wandern meine Gedanken zu diesem Punkt. Und immer noch klingt es in meinen Ohren wie eine Verteidigung. Aber wer klagt an? Ich selbst doch! Und wer ist die Angeklagte? Ich. Das will ich nicht mehr.

Ich gehe neben meiner schönen, lieben Lena her, genieße die Kraft der Wintersonne, blicke weit über das trockene Wiesengras der Koppel bis hin zum Waldsaum, an dem hohe, dunkle Pappelskelette stehen. Ich denke an Robert, der warm und geborgen zu Hause auf dem Laptop herumsurft.

Einmal, ein einziges Mal, haben wir, Vater und Mutter, zusammengehalten und gemeinsam gehandelt. Wir haben unseren Sohn gerettet. Und wenn ich diese Geschichte erzähle, würgt es mich immer noch in der Kehle. Robert hatte die elfte Klasse geschmissen, wollte Musikproduzent werden, war auch schon nah dran, hatte in einem großen Hamburger Studio seinen eigenen kleinen Produktionsraum. Schule lag ihm so wenig, dass man manchmal an seiner Intelligenz zweifelte. Ich habe das nie getan, er ist sehr intelligent. Aber er lernt nicht in großen Gruppen unter stupidem Kommando. Und er lernt nur, was ihn interessiert. Das finde ich enorm intelligent.

Als wir in den Westen gingen, hatte ich große Hoffnung, dass das liberalere Unterrichten ihm liegen würde. Eine Kinderpsychologin, die Intelligenztests mit ihm gemacht hatte, sagte sogar hinter vorgehaltener Hand: »Wenn Sie können, gehen Sie weg. Im breit gefächerten Schulsystem im Westen finden auch besondere Kinder ihren Platz.« Wir haben ihn nicht gefunden.

Nach einem Jahr in einer hoch angesehenen, hoch gelobten Hamburger Gesamtschule sagten die Lehrer: »Ihr Sohn schafft bei uns nicht mal den Hauptschulabschluss. Sie müssen ihn psychologisch untersuchen lassen.« Er kam zur Beobachtung in eine kinderpsychiatrische Klinik. Robert war damit einverstanden, so sehr litt er unter diesem Schulstress. Man fand hirnorganisch nichts. Man versuchte, ihm Struktur zu geben. Was ich nie gekonnt hatte: Ihn Konsequenzen erleben zu lassen.

Robert erhielt Einzelunterricht. Und er schreinerte und malte zusammen mit missbrauchten, mit gestörten und neurotischen Kindern. Er war nicht mehr der Verpeilte, Hilfebedürftige, das waren jetzt andere. Das festigte ihn. Unser häuslicher Clinch um Hausaufgaben war zu Ende. Er besuchte danach eine Privatschule mit kleinen Klassen, engagierten Lehrern. Er war einer der Besten. Auf einmal konnte er Englisch und Mathe. In Deutsch war er sowieso spitze. Die Schule war teuer, aber es hat sich gelohnt. Qualifizierter Realschulabschluss.

Danach dachten wir: Abi ist auch noch drin. Staatliches Aufbaugymnasium. Totaleinbruch. Ich wurde zum Klassenlehrer bestellt, fragte zaghaft: »Was hat mein Sohn falsch gemacht?« Die Antwort: »Alles, Frau Sandberg, alles.« Da meldete sich Robert von der Schule ab, er war achtzehn, musste mich nicht fragen. Und er fing an, Technomusik zu machen, kiffte, nahm Partydrogen. Irgendwann war sein Engagement in der Musikbranche zu Ende. Ein Streit, eine Unzuverlässigkeit. Ich habe es nicht erfahren. Tagsüber hing er nun im Bett ab und ging nachts auf Partys. Er rutschte und rutschte.

Robert war einundzwanzig, hatte die tollsten Praktika hinter sich, arbeitete jedoch nicht, lernte nichts. Da rief ich seinen Vater an. Er kam nach Hamburg, und wir redeten zu dritt. Sein Vater und ich waren uns einig: Unser Sohn sollte nach Berlin, weg von den Drogenfreunden, er sollte sich unter die Aufsicht seines Vaters begeben, der bis dahin nur ein Besuchsvater gewesen war. Robert weigerte sich. »Hier ist mein Leben«, sagte er – und mein Herz krampfte. Wir hielten dagegen: »Dann musst du ab jetzt ohne unsere Unterstützung leben und ohne unser Geld.« Es war schrecklich. Aber es musste sein. Und er ging mit nach Berlin wie ein geprügelter Hund. Es hat geklappt. Er war nach ein paar Monaten drogenfrei, sagte, dass er jetzt merken würde, wie benebelt er immer gewesen sei.

Danach erhielt er einen Praktikumsplatz in einer Werbeagentur, eine Lehrstelle als Mediengestalter, eine Wohnung. Heute arbeitet er gern. Liest viel, hat jede Menge Interessen und Freunde.

Das alles ging nur, weil ich über meinen Schatten springen konnte und den Vater zu Hilfe rief, weil mir sein Triumph – »Ich habe meinen Sohn aus dem Sumpf gezogen, die Mutter war dazu nicht in der Lage« – egal war. Und weil sein Vater ihn wirklich liebt und auf einmal viel Zeit für ihn hatte. Liebe geht manchmal seltsame Umwege.

26. Dezember 2007

Tag der Liebe. Ralf ist hier. Wieder reden wir über seinen Absprung zu mir. Er will ihn. Ich will ihn. Er hat Schiss. Ich nicht so sehr. Ich fühle mich geliebt, begehrt, gewollt. Ob er es eines Tages können wird, ganz zu mir, zu uns zu kommen – wir werden es sehen. Ich kann warten. Es ist wunderbar, wenn wir zusammen sind. Und wer weiß, ob es so wunderbar wäre, wenn er hier wohnen würde. Das ist nämlich meine Sorge: Wie soll dieser Glanz und Spaß im Alltag erhalten bleiben? Und um auch ohne Glanz und mit etwas weniger Spaß zusammen auszukommen, dafür braucht es eine festere Basis. Ich denke, die bauen wir gerade. Und dafür, da hat Ralf ganz recht, brauchen wir Zeit.

Ich vertraue auf mein Gefühl, dass er kein Lügner, kein Spinner ist. Auf mein Gefühl zu vertrauen, heißt auch, dass ich die Dinge nicht mehr ständig mit anderen durchhechle. Sie bleiben in mir, arbeiten in mir. Ich entwickle meinen eigenen Plan. Und beginne, mich selbst zu verstehen. Das ist neu, angenehm, es fühlt sich ernsthaft und erwachsen an.

Mir bleibt nichts anderes übrig, als auf mich zu hören, auch wenn das Risiko hoch ist. Als Ralfs Vorgänger, Johann, sich damals entschloss, mit mir in dieses Haus zu ziehen, hat er keine zwei Minuten überlegt. Ich hatte diese Entschlussfreudigkeit mit Liebe verwechselt. In Wahrheit war der Mann auf der Flucht vor seinem kaputten Leben. Und als sich die Alternative mit der jungen Russin zeigte,

175

schien die ihm lohnenswerter. Also: Da ist es mir doch lieber, der Typ zögert und zögert und denkt und fühlt und kommt dann aus tiefer Überzeugung. Zu mir! Und nicht zu irgendeiner bequemen Adresse oder zum Unterstellen seiner Möbel.

Ralf spricht viel davon, wie gut wir zusammenpassen. Seltsam, zuerst habe ich nur die Gegensätze gesehen, die waren attraktiv. Er sehr männlich, strikt, klar, selbstbewusst, technisch begabt, anspruchsvoll. Ich lustig, überwiegend weiblich, kompromissfreudig, fantasiebegabt. Nun stellt sich heraus, dass wir beide beides sind. Männlich und weiblich, fantasievoll und strikt, humorvoll und fordernd. Oft liegt er in meinem Arm, dann sagt er: »Ick liep da!« Solche Sprüche. Ich komme ins Schwärmen. Es ist schön, einander in Ruhe kennenzulernen und den andern nicht in eine Rolle zu pressen.

27. Dezember 2007

Allein mit dem Lichterbaum. Resteessen, ein spannendes Buch. Glück in allen meinen Poren. Oder soll ich Zellen sagen? Hey, Zellen, aufgepasst: Wir sind glücklich! Glücksgefühle sind jedenfalls gesund. Ob man nun Krebs hat oder Krebs abwehren will. Man kann auch einfach nur glücklich sein, ohne an so etwas zu denken. Aber ich kann es nicht mehr. Glücksgefühle werden immer begleitet von der Warnung: Genieß es, es ist nicht selbstverständlich!

Gefühle sind eine gefährliche Sache. »Du immer mit deinen Gefühlen« – das hat Tatjanas Mutter stets zu ihrer Tochter gesagt. Der Satz hätte auch von meiner Mutter stammen können. Oder hat Tatjana sich die Erinnerung bei mir geborgt? Egal. So waren sie, unsere Mütter, in der

Nazizeit aufgewachsen, ihren eigenen Empfindungen entfremdet. »Nimm dich nicht immer so wichtig«, das war ein anderer Satz in meinem Kinderleben. Was für eine Vorstellung, dem eigenen Kind zu sagen, es soll sich selbst unwichtig finden! Absurd. Zeitgeist. Aber gab es nicht auch andere Familien dieser Zeit? Wo Kinder geschätzt wurden? Wo Gefühle sein durften? Ich jedenfalls lernte: Gefühle sind etwas Schlechtes. Sie sind dazu da, vom Verstand beherrscht zu werden.

Wann ich den Irrtum erkannte, ich weiß es nicht mehr. Gelitten habe ich unter ihm, ohne es zu wissen. Ich weiß nicht, ob es sich jemand vorstellen kann, der nicht so erzogen wurde: Man traut seinen Empfindungen nicht, sie sind da, aber sie sind verkehrt. Dann ist auf einmal alles verkehrt. Es gibt keinen Anhaltspunkt für das, was richtig ist. Vielleicht die Autorität Älterer? Die der Eltern, der Lehrer? Lehrer hatte ich schon früh als Menschen betrachtet, die zur Orientierung nicht lohnen. Zu eindimensional, zu ferngesteuert, zu eng, zu brav, zu unehrlich. Die Eltern? Die schon eher. Frei und froh, wie sie sich darboten. Aber sie waren unerreichbar. Und ihre Vernetzung mit der Gesellschaft war für ein Kind unsichtbar.

Meine Eltern durften bunt und laut sein, sie durften in den Westen reisen, sie sahen Westfernsehen (ich auch), im abschließbaren Schränkchen des Vaters lagen der aktuelle *stern* und der neueste *Spiegel*. Als es anfing, uns zu interessieren, wussten mein Bruder und ich, wo der Schlüssel ist. Bei uns war alles anders. Auch ein Grund, sich selbst nicht zu vertrauen. Mein Boden war schwankend. Ich blieb mir unbekannt.

Interessant, fällt mir gerade auf, die Selbstzensur. Von Westfernsehen, *stern* und *Spiegel* habe ich nie jemandem etwas erzählt. Und auch jetzt kommt es mir verboten vor, dass ich es erwähne. Was für Schlüsse ziehen andere? Missgunst, Neid, Misstrauen? Auf jeden Fall nichts Gutes. Die Trennung von den anderen, die man ja zum Leben braucht, die beginnt da, wo Lüge und Selbstzensur wirken. Das verstehe ich erst jetzt. Vor zwanzig Jahren bin ich weggelaufen, weil ein diffuses Gefühl mir sagte: So geht's nicht. Und heute sehe ich, was es war. Mein Gott, wie langsam. Vielleicht leben wir deswegen so lange, weil wir eine so lange Leitung haben. Oder leben andere schneller? Egal. Ich bin ich. Und es ist nicht zu spät.

Ein Bild taucht auf: Ich sitze vor einer Psychotherapeutin. Ich bin neununddreißig Jahre alt und ziemlich neu in Hamburg. Auf einmal füllen sich ihre Augen mit Tränen. Die Tränen kullern nicht, aber die Augen schwimmen. Was ist geschehen? Ich habe von mir berichtet, sie hat mich dazu aufgefordert. Ich erzählte, wie ich als Baby bei der Oma abgegeben wurde, wie ich meine Mutter nicht kannte, meinen Vater schon gar nicht, wie ich eine Weile im Heim war. Weiter kam ich nicht, und da heulte sie schon fast. Sie sagte: »Aber das ist alles ganz furchtbar. Wissen Sie gar nicht, wie schrecklich es für ein Baby ist, von der Mutter weggegeben zu werden? Das ist lebensbedrohlich.« Ja, und danach begann die Therapie.

Ich musste einsehen, dass mein Leben furchtbar gewesen war. Vorher hatte ich immer gedacht, ich sei privilegiert gewesen, wunderte mich nur, dass ich manches einfach nicht hinbekam. Das Emotionale, die Liebe, die Kindererziehung. Alles, was Leistung war, das schaffte ich. Alles, was Seele war, war ein blinder Fleck.

Mit letzter Kraft flüchtete ich. Nicht aus der DDR, nicht hinter die Mauer – das ist alles nebensächlich. Sondern in eine Situation, in der ich sehen konnte, was ich bisher nicht sehen durfte. In der niemand über mich verfügte. In der keine Worthülsen mich aushöhlten. Wo Neuanfang war und mein bisschen Ich, soweit es mir bekannt war, wachsen durfte.

Ein Jahr, bevor ich beschlossen hatte abzuhauen, saß ich in der Theater-Poliklinik in Ostberlin schon einmal einem Psychologen gegenüber. Dr. H. war ein farbloser, kühler Mann ungewissen Alters. Er ging seiner Kunst in einer Grauzone der Gesellschaft nach. Psychologie galt als anrüchig. Freud war verpönt. Bei uns war Glück Pflicht. Aber in der Theaterwelt blühten die Neurosen dennoch, und so hatte die Theater-Poliklinik jenen sehr begehrten Seelenklempner, an den ich mithilfe eines Freundes gekommen war.

Nach etwa einem halben Jahr vierzehntägiger Sitzungen wollte Dr. H. mich in eine geschlossene Gruppentherapie schicken. Das hieß: drei Monate ohne Außenkontakt, sich in der Gruppe bewähren, austauschen, erfahren, wer man ist, Kartoffeln schälen, Holz hacken. Ich war einverstanden. Ich wollte alles tun, um liebenswert zu sein, um zu erfahren, wie ich liebenswerter werden kann, um Liebe zu finden.

Es fand eine Vorstellungsrunde im Ärztehaus am Alexanderplatz statt, die künftige Gruppe versammelte sich im Stuhlkreis. Blitzartig spürte ich, was passieren würde. Wie im richtigen Leben würde ich auch hier der bunte Vogel sein, die Außenseiterin. Es konnte wieder nur darum gehen, mich passend zu machen. In wenigen Minuten begriff ich, dass ich davon noch kränker werden würde. Ich stand auf, ging grußlos davon. Was sollte mir nun noch helfen? Es war ein Tiefstpunkt.

Eine Woche später traf ich bei meiner Freundin Diana, die in Brasilien geboren war, den Mann aus Westberlin, der sich in mich verliebte, von dem ich glaubte, in ihn verliebt zu sein, der mich heiratete und samt meinen Kindern mit nach Hamburg nahm. Und zweieinhalb Jahre später füllten sich die Augen der Hamburger Psychologin mit Tränen.

Diese Art Therapie hatte jedenfalls den Vorteil, dass es um mich ging. Das war schon mal was. Gefühle spüren zu lernen, das dauert allerdings länger als jede Therapie. Noch heute weiß ich nicht immer, ob das, was ich gerade spüre, rede, tue, echt ist. Nur als ich hörte: »Es ist Krebs«, das war ganz echt.

29. Dezember 2007

Endspurt, der Weihnachtsbaum nadelt, das üppige Essen wird mir zu viel. Die fetten Tage sind vorbei. Ich gehe spazieren, jogge, telefoniere in der Welt herum. Nichtsnutzig. Überdrüssig. Hallo? Ist da jemand? Braucht mich wer?

30. Dezember 2007

Stille im Haus. Nur ich und mein Zuhause. Immer wieder bin ich davon überwältigt, wie schön es hier ist. Ich kann mir nicht vorstellen, jemals woanders gelebt zu haben. Dieses Haus ist zu mir gekommen, ich erinnere mich gern daran, wie das war.

Eines Tages saß ich am Osterfeuer bei Ute und Kalle. Ute ist eine Kindheitsfreundin meiner Cousine Katja. Es war hier in Börnicke, dem Dorf, in dem Katjas Mutter, meine Tante Ingrid, einmal Produktionsleiterin der LPG gewesen war. Die Schwester meiner Mutter hatte Landwirtschaft studiert und quälte sich ab mit der Realität der Pflanzen- und Tierproduktion, obwohl sie mehr ein Schöngeist war. Aus irgendeinem Grund lebte meine Tante ein Leben voller Qual, Selbstverleugnung und Überforderung. Ich glaube, sie fühlte am intensivsten Schmerzen. Börnicke, das Dorf, in dem sie einige Jahre mit ihrer Familie lebte, kannte ich nicht, meine Mutter hatte fast keinen Kontakt mit ihrer Schwester. Tante Ingrid galt als ein bisschen doof, weil sie mit einem problematischen Mann verheiratet war, passend zum Schema Selbstqual. Meine Mutter, die ältere, erfolgreichere Schwester, stellte sich gern über sie.

Ich erlebte meine Cousine Katja also erst richtig, als wir beide erwachsen waren und ich nach meiner Hamburger Zeit zurück nach Berlin zog. Das war 2000. Ich musste neue Kontakte knüpfen, schließlich war damals meine Welt und nicht nur meine, zusammengebrochen, als ich im Juni 1989 die Tür hinter mir zugeschlagen hatte. Als wäre das Kartenhaus eingestürzt, weil ich mein Kärtchen herauszog.

Meine Tante und ihre Tochter waren ein Familienzweig, den ich neu entdeckte. Und sie freuten sich, mich unter ihre Fittiche nehmen zu können. Bei ihren Familienfesten gefiel mir sehr, dass fast alle Musik machten und sämtliche Generationen gemeinsam feierten.

Jedenfalls hatte mich meine Cousine mit zu Ute zum Osterfeuer genommen. Und als wir unterm Sternenzelt saßen und Utes wunderbareres Hefezopfbrot aßen, sagte ich: »Ach, hier würde ich auch gern wohnen, einen Garten und ein Haus haben.« Kalle, Utes Mann, sagte: »Sprich doch mal mit Marlene, die will ein Haus in dieser Straße verkaufen.« Marlene saß am Feuer mir gegenüber. Zusammen liefen wir durch die Dunkelheit zu ihrem Haus, das sie noch mit ihrer Familie bewohnte. Es war ein altes Bauernhaus mit frei liegender Balkendecke, offener Treppe im Wohnraum, mit vielen Zimmern und großer Veranda. Ich fand es schön. Doch zu groß. Und sicher zu teuer. Aber ich sagte: »Okay, ich würde gern … wann?« Sie und ihr indonesischer Mann Won waren dabei, ein weiteres altes Haus auf dem Hof umzubauen. Wenn das fertig sei, erwiderte Marlene, würden sie umziehen und das Gebäude hier verkaufen. Es würde aber noch eine Weile dauern.

Nachdenklich ging ich zurück zum Feuer. Bald vergaß ich das Ganze, es schien mir zu utopisch. Ich allein in einem Haus auf dem Land? Was sollte das überhaupt kosten, wer würde die Reparaturen machen? Und wie bekäme mir das Dorfleben? Insgeheim beantwortete ich alle Fragen positiv, aber ich gestand es mir noch nicht ein.

Etwa ein Jahr später war ich wieder in Hamburg bei meiner Freundin Marianne. Maraike, eine Kirchenmusikerin, war zu Besuch, sie war drauf und dran, nach England zu ziehen. So redeten wir über Wohnungen, Häuser, Gärten, fragten uns, wie man allein als Frau über fünfzig lebt, welche Bedürfnisse man hat, welche man erfüllt sehen will. Ich wohnte gerade in einer schicken, loftartigen Dachwohnung im Prenzlauer Berg. Sie war wirklich sehr schick, aber ich war mir sicher, dass sie nicht mehr lange das Richtige sein würde. Irgendwie war nach zwei Jahren Szeneleben der Lack ab, man muss die Szene nicht unbedingt vor der Haustür haben. Ich sagte: »Wenn ich wollte, könnte ich ein renoviertes Bauernhaus kaufen. Fünfundzwanzig Kilometer vor Berlin.«

Maraike und Marianne platzen gleichzeitig heraus: »Und warum tust du es nicht?« Ich war überrascht, wie vehement sie reagierten. Wir redeten eine Weile über das Für und Wider – und am Ende blieb nur ein Für übrig. Wir beschlossen, dass ich sofort Marlene anrufen sollte. Würde sie sich an ihr Versprechen erinnern, überhaupt realisieren, wer am Telefon war, dann war das Haus für mich bestimmt. Wenn nicht, wollte ich es vergessen. Marlene fragte sofort: »Ja, Vera, willst du das Haus etwa nicht mehr?« Ich hörte mich sagen: »Doch, und wann könnte ich es haben?« Und so fing alles an.

Der lustigste Moment war, als wir über die Kaufsumme sprachen. Wir saßen auf der Veranda, die nun meine ist, und Marlene meinte: »Wie viel kannst du dir denn leisten?« Der Satz war ungeheuer. Sie sagte nicht: »So und so viel wollen wir haben …« Nein, wie viel ich zahlen könnte, das war die Verhandlungsgrundlage. Wir einigten uns innerhalb von drei Minuten auf einen Preis. Ich fand dadurch nicht nur ein wunderbares Haus, sondern auch tolle Nachbarn und neue Freunde.

Als ich von meinem Krebs erfahren hatte, erzählte ich es Carola, eine weitere Nachbarin auf unserem Hof, die mit ihrem Mann nach mir dort eingezogen war. Sie teilte es natürlich Marlene mit. Und Marlene kam sofort zu mir herüber und meinte: »Was machst du denn für Sachen?« Diese Bemerkung hätte, von einer anderen Person ausgesprochen, doof klingen können. Bei Marlene, mit ihrem Schneewittchengesicht, wirkte er einfach nur herzlich. Und ich sagte: »Brustkrebs.«

Wir tranken zusammen Tee. Ich wusste, dass sie vor wenigen Jahren Darmkrebs gehabt hatte. Eine ungeheuerliche Vorstellung bei einer so attraktiven Frau. Ich habe es immer weggeschoben, an so etwas wollte ich nicht denken. Todesgefahr, künstlicher Darmausgang, Intensivstation,

Chemotherapie. Zu grässlich. Marlene sagte: »Sei froh, dass du nur Krebs hast.« Ich musste lachen, sie lachte auch. Aber sie meinte es ernst: »Bei Krebs kann man viel machen. Wenn du blind werden würdest oder Diabetes hast, das bleibt.« Was für ein guter Gedanke.

Schließlich erzählte sie, wie es nach ihrer OP mit ihr bergauf ging, wie sie jeden Abend ihren inneren Organen gute Nacht und zu jedem einmal das Wort »gesund« sagte. Marlene ist Katholikin. Vielleicht kann sie besser glauben als ich. Ihre Methode war jedenfalls bis heute erfolgreich. Und sie hat mir noch etwas gesagt, das mich sehr berührte: »Erst durch den Krebs habe ich erfahren, wie sehr mein Mann mich liebt.« Dass sie mir das verraten hat, fand ich großartig. Nun lebe ich schon drei Jahre in diesem Dorf. Mit diesen Menschen. Es ist schön.

31. Dezember 2007

Dieses Jahr – es geht zu Ende. Das feiere ich mit Katja und Tatjana im Schlossspeicher, in einem Raum mit Rundbogenfenstern und Balkendecke. Gestern haben wir ihn mit Tüchern geschmückt, Holztische zusammengerückt, darauf Tannenzweige und Efeu verteilt, Papierbänder mit Sprüchen, die Mascha anlässlich des Silvesterabends eingefallen sind, an den Tischrändern befestigt. Ein paar Männer aus dem Dorf und der Umgebung haben sich zusammengetan und eine Tanzband gebildet.

Jeder bringt etwas zu essen mit. Ich mache meinen berühmten Kasseler Braten, Wein für alle ist da. Auf dem Hof wird ein Feuer entzündet, da können sich die Raucher versammeln. Ich muss nur zweimal lang hinfallen – und schon bin zu Hause in meinem Bett.

Zu Silvester habe ich ein ambivalentes Verhältnis. Ich liebe es nicht so wie Weihnachten. Es ist ein harter Schnitt. Ein Jahr geht, eins kommt. Beweis der Vergänglichkeit. Die Jahre vergehen immer schneller. Was ist daran zu feiern?

Und die verordnete Lustigkeit, die nie klappt. Ich ziehe mir trotzdem mein bodenlanges rotes Samtkleid an. Es ist das dritte Mal, dass ich es trage. Einmal hatte ich es bei einer Riesenparty an, ich glaube, es wurden fünfzig Jahre *Die Zeit* gefeiert. Ich wurde dem damaligen Chefredakteur vorgestellt. Als er mir die Hand gab, sagte er: »Was für ein Kleid.« Na ja, peinlich. An diesem Abend sah ich meinen Lebensgefährten mit seiner heimlichen Geliebten tanzen. Ein scharfer Stich in meinem Herzen, als ich die Vertrautheit der beiden sah. Kann ja nicht sein, sagte ich mir, sei doch nicht so eifersüchtig, ist doch Quatsch, dass du denkst, da könnte etwas sein. Aber ich hatte es gespürt.

Das zweite Mal trug ich das Kleid auf einer Silvesterparty, zu der wir, mein Lebensgefährte und ich, eingeladen hatten. Eine Frau sagte: »Mutig.« Und meinte das Kleid. Ich erinnere mich noch an das ungute Gefühl, das ich dabei hatte. Meinte sie: unpassend? Oder: geschmacklos? Es bedeckt fast vollkommen die Haut, außer an Händen, Hals und Gesicht. Dennoch ist es prächtig. Die Party war ein Flop, viel Arbeit, wenig Fun.

Und das rote Kleid? Ich stehe dazu, bewahre es mir für Momente auf, an denen ich mich stark fühle. Egal, ob ich heute overdressed bin, ich trage es für mich. Dieses Jahr hat mir den Krebs gebracht. Es hat mich geheilt, soweit das in ein paar Monaten geht, es hat mich geschwächt und gestärkt. Es war ein volles Jahr. Und es ist vollkommen richtig, dass ich es mit mir und meinem Dorf begehe. Ohne Mann. Ohne Illusion.

Am Nachmittag lege ich mich aber erst einmal auf mein neues Sofa und drehe die Lautsprecher auf, nachdem ich Mozarts Requiem in den CD-Player eingelegt habe. Ich höre es zweimal, es schüttelt mich, es würgt mich, es putscht mich auf. Da ist alles drin. Bewegtheit. Leidenschaft. Schmerz. Freiheit. Schönheit. Menschlichkeit. Ich werde weggetragen und bin zugleich bei mir. Es tut so gut. Und so weh. Alles passt zusammen. Mein Schmerz bringt mich nicht um. Er gehört dazu. Er ist erlaubt. Gefühle sind erlaubt. Alle. Alle, die kommen wollen. Das ist die wirkliche Freiheit. Zu fühlen, was ist. Was los ist in einem. Nichts davon zensieren. Und wenn es Kitsch ist? Na und, dann ist es eben Kitsch. Hauptsache, es ist ein wahrer Moment.

Jetzt kann die Feier im Speicher nur noch ein Anhängsel sein. Ich bin in mir, in meinem roten Kleid. Ich tanze, Ute tanzt mit mir, auch Katja und Mascha. Mein Kleid wirbelt die Luft auf, natürlich bin ich overdressed. Diejenigen, die mich kennen, ahnen vielleicht, warum. Die anderen sind mir egal.

Kurz vor Mitternacht klettern wir mit Sektgläsern auf den Kirchturm unserer siebenhundert Jahre alten Felssteinkirche. Der Küster läutet die Glocken, Tatjana darf auch mal ziehen, es ist ohrenbetäubend, wenn man daneben steht. Wir schauen in alle Himmelrichtungen, sehen einen 360-Grad-Horizont bunt blitzen. Zufrieden und schwer beeindruckt liege ich um ein Uhr morgens im neuen Jahr im Bett. Es knallt noch lange draußen. Und drinnen ist es warm und gut.

Teil IV

Die Aufgabe

1. Januar 2008 bis 13. Juli 2008

Die Behandlung ist abgeschlossen. Die Verarbeitung geht weiter. Ich suche nach dem Leben, das mir passt und in dem ich gesund bleiben kann.

> *Die Dinge, die im Leben wichtig sind,*
> *kriechen unbemerkt in uns hoch,*
> *wir erwarten sie nicht, wir haben uns noch*
> *keine genaue Vorstellung*
> *von ihnen gemacht. Wir erkennen sie,*
> *wenn sie da sind. Das ist alles.*
> Doris Lessing, *Das goldene Notizbuch*

1. Januar 2008

Habe ich Wünsche? Ich traue mich nicht. Wünsche sind dazu da, dass sie nicht erfüllt werden. Es sei denn, man erfüllt sie sich selbst. Und dann sind es Ansprüche, die Stress machen können. Nein, ich habe keinen Wunsch. Ich will mich weiter mit mir beschäftigen, mit den Gründen und Ursachen für den Krebs. Ich werde ihn nicht abhaken und zur Tagesordnung übergehen. Ich werde ihm/mir auf die Spur kommen. Ich werde ihn in mein Leben integrieren und in Freundschaft mit ihm leben. Dann kann er mir nichts mehr tun. Er wird seinen Wirt respektieren. Ich werde mich respektieren. Und ihn. Sind das Wünsche? Wohl doch.

3. Januar 2008

Wieder eine Kontrolluntersuchung bei Anja. Alles normal, die Bräunung der bestrahlten Brust braucht drei Jahre, meint sie diesmal, bis sie eventuell zurückgeht, die Schwellung kann noch ein Jahr andauern. Es ist auszuhalten. Ich sage, dass meine Erkältung seit drei Wochen nicht verschwinden will, frage, ob vielleicht mein Immunsystem mal wieder schlappmacht. Anja empfiehlt mir Vitalstoffinfusionen. Über einen Tropf erhält man dabei hochdosiert Vitamine und Mineralien, die sollen das Immunsystem stärken. Wissenschaftlich bewiesen ist die Wirkung nicht, aber man hat gute Erfahrungen damit gemacht. Sinnvoll ist es, die Infusion fünf- bis sechsmal zu wiederholen, einmal die

Woche. Jedes Mal 80 Euro. Ich will das. Sie drückt mir eine Telefonnummer von einem Arzt in die Hand, der diese Behandlung durchführt.

7. Januar 2008

Ich sage dem Architekten ab, wir wollten zusammen essen gehen. Er hatte einen Tisch bestellt, aber meine Erkältung ist mir lästig. Und ich will keinen Wein trinken. Italiener ohne Wein? Nein. Wilhelm ist enttäuscht.

17. Januar 2008

Habe viele Interviews für mein Scheidungsbuch gemacht mit lauter geschiedenen Frauen. Und Psychologen, die etwas zum Umgang mit Trennungen zu sagen haben. Die Arbeit schleppt sich, aber ich habe einen Termin zu halten. Jeden Tag schreibe ich ein bisschen, so kommt man auch voran.

Immer mehr verkrieche ich mich hier draußen in meinem Haus. Wohlwissend, dass ich jederzeit aufbrechen kann in die Welt. Nur versuche ich genauer den Unterschied zwischen Flucht, Ablenkung und Unterhaltung herauszufinden. Wie viel Unterbrechung meiner Innerlichkeit will ich in dieser Zeit? Zum ersten Mal läuft mir nichts weg. Ich verpasse nichts. Auch dafür tut Ralf mir gut. Ich suche nicht. Nichts und niemanden. Ich bin. In Ruhe. Hier. Jetzt. Es ist nicht lustig, nicht aufregend, aber ganz neu. Es laufen lassen. Und sehen, was passiert.

30. Januar 2008

Heute vor einem Jahr war ich verzweifelt. Ich wurde verlassen. Und es war ein Anfang. Nicht das Ende.

1. Februar 2008

Eine Freundin am Telefon. Sie macht sich Sorgen, man hört so gar nichts mehr von mir. Ich erkläre ihr, dass es mir gut geht, dass ich diese Ruhe brauche. Werde ich ein Sonderling? Und wenn? Es ist auch in Ordnung. Ich muss mich darauf verlassen, dass die wesentlichen Beziehungen tragen, auch ohne dass ich regelmäßig anrufe. Geht es dabei vielleicht gar um Kontrolle? Übe ich gerade loslassen? Egal wie es heißt, ich tue es einfach.

6. Februar 2008

Loni aus der Frauenrunde schickt mir einen Ausschnitt aus ihrer Lieblingszeitung, der *Neuen Zürcher*. Es geht um die Resistenz von Tamoxifen. Es kann sein, dass der Östrogenrezeptor an den Krebszellen trotz Tamoxifen aktiv bleibt oder dass andere Wachstumssignalwege angeschaltet werden. Für letztere Variante ist ein Protein namens CDK 10 verantwortlich. Wer zu wenig davon hat, weist ein höheres Rückfallrisiko auf. Erforscht werden zurzeit Wirkstoffe, die die Signalübertragungswege hemmen, welche, ganz heimtückisch, ohne Östrogen auskommen. Diese neuen Wirkstoffe sind bereits in der klinischen Erprobung. Merke noch einmal: Je später man krank wird, desto besser sind die medizinischen Möglichkeiten. Und: Je später ein Rückfall eintritt, umso besser. Anjas Kommentar dazu: Das Risiko der Resistenz lässt man besser außer Acht. Es ist nicht feststellbar. Tamoxifen sei immer noch das Mittel der Wahl. Auch wenn es hin und wieder Veröffentlichungen gibt, die auf andere Wirkstoffe hinweisen.

13. Februar 2008

Viel gedacht, viel geschrieben in letzter Zeit. Aber nicht im Tagebuch, sondern am Scheidungsbuch. Werde den Abgabetermin einhalten können. Ich habe noch nie einen Termin versaut. Ich bin eine exakte, fleißige Jungfrau. Der Platz als verkanntes Genie der Familie ist vergeben, an meinen Bruder. Ich bin ordentlich. Auf einmal finde ich das lustig.

Heute wird mein leiblicher Vater achtzig. Er feiert nicht, sonst wäre ich nach Norddeutschland gefahren. Ich denke, er ist jetzt bei seiner jüngsten Tochter und trinkt mir ihr zusammen Kaffee. Sie ist meine Halbschwester, ich habe sie zweimal gesehen. Sie hat vier Kinder, mit denen der alte Herr gern spielt. Er war Tierarzt, und die Entwicklung von Lebewesen aller Art interessiert ihn immer noch sehr.

Ich weiß wenig von ihm. Und trotzdem sagt seine jetzige Frau, ich sei das von seinen vier Kindern, das ihm am ähnlichsten sei. Das kann ich nicht einschätzen, die Halbbrüder kenne ich nicht. Mein Erzeuger-Vater verschwand aus meinem Leben, als ich ein Jahr alt war. Meine Mutter und er waren verheiratet, erst dann merkten sie, dass ihr Redakteursjob bei der *BZ am Abend* und seine Einsätze als Tierarzt auf dem Land nach dem Studium nicht zusammenpassten. Sie nahm sich einen Kollegen als Geliebten, meinen Stiefvater. Und mein leiblicher Vater fand später eine achtzehnjährige Apothekengehilfin, die er heiratete. Die beiden gingen einen Tag vor dem Mauerbau in den

Westen. Und damit war mein Vater für mich für immer verschwunden. Bis ich ihn sechsunddreißig Jahre später wiederentdeckte.

15. Februar 2008

Erinnerungen, sie kommen wie Tagträume. Dafür lege ich mich auf mein orangefarbenes Sofa unter dem Dachfenster im Arbeitszimmer und schließe die Augen. Da ist ein Mann, ich kenne ihn nicht, aber ich sitze auf seinem Schoß. Er hat ein Buch für mich, mit einer großen Katze, die ein rosarotes Rüschenkleid trägt. Es heißt *Das Katzenhaus*, später eines meiner Lieblingsbücher. Der Mann ist mein Vater. Aber das weiß ich nicht. Dasselbe unklare Gefühl wie bei Golo. Golo ist eine alte, gebeugte Frau. Wir besuchen sie alle paar Wochen. Ich weiß nicht warum. Sie ist sehr nett zu mir. Aber lieber unterhält sie sich mit den Erwachsenen, meinem Vater, von dem ich noch nicht weiß, dass er mein Stiefvater ist, und meiner Mutter.

Golo spricht mit vielen unterschiedlichen Stimmen. Ich habe eher Angst davor, als dass ich es lustig finde. Sie spielt einen Mäusestaat, der in ihrem Kopf stattfindet. Viele verschiedene Mäuse leben da. Der Angeber Boppa etwa, der nach schrecklichem Gesang immer mit Tomaten beworfen wird und glaubt, das seien Geschenke, die ihm das Publikum aus Verehrung und Begeisterung zukommen lässt. Die Maus Amalie, die die Dächer sauber scheuert und Erbsen als Geld benutzt, der Koch Schoscho, der doppelte Mengen kocht, um die Hälfte der Gerichte im Garten zu vergraben, damit die Speisen besser schmecken.

Mein Bruder erinnert sich, dass Golo, auf dem Sofa liegend, Geschichten erzählte, gruselige, mit Geistern und

Waldeinsamkeit. Und wenn man wollte, dass alles hell und freundlich weiterging, musste man ihre Hand nehmen. Dann spann sie dieselbe Geschichte weiter, aber alles wendete sich zum Guten. Ließ man die Hand wieder los, wurde es erneut gefährlich. Eine ungewöhnliche Großmutter. Schade, dass ich erst viel später begriff: Sie ist *meine* Großmutter. Die Mutter meines Erzeugers: Maria Langner, damals eine bekannte Schriftstellerin.

Erst vor zwei Jahren, als sie schon vierzig Jahre unter der Erde lag, las ich das Buch, das sie in den Fünfzigerjahren bekannt gemacht hatte: *Die letzte Bastion.* Ein gutes Buch. Über die letzten Kriegstage 1945 in Breslau. Sie war da. Und sie saß in Festungshaft. Sie war Halbjüdin, und sie hatte einem Wehrmachtsoffizier beim Desertieren geholfen. Darauf stand gewöhnlich die Todesstrafe, aber die wurde in Haft umgewandelt, weil ihr Exmann, der in Nazikreisen etwas zu sagen hatte, einen alten Studienkumpel am Gericht kannte. So hat sie überlebt. Weil sie hübsch und unterhaltsam war wie Scheherazade, die, um ihr Leben zu retten, Geschichten erzählte, war sie bei den Bewachern, jungen Burschen zumeist, halbwegs beliebt und geachtet. Sie nannten sie »Mutter Maria«. Aber meine Großmutter spart in ihrem Buch nicht die Grausamkeit aus, sie sieht alles, sie schreibt alles auf. Die Exekution einer Dreizehnjährigen, die Leichenteile auf den Bürgersteigen nach den Bomben.

Ich weiß nicht, warum mir nicht vorher jemand das Buch gab. Ich habe es mir von meinem Vater geliehen, danach im Internet bestellt – und für 39 Euro ein ziemlich zerfleddertes Exemplar erhalten. Auf einmal war ich sehr stolz auf diese Großmutter. Vielleicht habe ich etwas von ihr geerbt? Etwas anderes außer dem braunen Kerzenhalter aus Keramik, der zugleich ein Igel ist? Man kann in seine poröse Glasur Grassamen streuen und seinen Körper mit Wasser füllen, und dann wachsen ihm kleine grüne Grasstacheln. Einmal habe ich es hinbekommen. Ein typisches Golo-Erbstück. Und was noch hätte ich gern von ihr? Mut zum Beispiel? Lust zum Schreiben? Vielleicht. Ich darf es mir aussuchen, erfahren kann ich es nicht mehr.

Golo hatte die Idee gehabt, dass meine Mutter gleich nach dem Abitur zur Zeitung gehen soll. Sie hat ihr die Verbindung hergestellt, und so ging meine Mutter mit neunzehn Jahren und mir in ihrem Bauch als Hilfsredakteurin zur *BZ am Abend*. Nach der Scheidung von ihrem Sohn blieb Golo der aufgeweckten, fröhlichen jungen Frau, die immerhin eine Enkelin von ihr hatte, verbunden.

Zeitsprung: Wir sind bei Golo. Es ist unordentlich, es riecht nach Hund und Katz, ein paar Mäuse aus einem hölzernen Küchenkasten sind entkommen und flitzen auf dem Linoleum herum. Die Erwachsenen flüstern, denn Golo geht es nicht gut. Ich höre ein Wort: »Gefängnis«. Ich habe Angst. Wer soll ins Gefängnis? Wer ist schon drin? Später erfahre ich, dass mein Vater abgehauen ist. Mit seiner zweiten Frau und ihren gemeinsamen Kindern. Seine Schwester, eine Ärztin, hat es mit ihrem Mann ebenfalls versucht. Sie sind es, die nun im Gefängnis sitzen. Golo hat ein angeschlagenes Herz. Das hat ihre Kinder nicht zurückgehalten. Eine zerrissene Familie.

Als die Nazis die Rassengesetze erfanden, ließ sich der Mann, mein Großvater, von der schönen Halbjüdin Maria scheiden. Er nahm ihr alle drei Kinder weg, damit sie nationalsozialistisch erzogen würden. Sie überlebte in Breslau, indem sie ihre große Wohnung untervermietete. Da hat sie, die Pensionswirtin, dann allerlei Heimlichkeiten gegen die Nazis begangen. Ich stelle mir vor, dass sie nicht mehr viel zu verlieren hatte. Aber fragen konnte ich sie nie, warum sie so mutig war.

Nach dem Krieg sind alle ihre Kinder wieder zu ihr zurückgekommen. Sie ist bewusst nach Ostberlin gegangen, weil sie glaubte, da sei der Antifaschismus sicher aufgehoben. Später hat sie den Mäusestaat gebraucht, um nicht verrückt zu werden vor Enttäuschung. War es so? Zwei ihrer Kinder jedenfalls wollten in den Westen, nachdem sie im Osten studiert und einiges erlebt hatten. Mein Vater sollte als Tierarzt Kälber nach Plan produzieren helfen. Und mit seiner Meinung, da sei immer noch die Natur vor, wurde er zum Staatsfeind erklärt. Heute komisch. Damals bedrohlich. Und er ging zu seinem Vater, ehemals ein Nazi, in den Westen, der ihm beim Start in der neuen Welt half.

Siebenundzwanzig Jahre später siedelte auch ich in den Westen um. Da traf ich meinen leiblichen Vater wieder. Wir haben uns heute immer viel zu erzählen, wenn wir telefonieren oder uns einmal im Jahr sehen. Er ist offen, interessiert, hat einen lebendigen Geist. Ich mag ihn. Aber Tochterliebe konnte ich nicht entwickeln.

17. Februar 2008

Ralf und ich auf dem Sofa. Ich bin so froh, ihn zu sehen, zu hören, zu schmecken. Ich muss heulen, wenn ich einmal anfange, und jetzt heule ich und heule. Und er schweigt. Er weiß, warum ich heule, und er kann nichts tun. Könnte er nur endlich eine Entscheidung treffen. Aber was wäre dann? Er wäre hier bei mir, er hätte sein Zimmer. Und jeden Tag müsste er eine Stunde in die Stadt zur Arbeit fahren. Und ich wäre zuständig dafür, dass er sich gut fühlt. Müsste immer nach seinem Plan Zeit haben, wenn er Feierabend hat, ihn vom Bahnhof abholen, ihn morgens wieder hinfahren. Er will kein Auto. Also wäre ich das Taxi. Das könnte zur Routine werden. Vielleicht wäre dann auch im Bett nur Routine?

Langsam habe auch ich Bedenken, dass ein schnelles Zusammenschmeißen unserer Leben nicht mehr so mein Ding ist. Habe es möglicherweise einmal zu viel gemacht, was weiß ich. Mangelnde Liebe jedenfalls ist es nicht. Ich mag ihn so warm und tief und fest, dass ich weinen muss, vor Glück und vor Angst.

Meine Eifersucht auf die Frau bei ihm zu Hause lauert im Wartestand. Warum, weiß ich nur ungenau. Ich glaube, alles andere ist mir wichtiger. Und ich glaube an eine Lösung für uns. Nur wie die aussieht, das weiß ich wirklich nicht. Wir küssen uns stundenlang, bis wir müde sind und schlafen gehen. Ich bin verliebt. War ich jemals so verliebt?

19. Februar 2008

Alltag und Normalität. Heizungswartung im Keller und Schornsteinfeger auf dem Dach. Als die beiden Handwerker sich im Flur begegnen, sage ich zum Heizungsmonteur: »Sehen Sie, heute haben wir Glück! Wir können einen Schornsteinfeger anfassen.« – »Glück«, meint da der Schornsteinfeger, »was ist das? Arbeit und kein Ärger mit der Frau, das genügt.« Ich erfahre nicht, was der Heizungsmonteur darüber denkt. Er lacht höflich.

Kein Ärger mit der Frau, das ist nicht mein Problem. Kein Ärger mit dem Mann auch nicht. »Der Mann«, den gibt es nicht für mich. Es gibt Ralf. Und der ist eine Sonderanfertigung extra für mein Herz und meinen Körper. Ohne Alltagsärger, ohne Rechtsanspruch.

Auf einmal fällt mir ein, was der Fotograf gesagt hat, mit dem ich kurz nach der Trennung von Johann auf eine Dienstreise nach Rügen fuhr: »Du brauchst einen Mann, der nehmen kann, was du zu geben hast.« Was wie eine Plattitüde klingt, ist ziemlich zutreffend. Johann konnte nicht nehmen, was ich zu bieten hatte. Er suchte etwas, was ich nicht hatte. Und was ich hatte, wollte er nicht. Dass der Fotograf solche Diagnose abgeben konnte, lag natürlich an meiner Offenherzigkeit. Er stieg in mein Auto ein und meinte, eigentlich könne er jetzt gar nicht verreisen, er sei frisch verliebt. Ich sagte: »Das trifft sich gut, ich bin frisch getrennt. Ich kann auch nicht verreisen.« Und so fuhren wir los. In den Winter auf Rügen. Wir hatten in den Startlöchern gesessen, bis es schneite. Dann war es so weit, und wir machten unseren Job. Liebe hin, Kummer her.

Abends saßen wir in einem kleinen Hotel am Bodden, tranken nach der Sauna ein Glas Rotwein und sprachen über die Liebe. Der vierzigjährige Fotograf und ich. Und da fiel der Satz, es müsse jemand kommen, der das nehmen könne, was ich hätte. Er zählte danach noch auf, was das alles sei. Und ich fand es bemerkenswert, dass trotz meiner deprimierten Grundstimmung bei ihm so etwas wie Power und Wärme meinerseits ankam. Sogar Attraktivität. Sehr verwunderlich. Ich hatte mich gar nicht bemüht, ich war gummiweich in der Seele, abgegessen, unlustig. Ich hatte nicht einmal Schminkzeug dabei.

Der Schneeregen machte die Gesichter nass, die Wanderungen an Steilufern brachten uns zum Schwitzen. Ich sah grässlich aus. Oder echt? Es war mir herrlich egal. Der

Fotograf fand das klasse. Und ich gewöhnte mich in dieser Zeit schnell an das Gefühl, echt zu sein.

Ja, Ralf kann nehmen, was ich habe. Ich bin nicht immer echt. Ich schminke mich sorgfältig, mache mir die Nägel, rasiere die Beine, föhne ausgiebig. Ich hole raus aus meinem lang gebrauchten Körper, was geht. Es gefällt uns. Nach Krebs ist Äußerliches mehr als Äußerliches. Eigentlich ist es das immer. Aber jetzt habe ich eine schöne Ausrede. Ich hatte Krebs. Und genieße meine Weiblichkeit. Noch Fragen?

22. Februar 2008

Schreiben, schreiben, schreiben. Meine Schultern setzen das Limit, nicht der Kopf. Länger als vier Stunden kann ich nicht am PC sitzen. Danach ist der Nacken steif. Dann gehe ich im Haus herum, streichle den Kater, mache mir Tee. Denke über den Abend nach. Was essen? Allein bleiben? Oder jemanden treffen? Jemanden einladen? Zum Sport gehen? Das sowieso. Fernsehen, das mache ich selten. Eine einsame Frau in fortgeschrittenen Jahren, die auf den Bildschirm glotzt und womöglich allein ihren Wein dazu trinkt – eine entsetzliche Vorstellung. Nein. Lieber rolle ich mich in eine Decke, mache den Kamin an und lese.

Lebt man mit solchen Bildern? Woher kommen sie? Habe ich deswegen immer gelitten, weil ich nicht ordentlich verheiratet war? Solche Bilder muss man identifizieren, überprüfen und verwerfen. Mensch, ist das anstrengend. Aber es muss sein. Es ist Prophylaxe. Oder Rehabilitation. Wie man will.

23. Februar 2008

Ein stilles Wochenende. Habe nicht die Absicht, es mit Aktivitäten zu durchbrechen. Falsche Bilder suchen. Das ist mindestens so spannend wie ein Fotoalbum ansehen. Ich habe sowieso kein Album. Also schaue ich nach innen. Ich sehe verschwommene Bilder, bei denen die Schärfe fehlt oder eine ganze Ecke abgeschnitten ist, die angestaubt und zerknittert sind. Vielleicht stimmten die alten Vorstellungen einmal und wurden erst später ungültig. Sie sind eingefärbt von Aufnahmen, die sich darüberschieben. Eigentlich sind sie mehr Gefühl als alles andere.

Ich erkenne auf einmal, dass ich nur sieben Jahre nach dem Krieg in die Welt kam. Sieben Jahre. Der Schrecken, die Scham, die Zerrissenheit saßen noch in den Knochen aller, die mich umgaben. Aber das konnte ich nicht wissen. Als ich zu denken anfing, als man mich denken lehrte, da war schon alles wieder paletti. Da war ein sonnenklarer Weg vorgezeichnet. Die Menschheit stürzte sich gerade ins Glück. Und ich mittendrin. Ich befand mich im Zentrum des Geschehens. Hier wurde gerade das Gute geboren, die Rettung.

Glücksgefühle eines Kindes. Ich auf den Schultern meines geliebten Stiefvaters. Wir gehen durch die Stalinallee, neue Häuser um uns herum, weiß, riesig, wunderschön. Wir spazieren über den Marx-Engels-Platz, gewaltige Trümmerberge. Hier hatte das Berliner Stadtschloss gestanden. Ich frage den Vater: »Wer hat das alles kaputt gemacht?« Und er sagte: »Die Amis.« Darauf antwortete das Kind, das ich war, so wird heute noch lachend erzählt: »Böse Amis.« Ja, wie lustig, Missbrauch eines Kindes. »Adenauer & Konsorten« – in der Grundschulzeit unsere großen Feinde. Wir waren acht oder neun Jahre alt. Gut und Böse waren klar markiert. Für ein Kind bedeutete das Orientierung. Auch wenn sie falsch gewesen sein mochte.

Ich habe als Kind viel darüber nachgedacht, was ich in der Nazizeit getan hätte. Wäre ich eine Heldin geworden und hätte Juden gerettet? Das wäre mir natürlich das Liebste gewesen. Auch Partisanin wäre ich gern gewesen, gegen die Deutschen. Der Vorgesetzte meiner Mutter, ihr Chefredakteur, war so einer. 1945 war er bei griechischen Partisanen gegen die Deutschen dabei. Es gab eine Zeit, da kam er regelmäßig zu uns zum Abendessen, um uns Kindern von diesen Jahren zu erzählen. Ich glaube, es lief sogar ein Tonband mit. Wollte jemand seine Memoiren aufschreiben? Mein Stiefvater?

Es wurde gut gegessen, viel getrunken. All das sehe ich wie durch Schleier. Keine präzisen Erinnerungen, weil sich alles so ungenau und diffus anfühlte. Weil einfach so viele Lügen in allem steckten. Haben die mein Leben verdorben? Und nicht nur meins?!

1. März 2008

Verantwortung, ja, natürlich. Ich habe zu verantworten, dass ich gläubig war. Der Kommunismus als Religion. Als Sinnstifter. Als Motor. Ich bin so erleichtert, als ich bei der Literatur-Nobelpreisträgerin Doris Lessing lese, sie halte es für möglich, »dass der Marxismus, außerhalb der offiziellen Religionen, in unserer Zeit der erste Versuch war, ein umfassendes Bewusstsein, eine weltumspannende Ethik zu schaffen. Er scheiterte, konnte nicht verhindern, dass er sich wie alle anderen Religionen in immer kleinere Kirchen, Sekten und Bekenntnisse teilte und unterteilte. Aber er war ein Versuch.«

Warum mich das erleichtert? Weil ich es nicht sein mag, die den Marxismus erklärt, verteidigt. Ich kann es nicht, ich darf nicht. Ich war zu nah dran. Ich bin weder Verteidiger noch Verräter. Ich suche meinen gesunden Abstand. Das Beste, was ich für mich tun kann.

Doris Lessing hatte diese Sätze 1971 geschrieben, in einem Vorwort für eine Neuauflage ihres *Goldenen Notizbuches*. 1971! Da hatte ich gerade Abitur gemacht. Da war meine Religion schon lange durchschaut. Von anderen. Ich brauchte noch fünfzehn (!) Jahre meines Lebens, um antrainierte Ideale abzuschütteln.

Es fühlte sich wie Verrat an, unvermeidlich zwar, aber eine tiefe Verwundung blieb lange. Eva-Maria Hagen sang damals, als sie in den Westen gezogen war: »Ich bleibe immer die ausm Osten.« Es brannte tief in meiner Magengrube, drang vor bis ins Herz, das zog und krampfte. Tränen blieben mir im Hals stecken. Abschied. Von allem, was ich gedacht, geglaubt, gefühlt hatte.

Je nach Stimmung amüsiert oder empört es mich heute, wenn gänzlich Unbeteiligte Urteile abgeben über diese Dinge. Gerade die Hamburger oder Münchner mit den größten Freiheitsphrasen auf den Lippen stelle ich mir mühelos als Kassierer von Parteibeiträgen vor oder als stellvertretende Parteigruppenorganisatoren. Brav und ängstlich auf Vorteile bedacht. Genau wie jetzt.

Der Westen war die ungeliebte Alternative. Das Auffanglager. Wolf Biermann hatte gesagt: »Vom Regen in die Jauche.« Das fand ich unverschämt.

Ein weiteres Bild: Ein zweistündiges Gespräch bei Kaffee und Kuchen mit dem Publizisten und Politiker Günter Gaus in Hamburg. August 1989. Er war zu seiner Zeit, als Leiter der »Ständigen Vertretung der BRD bei der DDR«, mit meiner Schwiegermutter, der Großmutter meiner Kinder, bekannt gewesen. Und so wagte ich es, ihn anzurufen, um ihn zu fragen, ob er mir helfen könne, berufliche Kontakte herzustellen. Er lud mich ohne Umschweife in sein Haus ein. Nachdem er mir zugehört hatte, sagte er wie zu sich selbst: »Und wo sollen unsere Intellektuellen hin, wenn es ihnen hier nicht mehr gefällt?« Nicht mein Problem, dachte ich. Sollen sie es hier doch so machen, dass es ihnen gefällt. Sie haben ja alle Möglichkeiten! Und ich erboste mich darüber, dass viele Zeitungen hier dasselbe schrieben, oft sogar wörtlich. Ganz ohne zentrale Zensur.

Erfolgsdruck und Finanzen wirken viel effizienter als die Befehle einer senilen Bekloptenriege mit Parteibuch, Wimpeln und Tribünen. Gaus sagte beim Abschied: »Bewahren Sie sich Ihren kritischen Geist.« Uff, hatte gar nicht gewusst, dass ich den bis hierher bewahrt hatte. Er hat mir mit ein paar Telefonaten die Türen in Hamburger Redaktionen geöffnet.

Gestern war ich in einer WG, über die ich schreiben werde. Luxus-WG in Charlottenburg, die Bewohner zwischen achtundvierzig und zweiundfünfzig Jahre alt, eine Architektin, zwei Werbeleute, eine Yogalehrerin und ein Umwelttechniker. Attraktive, lässige, anziehende Leute, wie es sie in meinem früheren Umfeld nie gab. Diese Selbstverständlichkeit des Selbst, diese Betonung des Ich, diese eindeutige Fürsorge für die eigenen Bedürfnisse und die daraus entspringende Möglichkeit, auch anderen etwas abzugeben – das kannte ich nie. Ich bin neidisch.

Robert hat mal sinniert: »Was wäre aus dir geworden, wenn du im Westen aufgewachsen wärst?« Sinnlos, die Frage weiterzuverfolgen. Wäre ich schneller glücklich geworden? Wäre ich reicher? Erfolgreicher? Konfliktärmer? Vielleicht bin ich ja mit meiner Ostbiografie auch zu beneiden. Für die Leichtigkeit, Kinder und Beruf zu wählen. Für die Selbstverständlichkeit, als Frau allein leben zu können, als alleinerziehende Mutter keine Komplexe zu haben, mich um Geld nicht wirklich scheren zu müssen. Ein Leben ohne Gefahr von Armut.

Ja, das wäre eine der möglichen Antworten auf die Frage, was im Westen aus mir geworden wäre: Ich hätte keine Kinder bekommen. Ich hätte voll auf Karriere gesetzt. Hätte. Was weiß man schon.

Ich suche nach den entscheidenden Bildern. Immer rutschen sie weg. Ich traue ihnen nicht. Traue meiner Erinnerung nicht. Und genau da, wo es nebelig wird, sitzen die Erklärungen. Gerade da kann sich ein Krankheitspotenzial verstecken. Da ich nun einmal angefangen habe, alles zu betrachten, ist auch alles wichtig. Und ich will nicht mehr vor mir davonlaufen.

4. März 2008

Ein Bild. Ich stehe in der Leipziger Hauptpost. Melde ein R-Gespräch nach Berlin an. Mein Vater, der mein Stiefvater ist, hebt selbst den Hörer ab, seine Sekretärin ist wohl Kaffeekochen gegangen. Ich sage nichts, heule nur, heule laut in den schwarzen Plastikhörer hinein. Es ist Herbst 1973. Mein Vater sagt: »Bleib, wo du bist, ich bin in eineinhalb Stunden da.« Er holt mich aus der Post, fährt mit mir zu meiner Wohnung. Da lebte ich mit meinem ersten Ehemann.

Mein Mann schaut erschrocken, als wir kommen. Denn meinen Vater schätzt er mehr als mich. Der schiebt sich grußlos an ihm vorbei. Mein Vater konnte Leute übersehen, konnte mit Nichtbeachtung strafen wie kein anderer. Wir holen zwei Reisetaschen für meine Sachen. Im grauen Wartburg fahren wir nach Berlin. Ein befreundeter Arzt schreibt mich krank. Ich bin auch krank. Mein erster Mann war zwölf Jahre älter als ich und Assistenzarzt an der Uniklinik. Er sah gut aus, so gut, dass er nebenbei sogar für Modefotos posierte. Und er wollte mich unbedingt heiraten. Er hat mir den ersten Orgasmus bereitet. Und das alles zusammen hatte mich für ihn eingenommen. Obwohl ich heiraten mit einundzwanzig Jahren verfrüht fand, war ich geschmeichelt. In Berlin-Treptow gingen wir zum Standesamt, unter großer Anteilnahme der Familien. Allerdings hatte er mir am Abend zuvor gesagt: »Liebe, das ist für mich durch. Ich habe Yvonne geliebt. Du bist für mich gut geeignet. Jung genug, um drei, vier Kinder zu kriegen, hübsch genug, um dich überall zeigen zu können, aber nicht so hübsch, dass dich mir jeder wegnehmen wollte. Und du bist intelligent genug, um dich ohne Peinlichkeiten mit meinem Chef unterhalten zu können. Und aus guter Familie.«

Ich hätte die Heirat absagen müssen. Aber es gab niemanden, dem ich mich anvertrauen konnte. Ich habe das erste Mal geheiratet und gewusst, es ist falsch. Die zweite Ehe, ich war fünfundzwanzig, sollte es ungeschehen machen, da kamen ja dann auch die Kinder. Die dritte Ehe mit sechsunddreißig war ein Selbstrettungsversuch. Ich habe nie aus reiner Liebe geheiratet. Immer aus den falschen Gründen.

Aber ich habe um die Liebe gekämpft, als mein erster Mann mich enttäuschte. So wie man das kann, wenn man einundzwanzig ist. Ich war lieb, sexy, willig. Ich stellte keine großen Ansprüche. Und er betrog mich mit einer seiner Exfrauen. In unserer Wohnung. Ich kam gerade aus Berlin, steckte den Schlüssel ins Schloss. Die Tür ging nicht auf, die Kette lag davor. Er öffnete von innen, die Frau war nicht einmal verlegen. Sie schlug vor, uns dreien einen Kaffee zu machen. Ich ging. Schlief bei einem Freund. Nicht ohne vorher eine Flasche Rotwein geleert zu haben.

Morgens saß mein Mann vor dem Sofa, auf dem ich übernachtet hatte. Er sagte: »Komm zurück.« Ich fragte: »Warum?« Er: »Was willst du überhaupt, andere würden sich alle zehn Finger nach mir lecken.« Ich: »Dann nimm doch die!« Er: »Was erwartest du eigentlich?« Ich: »Ich will glücklich sein.« Er lachte mich aus und ging. Ich glaube, so klar habe ich meinen Anspruch nie wieder benannt. Glücklich sein, wie vermessen der Wunsch war, das merkte ich bald. Ich ging zur Hauptpost, gebeugt wie eine Neunzigjährige, weil ich verkrampft, innerlich eiskalt war und nicht richtig atmen konnte. Ich rief nach meinen Papa. Und er kam. Auf der Fahrt nach Berlin sagte er: »Ich habe es gewusst. Das war kein Mann für dich, kein Charakter.« Entsetzt fragte ich: »Warum hast du mir das nicht eher gesagt?« Er antwortete: »Hätte es denn etwas genutzt, hättest du ihn weggeschickt?« – »Nein«, heulte ich. Er hatte recht. Jeder muss seine Erfahrungen selbst machen.

Aber der untreue Gatte war nicht der erste Mann, der mich verraten hat. Davor gab es den, der mich aus der Jungfernschaft befreit hat. Ich war neunzehn und hatte schon fast das Abi in der Tasche. Ich schämte mich, weil ich es noch nie getan hatte. Und andere Mädchen aus der Klasse nahmen schon seit zwei Jahren die Pille.

Ich knutschte im Hausflur mit Hannes, einem begehrten langhaarigen Parkaträger. Aber als er seine Hand wandern ließ, stieß ich ihn entsetzt weg. Er war beleidigt und sagte einen Satz, über den ich Monate nachdachte: »Du hast ja keine Ahnung, was das Schönste im Leben überhaupt ist.« Das Schönste. Es musste sein, es war zu peinlich, ungevögelt zwanzig zu werden. Und so traf ich meine Wahl. Arne, Student mit eigener Bude, hübsche, sanfte Augen. Wir besuchten den Studentenklub, der war ziemlich angesagt. Beim ersten Tanz sagte ich: »Wollen wir nicht lieber zu dir gehen?«

Wir saßen in der S-Bahn. Ich wollte ihm sagen, was ihn erwartet, druckste herum. Er nahm mich in den Arm und sagte: »Ich weiß doch.« Drei Monate später wollte er ein Wochenende ohne mich verbringen, mit seiner Exfreundin. Er erklärte: »Die ist einfach viel erfahrener als du. Ich brauch das einfach mal. Und dann machen wir beide weiter.« Ich ließ ihn wortlos stehen, sah ihn nie wieder. *The First Cut Is The Deepest* – das große Lied von Cat Stevens war gerade geschrieben.

Zu Hause starb ich auf dem Fernsehsofa meiner Eltern.

7. März 2008

Ich bin fünfundfünfzig und dabei, meine Kräfte fürs Weiterleben zu sammeln, aus diesem Grund versuche ich, mich selbst zu verstehen. Schwer, die Neunzehnjährige wiederzuerkennen. Ich trug einen Overall, orangefarben. Jedenfalls zum Abi-Ball. Ich tanzte nicht. Mitschüler hatten kein Interesse an mir, egal wie ich mich aufbrezelte. Meine Mutter trug Overall, in Mint. Die Deutschlehrerin sagte zu mir: »Vor Ihnen hatte ich stets Angst, wenn ich die Klasse betrat. Sie saßen so abweisend und düster da und waren dabei immer auf der Höhe des Stoffes.« Düster. Verschlossen. Das war ich. Aber ich wollte Journalistin werden. Also war ich auch eloquent, wenn es sein musste. Und mein Witz gefiel nicht jedem. Vielleicht, weil er antrainiert war? Weil meine Sprache die meines Elternhauses war? Da wurde vorzugsweise über Idioten, Spinner, Versager, Penner etc. geredet. Eigentlich war jeder, der nicht zum allerengsten Umfeld gehörte, ein Penner. Diese Selbstüberhöhung war meine Atemluft gewesen. Ich habe sie nicht wahrgenommen als das, was sie war. Erst als ich mich in meiner zweiten Ehe, in der meine beiden Kinder geboren wurden, in einen Kollegen verliebte, da fiel mir die Verächtlichkeit auf, mit der meine Mutter regelmäßig Unschuldige bedachte. »Der soll doch dahin zurückgehen, wo er hergekommen ist, der Versager.« Das war ihr Urteil über einen Kollegen von der *Berliner Zeitung*. Er war aus Magdeburg, und das war nicht standesgemäß. Dabei war er hübsch und schrieb wunderbare Gedichte. Für wunderbare Artikel reichte es nicht. Nur wenige verstanden es, parteigemäß und trotzdem ohne Plattitüden zu schreiben.

Jedenfalls hat der schöne Kollege aus Magdeburg meine zweite Ehe durcheinandergebracht, mein Herz und meinen sehnsüchtigen Busen im Flug erobert. Mein Mann hatte keine Chance. Er dachte, Heirat, zwei Kinder, Wohnung, Auto, Wochenendhaus – mehr Ehe gibt's gar nicht. Stimmt auch, aber die Liebe fehlte, oder sie hatte sich versteckt. Das kann man so und so sehen. Der Kollege aus Magdeburg war ein Frauenheld, und als solcher machte er seine Sache gut. Er befreite mich von sexuellen Verklemmungen. Eines Tages war ich allein in unserem Mecklenburger Landhaus. Wollte nachdenken, sortieren, überlegen, ob es ein Zurück gibt in die Ehe – obwohl die Scheidung schon eingereicht war. Ich schwamm im Dorfsee. Nackt. Und ich spürte, wie das Wasser jeden Zentimeter Haut umfloss. Ich fühlte mich ganz und glücklich. Meine Affäre war zeitgleich mit meiner Ehe beendet. Ich dachte: Jetzt bin ich frei. Ich selbst. Jetzt werde ich glücklich. Ich muss nur noch die Liebe finden. Aber so wie ich sie suchte, war alles zum Scheitern verurteilt. Und Scheitern, das war dann bald mein Grundgefühl.

11. März 2008

Heute war ich zum ersten Mal bei der Vitalstoffinfusion bei Dr. T. Zwei Stunden hatte ich die Nadel im Arm, nicht schön, aber ich wollte das Zeug haben. Kraft und Energie und Stärke kamen in Form von kühlen Tropfen in meine Adern. Dr. T. ist ein Freund von Anja und Harry. Und wir unterhielten uns kurz darüber, woher ich Harry kenne. Ein Freund aus Kindertagen. Der Bruder meiner Freundin Claudia. Sie war in der Klasse 1A, ich in der 1B. Oder umgekehrt. Und sie hatte von ihren Eltern gesagt bekommen, sie solle sich mal um die Vera kümmern, die mit dem blonden Pferdeschwanz, die immer so allein am Rand steht. So fing unsere Freundschaft an. Von den Eltern eingefädelt. Wir gingen gemeinsam zum orthopädischen Turnen und zum Handarbeitskurs. Und wenn beim Kindergeburtstag noch andere Mädchen für Claudia wichtig waren, wurde ich eifersüchtig. Fühlte mich ausgeschlossen. Schloss mich selbst aus. Heimkind, das ich war. Claudias Mutter war zu Hause, kochte, putzte, hielt die Familie zusammen. Ihr Vater machte als Funktionär Karriere, meine Freundin war eingebettet in einen Clan. Bis heute ist das so. Und ich profitiere davon.

Das alles erzähle ich Dr. T. nicht. Wir reden in Überschriften, wie es sich für Fremde gehört. Er kennt Harry vom Studium.

Danach sitze ich allein in einem Ledersessel mit meinem Buch von dem krebskranken Journalisten Tiziano Terzani, der inzwischen gestorben ist. Lese in seinem Buch, *Noch eine Runde auf dem Karussell*, wie er um die Welt jettet, um Heilung zu finden. Und selbst ahnt, dass es so nicht geht. Aber er nutzt seine beste Fähigkeit, das Sehen und Beschreiben, um sich ein gutes Ende zu bereiten. Toller Mann! Bewunderung für ihn, aber keine Nähe. Er lässt mich sonderbar unberührt. Er ist so anders, ein Mann, der für den *Spiegel* schrieb, ein echter Intellektueller, der mit weißen Leinenklamotten herumlief und seine Frau als Hinterland benutzte, sodass sie keinen eigenen Beruf ausübte – außer dem, für ihn da zu sein. Das erscheint mir so absurd, dass ich ihn nicht ins Herz schließen kann.

Aber spannend ist er allemal. Nachrichten aus einer anderen Welt. Als der Tropf leer ist, erhalte ich noch eine Spritze in den Hintern und fahre erfrischt nach Hause. Dr. T. gefällt mir. Ich glaube, seine Frau hat es gut. Abends tut mir die Pobacke weh. Und ich denke: Gut so, es wirkt.

14. März 2008

Ralf und ich. Wir holen eine Reise nach, die ich eigentlich zum Abschluss der Bestrahlung geplant hatte. Drei Tage Rügen. Wir wohnen in meinem Lieblingshotel. Ich hatte es im letzten Winter bei meiner Reportage kennengelernt. Genau so viel Luxus, dass es mir nicht auf den Wecker geht. Ein hübsches, kleines Zimmer mit Blick auf den Selliner See. Am ersten Abend fahren wir zum Gasthof »Zur

Linde«, der berühmt ist für frischen Fisch und Bratkartoffeln. Es ist nur noch oben Platz, eine alte Holztreppe führt dort hinauf. Allein sitzen wir vor einem riesigen Kamin. Romantischer geht's nicht. Wir haben uns, Zeit und diese Landschaft hier.

Am nächsten Morgen scheint die Sonne, nach dem Frühstück auf der Veranda wandern wir am Seeufer entlang. Dann sehen wir uns das Dorf an, das ich so liebe: Groß Zicker. Eine Landnase im Greifswalder Bodden, mit Hügeln voller Trockenwiesen und Schafen. Rundherum Meerblick. In Klein Zicker sitzen wir am Ufer mit Fischbrötchen in der Hand und sind einfach vom Genuss überwältigt. Abends haben wir das Dinner im Hotel, es ist exzellent und leicht. Die Stimmung steigt, der Wein ist großartig. Schade, das man so schnell satt und betrunken wird. Und dass dann die Liebe im Bett etwas beschwerlicher ist. Aber nur etwas. Wir nehmen uns, was wir bekommen können. Nie war mir Sex so wichtig.

28. März 2008

Igitt, jetzt musste ich auch noch eine Ausschabung über mich ergehen lassen. Statt aufzuhören, ist meine Regel immer stärker geworden. Anja meint, es ist besser, da mal auf den Grund zu gehen. Sicher ist sicher, wer weiß, was die Ursache ist. Krebs? Immerhin sind bislang 121 verschiedene Krebsarten festgestellt worden, und im sogenannten weiblichen System – diesen Begriff habe ich irgendwo gelesen – kann es Zusammenhänge mit stärkeren Blutungen geben.

Harry hat die Ausschabung ambulant in seiner Klinik gemacht, Claudia fährt mich nach der Narkose zurück in mein Dorf. Sie ist immer die Helferin, wenn jemand konkret gebraucht wird. Es kommen noch Mascha und Katja vorbei, spontan wird daraus eine Miniparty mit Räucherfisch, frischem Brot, sauren Gurken und Wein. Ich liege zwischen meinen Freundinnen auf dem Sofa und fühle mich reich. Der Tag war doof, aber nun ist er vorbei. Immerhin war ich Chefarztpatientin. Die grüne Crew im OP-Saal musste warten, bis der Chef erschien. Ich konnte gerade noch lallend fragen: »Ist es 14 Uhr?« Harry lachte und sagte: »Wenn ich komme, dann ist es 14 Uhr.« Bei den Voruntersuchungen im Schwesternzimmer hatte ich gesagt, ich vertraue Dr. M. Und die Schwester hatte freundlich erwidert: »Das tun wir hier alle, bedingungslos.« Ich freue mich für Claudias kleinen Bruder. Er hilft, gibt ab, wo er kann. Danke, Harry.

29. März 2008

Meine Mutter hat in ein griechisches Restaurant eingeladen, das sie sehr schätzt. Auf der Karte nicht unbedingt das, was die Gesellschaft für Biologische Krebsabwehr empfehlen würde. Ich nehme Lamm. Vielleicht hatte es wenigstens ein glückliches Leben und wurde artgerecht gehalten.

Die ganze Familie hat sich versammelt: meine Mutter mit Mann, ihr Bruder Herbert mit Frau Uschi, Tante Ingrid, Lena, Ralf und ich. Robert fehlt entschuldigt, muss arbeiten. Wir plaudern über dies und das, sind nett zueinander. Meine Mutter freut sich, dass sie nach der Chemo endlich wieder richtig mit Lust essen kann. »Mümmeln«, sagt sie. Oder: »Fresschen machen.«

Es herrscht eine Riesenkluft zwischen allen. Keiner hat keinem wirklich etwas zu sagen. Nur Ralf und Lena kichern über eine Sache. Ich höre, wie mein Freund schließlich zu meiner Tochter sagt: »Weißt du, warum ich deine Mutter so liebe? Weil sie klug ist.« Der Abend tut mir gut – ich fühle mich befreit, es stört mich nichts mehr. Es ist, wie es ist. Wir sind eine ganz normale Familie.

30. März 2008

Es geht mir nicht aus dem Kopf, dass das Gefühl, von seinen Eltern nicht geliebt worden zu sein, ein krebsauslösender Faktor sein könnte. Das ist nicht meine Erfindung, es steht in einer Broschüre über Krebsrisiken. Man hat aus Hunderten von Gesprächen mit Kranken entnommen, dass besonders viele von ihnen diese Empfindung kennen und benennen können. Mich wundert das nicht. Es ist ein kränkendes Gefühl, es zieht sich durch das ganze Leben.

Und nun? Muss ich daran zugrunde gehen? Darf der Krebs mich holen, weil einst die Liebe fehlte? Sinnvoller erscheint mir, das Gefühl selbst zu untersuchen. Vielleicht kann man es abhaken, weniger schlimm finden. Gegen ein anderes eintauschen.

Man könnte sich zum Beispiel die Macht der Mutter kleiner denken und zugleich ihre guten Seiten vergrößern. Lüge? Nein, nur eine mögliche Interpretation: Meine Mutter hatte ja nicht wirklich etwas mit mir zu tun, sie hat mich in Ruhe gelassen. Meine Bedürfnisse waren für sie unwichtig. Sie war aber ein mögliches Vorbild. Eine Frau, die macht, was sie will, die arbeitet und sich eine Putzfrau nimmt, damit sie in Ruhe arbeiten kann. Eine Frau, die Männer fasziniert, die Fröhlichkeit verbreitet, die nie still im Hintergrund bleibt. Eine Frau, die sich was gönnt – teure Klamotten, ein schönes Auto. Die das alles selbst bezahlt. Ich habe sie nicht, die Mutter, die mich aus Sorge gebremst und behütet hat. Die sich durch mich einen Lebenssinn erfinden wollte, die mir nun Vorwürfe macht, dass ich ihre Träume nicht lebe. Sie hat sich nicht aufgeopfert, ich muss nicht dankbar sein. Ich habe auch keine Oma, deren Apfelkuchenrezept unschlagbar wäre oder die mir warme Schals gestrickt hat. All diese klassischen Wohltaten sind an mir vorbeigegangen. Wie gut!

Man kann es auch als Vorteil sehen, nicht behütet worden zu sein. Ich habe mir meinen Apfelkuchen selbst ausgedacht, mache Hausarbeit sogar mit Genuss und habe nie ein schlechtes Gewissen, wenn ich an meine Mutter denke. Ist das nicht großartig? Auch, irgendwie. Auf jeden Fall ist alles nicht mehr zu ändern. Das ungeliebte Kind ist groß und stark, ist älter, ist krank geworden. Kein Kind mehr. Die Liebe, die gibt es nun woanders. Mal sehen.

2. April 2008

Wieder sitze ich mit der Nadel im Arm bei Dr. T., der mir jetzt jede Woche die stärkenden Infusionen verabreicht. Währenddessen erfahre ich, dass meine aus der Gebärmutter herausoperierten Zellen tipptopp waren. Kein Krebs, nirgends. Dr. T. hatte Harry angerufen und die Diagnose vorzeitig für mich erfragt. Als er sich für mich so freut und etwas von Champagner erzählt, den ich heute Abend trinken soll, wird mir bewusst, dass es eine Gefahr gegeben hatte. Aber ist nicht das ganze Leben gefährlich?

Ich lese immer noch das Buch von Tiziano Terzani. Er ist jetzt im Himalaya, spannend, aber für mich zu abgedreht. Ganz wahr scheint mir: Jeder hat seinen Krebs, und jeder hat seine Art, damit umzugehen. Dazu braucht man

Mut, da vorgezeichnete Wege anderer nicht die eigenen sein können. Und der eigene bisherige Weg kann nicht der der Heilung sein, er hat ja in die Krankheit geführt. Also: Was führt hinaus? Diese Frage ist so wichtig, dass ich gar keine Zeit für Angst habe.

7. April 2008

Ich soll meine eigene »Wohn-Biografie« schreiben, also wie ich zu verschiedenen Zeiten mit meinen wechselnden Partnern unterschiedlich gewohnt habe. Es geht um das räumlich gestaltete Zusammenleben von Paaren. Man vermutet, dass ich da diverse Erfahrungen habe, und die junge Redakteurin am Telefon sagt: »Wissen Sie, so ein Thema, das kann ja keine Dreißigjährige machen. Da fielen Sie uns ein.« Tolles Kompliment. Dinge mit Vergangenheit, da ist man auf die Älteren angewiesen. Ich bin nicht zickig und schon gar nicht beleidigt, ich grinse nur über die Ungeschicklichkeit. Dafür wird man ja älter, dass man sich verbessert, verfeinert, sich selbst auf die Schliche kommt. Wird man auch älter, um krank zu werden? Damit man anfängt, gründlich zu verstehen?

Immer wieder denke ich in solchen Bahnen. Mein Krebs als Warnsignal, als Startschuss in eine andere Richtung. Niemand wird mir sagen können, ob da was dran ist. Nur mein Gefühl zählt. Ich bin darauf angewiesen, es genau zu erleben, zu verstehen. Ich muss den Krebs als Ereignis begreifen, aus dem ich Nutzen ziehen kann. Sonst ist die Angst nicht auszuhalten, sonst macht die Trauer depressiv.

Ich denke mehr über das Altern nach. Und ich werde es nie, nie mehr verniedlichen, versprochen. Es ist Altern, und fertig. Keine Beschönigung. Das Leben macht alt und endet mit dem Tod. Das sind Banalitäten, die manche nicht hören wollen. Die Armen.

Warum also über das Schwinden der eigenen Schönheit lamentieren? Ich will die Energie, die man ins Jammern und Sich-Schämen stecken kann, lieber in den Erhalt der eigenen Ressourcen investieren. Dafür muss man sie allerdings erst einmal kennen. Wie viele Diskussionen über dicke Oberschenkel, schlechte Haut oder dünne Haare habe ich schon hinter mir. Wie oft sitzen wir Freundinnen beisammen und klagen über die Tatsache, dass wir nicht wie Heidi Klum aussehen. Aber will man das überhaupt, wie Heidi Klum aussehen? Das ist ein Job. Wir haben andere Aufgaben. Das Aussehen hat eine andere Aufgabe. Es zeigt von uns, was wir zeigen wollen. Wir sind selbst dafür verantwortlich. Und die Gene. Und die geleerten Weinflaschen, die Sofa-Einheiten, der Ehefrust, die Wut auf verpasste Chancen. Das macht hässlich, nicht das Alter.

Man braucht mit den Jahren leider nur immer mehr Selbstdisziplin. Marzipan meiden, Bewegung suchen. Öfter lachen, auch ohne Grund. Gute Gefühle vorlassen. Ein bisschen die Mode im Auge behalten. So einfach. Na ja, ich und meine Rezepte. Vor Krebs haben sie mich nicht geschützt. Der ist heimtückischer als das normale Altern. Aber vielleicht hat meine eitle Gesundleberei einen Anteil daran, dass der Krebs mich nicht allzu sehr gebissen hat? Dass es nur ein »Scampi« war?

In der Krebsforschung gibt es bekanntlich keine zuverlässigen Ergebnisse über auslösende Ursachen. Und trotz intensiver Suche hat man keine eindeutigen Agenzien gefunden, die das Immunsystem gegen den Krebs stärken können. Es gibt viele Vermutungen – Himbeeren stehen zum Beispiel im Verdacht, gegen Krebs einen gewissen

Schutz zu bieten –, aber keiner kennt das Rezept, an das man sich halten kann. Vielleicht ist das auch für etwas gut. Wäre Krebs nämlich einfacher zu durchschauen, müsste man sich nicht mehr befragen, man würde irgendetwas schlucken und könnte die Sache vergessen. Wie so vieles.

8. April 2008

Ich habe das richtige Buch für mich entdeckt: das *Anti-Krebs-Buch* von David Servan-Schreiber. Ein französischer Arzt und Psychologe hat sein eigenes Erleben mit dem Krebs festgehalten und erklärt natürliche Therapiemethoden, die konventionelle Krebsbehandlungen unterstützen. Es ist verständlich geschrieben und auch für diejenigen lesenswert, die erst gar keinen Krebs bekommen wollen. Servan-Schreiber beginnt mit dem Satz: »In uns allen schlummert Krebs.« Das ist eine gute Nachricht. Denn bei vielen, der Mehrzahl, bricht er gar nicht erst aus. Und bei vielen anderen wird er geheilt. Er ist nicht unbesiegbar, aber er ist auch nicht zu ignorieren. Früher dachte ich, wer seine Zipperlein pflegt, zum Arzt rennt, angstvoll in sich hineinlauscht, begierig Krankengeschichten anderer herumerzählt, der wird krank. So einfach und logisch ist es nicht. Ich habe die Gefahr fröhlich übersehen, doch das hat sie nicht aufgehalten. Im inneren Universum zählen andere Kriterien.

Auf Seite elf bleibe ich an dem Satz hängen: »Es liegt an jedem Einzelnen von uns, die natürlichen Abwehrmechanismen seines Körpers zu nutzen.« Wumm. Die Lebensweise wird als Hauptquell des Unheils betrachtet, allerdings nicht nur die individuelle. Es geht um die ganze Gesellschaft, um die Umwelt, um unsere Kultur, unsere

Mythen. Ein Mammakarzinom zum Beispiel ist für den Autor eine typisch westliche Krebsart, genau wie Darm- und Prostatakrebs. Diese Krebsvarianten treten bei uns bis zu sechzigmal häufiger auf als in Asien. Mikrotumoren im Vorstadium aber fand man bei Asiaten genauso häufig wie bei westlichen Männern und Frauen, sie werden anscheinend nur mehr in Schach gehalten. Fazit: »Etwas in unserer Lebensweise schwächt unsere Abwehr gegen Krebs.«

Der Hauptakteur bei diesen Krebsprozessen ist auch für Servan-Schreiber das Immunsystem. Hilfreich erscheint mir die Erkenntnis, dass dem Tumorwachstum Entzündungsmechanismen zugrunde liegen. Ein Grund mehr, Zähne, Haut in Ordnung zu halten. Aus all dem schließt der Experte, dass jeder Körper und Seele dazu einsetzen kann, »Bedingungen zu schaffen, die dem Krebs entgegenwirken«. Das sind heilsame Sätze. Gern möchte man glauben, dass man etwas tun kann. Doch längst habe ich begriffen: Ich bin nicht schuld, dass der Krebs passiert ist. Ich habe auch nicht die Mittel in der Hand, alles Weitere zu steuern. Ein bisschen Ergebenheit gegenüber den Dingen, ein bisschen Einsicht, Vernunft und Freude – das etwa scheint die Mischung zu sein, die meinen eigenen Einfluss ausmacht.

Gegen die Umwelt können wir jedoch wenig tun. Seit 1940, mit dem Einsatz bestimmter Chemikalien in der Landwirtschaft, ist die Krebsrate, so der Autor, nachweislich gestiegen. Er schlägt vor, unsere Ernährung so umzustellen, dass wir krebsfördernde Lebensmittel reduzieren und möglichst viele Pflanzenstoffe zu uns nehmen, die aktiv Tumoren bekämpfen. Welche das sind, davon handelt ein großer Teil des Buches.

Für mich ist das etwas verwirrend, denn andere Veröffentlichungen verneinen ja den großen Einfluss der Ernährung auf den Krebs. Dennoch, wer Antworten sucht, folgt dem Autor gern. Auf seiner Positivliste stehen alte Bekannte, wie Heidelbeeren, Kirschen, Himbeeren, sowie gute Öle, wie Olivenöl, Rapsöl, Leinöl, Walnussöl, Sesamöl oder Sonnenblumenöl. Auch das, was schon immer im Verdacht stand, wird erneut überführt: Zucker, Weißmehl, schlechte Fette, Alkohol, Rauchen. Eine Antikrebsmahlzeit enthält für ihn Linsen, Bohnen, Erbsen oder Tofu, gewürzt wird mit Curry, Thymian, Rosmarin, Knoblauch. Dazu kommen: Vollkornbrot, Vollreis, Quinoa (Inkareis), Bulgur, Fisch, Biofleisch, Bioeier, Biomilchprodukte. Bio, wo es geht. Hilft auch der Umwelt. Wer gegen Krebs ist, tritt für Umweltschutz ein. Auch das verstehe ich nun unter dem Begriff »Nachhaltigkeit«, den Politiker so gern benutzen. Die Krebsepidemie ist also nur mit sauberer Umwelt und menschengemäßer Landwirtschaft aufzuhalten.

Und es geht in dem Buch von Servan-Schreiber um seelische Wunden, die wir verstehen und heilen müssen. Wie ich mich freue, diese schlichten Gedanken wissenschaftlich unterstützt zu finden! Wir brauchen, schreibt der Autor, »eine Beziehung zu unserem Körper, die das Immunsystem anregt und krebsfördernde Entzündungsprozesse verhindert«. Sei einiger Zeit taste ich mich in dieser Richtung vor und bin nun froh über die Erlaubnis, damit fortzufahren.

Jedem schwärme ich von diesem Buch vor. Aber der Titel, *Anti-Krebs-Buch*, schreckt ab, er stört die gute Laune. Beim Saufen und Rauchen? Beim Verdrängen und Lügen? Ja, ich bin böse. Ich habe es doch auch getan. Und jetzt sehe ich, wie es weitergeht. Lärmend in den Untergang.

Ich bin leiser geworden. Ich höre auf das, was keine

Worte hat. Und es geht mir unendlich besser damit. Allerdings schafft es auch eine Kluft zu einigen Menschen. Neue Schmerzen tauchen auf, neue Auseinandersetzungen.

Ich suche nach dem Umgang mit unvermeidlichen Verletzungen, die mein kostbares Immunsystem *nicht* schädigen können.

9. April 2008

Für die »Wohn-Biografie« braucht die Redaktion ein Autorenfoto. Ich verbiete ihnen, die neun Jahre alte Aufnahme zu nehmen, auf der ich glatt und jung und ein wenig spießig aussehe. Das bin ich nicht mehr. Ich will lieber meine neu erworbenen Falten zeigen. Und meine wiederentdeckte Lässigkeit. Ich will als ich zu sehen sein. Endlich versteht es die Redaktion und startet einen Auftrag an die bekannte Berliner Fotografin Ute Mahler, die ich mir selbst ausgesucht habe. Ihr Name ist Legende für mich. Sie hat mit die schönsten Modefotos für die *Sybille* gemacht, damals in der Ostrepublik ein hochkarätiges Frauenmagazin. Zu dieser Zeit war die Fotografie mehr Kunst als Kommerz. Und das ist keine Legende.

Tags zuvor hatte mich meine Mutter angerufen, wollte über irgendetwas mit mir plaudern. Beiläufig erzählte ich ihr von dem heutigen Fototermin. Ihre Antwort: »Na, hoffentlich werden die Bilder gut. Diese Fotografinnen, die sind doch immer neidisch und lichten einen extra hässlich ab.« Kein Kommentar. Die Fotos, die ich anfangs nur auf dem Display der Digitalkamera sehe, gefallen mir. Sie stimmen. Mehr müssen Porträtaufnahmen nicht.

10. April 2008

Ich lese die Geschichte einer anderen Brustkrebspatientin. Über sich selbst zu schreiben, ist in dieser Situation offenbar ein Bedürfnis, besonders wenn Schreiben Gewohnheit ist. Ich wollte nur querlesen, sehen, wie sie es gemacht hat, im Vergleich zu meinem Krebstagebuch. Und ich bin hängen geblieben. Die Autorin heißt Muriel Simon, ihr Buch *Wieder im Leben*. Ich erfahre, was mir erspart geblieben ist. Chemo, Todesangst, Schmerzen, Elend, wenig einfühlsame Ärzte, Existenzangst.

Ich muss weinen, weinen um die andere Frau und um mich. Denn natürlich sind da Verwandtschaften. Sie hätte verstanden, was an den dicken Strichen auf dem Busen so verletzend ist. Sie beschreibt es selbst. Und sie sagt etwas, was mich gerade auch zutiefst bewegt: All die Behandlungen würden ihren Krebs nicht heilen. »Ausradieren ja. Aber nicht heilen.«

15. April 2008

Ich habe den »Wohn-Biografie«-Text fertig geschrieben. Ist mir gelungen. Ich musste selbst darüber lachen. Ein gutes Zeichen. Tatsächlich gibt es Wohnstile, die ein Licht auf die Beziehung werfen – und umkehrt bestimmt die Beziehung auch den Wohnstil. Und was fiel mir da bei mir auf?

Mein Stil hat sich in meinen Ehen oder Partnerschaften nicht sonderlich geändert oder angepasst. So eine bin ich also. Der Mann sollte sich einfügen. Kein Wunder, dass es nie lange gut ging. Und in der längsten Beziehung, die ich hatte, nämlich acht Jahre, da war der Wohngeschmack von vornherein kompatibel. Beide mochten wir Holz, Stahl,

Licht und Klarheit in den Räumen. Das Zusammenleben scheiterte dann aus ganz anderen Gründen.

Damals war ich nicht ich selbst. Ich war gerade drei Monate in Hamburg, nur wenige Wochen später sollte die Mauer aufgehen. Der Osten war plötzlich für die Medien von großem Interesse, aus diesem Grund traf ich eines Mittags meinen künftigen Lebensgefährten, einen Journalisten von der *Zeit*. Es war wie im Film: Ich ging durch Nieselregen an der Alster entlang auf das benannte Lokal zu, und von der andere Seite schälte sich aus dem Grau ein Mann hervor, der meine Blicke magisch anzog. Kamelhaarfarbener Trenchcoat, weiche Locken, große Augen, lässiger Schritt. Wir starrten uns an. Erst als er schon zwei Meter an mir vorbei war, kam mir der Gedanke, dass er mein Date sein könnte. In diesem Moment tippte er mir auf die Schulter: »Frau Sandberg?«

Wir sprachen lange, er wollte alles wissen. Und er erzählte auch von sich. Sein Vater, ein Sozialdemokrat, hatte seine Mutter im Naziknast geheiratet. Aha, solche Geschichten kannte ich. Am Ende des Tages hatte ich den Auftrag, darüber zu berichten, wie die SED-Führung die Medien steuerte. Und ich war verliebt. Aber Letzteres wusste ich noch nicht. Ich ließ es nicht zu. Ich war verheiratet mit meinem dritten Ehemann, ein lieber Mensch, mit dem ich so nie geredet hatte. Und ich wollte einen Job. *Die Zeit* war das höchste aller Ziele. Ich saß vor meiner elektrischen Schreibmaschine und dachte: Bist du wahnsinnig geworden? Du kannst doch nicht für diese großartigste aller Zeitungen schreiben! Du beherrschst doch diesen Stil gar nicht. Das ist doch richtiger Journalismus.

Ehe sich die Panik richtig ausbreiten konnte, schrieb ich los, schrieb um meine Existenz, schrieb als Frau, die sich ein neues Leben in einer neuen Welt einrichtet. Ich verfasste eine kleine Geschichte über eine wahre Begebenheit. Kein theoretisches Konstrukt, wie die Sozialistische Einheitspartei Deutschlands Macht auf Zeitungen und das Fernsehen ausübt. Das wusste ich doch gar nicht, ich war ja nie dabei gewesen, als die Mächtigen entsprechende Beschlüsse fassten. Ich tat also nicht das Verlangte, gab keinen Überblick, sondern berichtete von einer persönlichen Erfahrung.

Im Dezember 1979 reagierte das Zentralkomitee der Partei auf einen Artikel von mir. Ich hatte einen Brigadier vom Bau erzählen lassen, wie sie mit Schummelei und Tricks ihre Normen abrechneten, obwohl gar kein Material vorhanden war, um entsprechende Leistungen zu vollbringen. Auf diese Weise funktionierte die Planwirtschaft in großen Teilen. Alle wusste es. Und ich schrieb darüber, weil der Brigadier, den ich über etwas ganz anderes interviewen wollte, zu mir gesagt hatte: »Die Wahrheit, die wollt ihr doch gar nicht wissen.« Das hatte mich verletzt, weil es in gewisser Hinsicht stimmte.

Nach dem Gespräch mit dem Brigadier ging ich zu meinem Chefredakteur und berichtete ihm von diesem Erlebnis. Er war ähnlich berührt wie ich, und schließlich wagten wir es, diesen unbotmäßigen Artikel zu schreiben und zu drucken. Es war wie eine kleine Revolution. Kaum war die Zeitung erschienen, meldete sich das ZK telefonisch bei der Chefredaktion. Ich musste antanzen im hohen Haus, nahe dem Marx-Engels-Platz.

In dem Dienstwagen des Chefredakteurs fuhr ich vor, ein Eisentor schob sich auf, nachdem der Pförtner telefoniert hatte. Ich trug einen viel zu auffälligen gelben Nappalederrock – hatte ja morgens nicht ahnen können, was mich erwartete. Man führte mich zu einer Tür, und ich betrat einen riesigen Raum mit langem Tisch. Am Ende saß ein Mann mit hochgekrempelten Hemdsärmeln, den ich aus dem Fernsehen kannte. Er ließ mich stehen, ohne mich anzublicken, las oder schrieb noch irgendetwas zu Ende, ehe er geruhte, mich wahrzunehmen. Das sollte mich klein machen. Und ihn groß. Genau dies aber stimmte mich ganz ruhig. Wenn er das nötig hat, dachte ich und grinste innerlich, dann ist das sein Problem.

Schließlich durfte ich Platz nehmen. Der Kerl, der um den Tisch herum näher kam und sich schließlich mir gegenübersetzte, Konrad Naumann, war erster Sekretär der SED-Bezirksleitung Berlin und Mitglied des Politbüros. Er roch stark nach Herrenparfum, und er diktierte mir in den Block, was am nächsten Tag als Antwort auf meine Ehrlichkeitsattacke in unserer Zeitung stehen sollte. Sie hatten die Frechheit, den Spieß umzudrehen. Mein Artikel wurde umfunktioniert, als Auslöser einer großen Debatte über Ehrlichkeit, Arbeitsmoral, Planerfüllung und so weiter.

Diese Geschichte also schrieb ich für die *Zeit* und schickte sie, wie verabredet, mit dem Taxi in die Redaktion. Eine Stunde später erhielt ich einen Anruf. Lob auf der ganzen Linie, und man fragte mich, ob ich morgen bei der Produktion dabei sein wolle. Ich war im siebten Himmel. Für mich ging damit eine Tür auf: Ich konnte schreiben, ich konnte Geld verdienen und meine Kinder ernähren. Meine Unabhängigkeit wahren. Für ein paar Monate hatte ich die Kreditkarte meines Ehemannes benutzen können – kein gutes Gefühl.

Bei einem Mittagessen sagte mir der verantwortliche Redakteur, mein künftiger Liebster: »Ich erwartete gar keinen druckbaren Text von Ihnen. Vielmehr dachte ich, wir würden eine Materialsammlung bekommen und sie dann in den Text einarbeiten.« So aber erschien mein Beitrag im Dossier der *Zeit* mit meinem Namen. Er erregte viel Aufmerksamkeit in dieser aufgescheuchten Zeit und brachte viele neue Aufträge ein. Ich sollte ein Buch über die DDR-Jugend schreiben, und das Deutschland-Ressort des WDR wollte mich kennenlernen, bot mir die Mitarbeit an einem Film an. Unvergessen für mich der Moment: Ich saß in Köln bei einem der WDR-Redakteure, als plötzlich die Tür aufging und Fritz Pleitgen in das Zimmer trat. Die Mauer war kurz zuvor aufgegangen, ich wurde als Abgesandte des alten Ostens umarmt, mir wurde gratuliert. Aber ich freute mich nicht so wie der damalige Chef der Abteilung »Politik und Zeitgeschehen«, mir war einfach nur seltsam zumute.

Ich machte all das, was man mir antrug, so öffnete sich eine Tür nach der anderen. Schon wenige Monate später saß ich in der Chefredaktion eines Frauenmagazins und unterschrieb einen Vertrag mit einem festen monatlichen Honorar.

Fünf Monate weiter war ich die Geliebte jenes *Zeit*-Redakteurs. Wir zogen kurz darauf zusammen, ließen uns scheiden, versuchten, unsere Kinder sanft in das Neue einzubeziehen. Es war zu viel Neues. Viel zu viel. Das Glück war ein paar Nummern zu groß, mein Gepäck schwerer, als ich glauben konnte. Ich verzeihe mir, dass ich nicht standhalten konnte. Dass ich klein und schwach wurde, dass ich mich angepasst habe bis zur Unkenntlichkeit, dass ich mich verraten, unterworfen habe. Und ich verzeihe ihm, dass er mich dann nicht mehr mochte. Ich war eine Exotin für ihn gewesen. Eine Frau aus dem Osten. Eine Mutter und Kollegin. Eine Berlinerin. Eine emanzipierte Nicht-emanze.

Damals kursierte das Gerücht, Ostfrauen seien besser im Bett. Na ja. Jedenfalls war es schick, sich mit mir zu umgeben. Aber bald war es nur noch normal. In der Zeit habe ich viel und begeistert gearbeitet, meine Kinder und mich weiter allein ernährt. Er hat mich nie auf eine Stufe mit sich und seiner Vorfamilie gehoben. Es war eine tägliche Kränkung. Und die Liebe reichte nicht aus, um lebenspraktische Fragen fair zu lösen.

16. April 2008

Ich sitze und warte. Ich gieße die Blumen im Garten und warte, ich trinke Himbeerlimonade und warte. Warten, worauf? Dass das Handy singt »Kein Schwein ruft mich an«? Oder wenigstens, dass der Doppelpiep eine E-Mail von Ralf ankündigt? Ich versuche, mir die Wartezeit so schön wie möglich zu machen, rolle mir meine Gartenliege in den Schatten des großen Holunderbaumes und lese. Es ist sehr warm für diese Jahreszeit.

Immer wieder ertappe ich mich dabei, dass ich unkonzentriert bin, muss drei Sätze zurückgehen, sie noch einmal lesen. Ich bin in Gedanken bei Ralf, bei seinen vermeintlichen Gründen, mir nicht Bescheid zu geben. Warum sagt er nicht: »Ich komme heute.« Oder: »Nein, ich komme heute nicht.«

Das Buch, mit dem ich mich gerade auseinandersetze, ist von Lawrence LeShan: *Diagnose Krebs. Wendepunkt und Neubeginn.* Der amerikanische Psychologe hat seit Jahrzehnten eine spezielle Therapie für Menschen mit Krebs entwickelt. Er bestätigt, was ich die ganze Zeit spüre und ahne, stellt jedem Leser einen Freibrief aus: Finde dein ureigenstes Ding und verfolge es. Herrlich. Hätte das mal einer zu mir gesagt, als ich zehn oder siebzehn war!

Die molekulare Interaktion der biologischen Systeme, die Krebs auslösen oder stoppen, bleibt, so sagt auch LeShan, bis heute rätselhaft. Aber es gibt etwas, in vielen Beispielen bestätigt, das den körpereigenen Krebsabwehrmechanismus aktiviert. Dies ist die Suche nach der Lebensform, die einem ganz persönlich entspricht.

In dieser Theorie finde ich mich wieder. Mit Simonton konnte ich nichts anfangen, habe mir Vorwürfe gemacht, dass ich mit meinen »Leukos«, den Leukozyten, die für die Abwehr von Krankheitserregern zuständig sind, nicht reden konnte, ihnen nicht vor meinem inneren Auge kleine Schutzschilde gegen die Strahlen umhängen konnte. Die Methode der Visualisierung, die schon vielen geholfen haben soll, sie ist nichts für mich. Und jetzt lese ich von einer Therapie, die auf mich zutrifft. Mein Herz klopft, ich vergesse zeitweise das Handy.

LeShan erklärt die Bedeutung der Selbstheilungskräfte. Genau da liegt ja mein Problem: Wie komme ich an sie heran, wie kann ich ihnen auf die Sprünge helfen? Der Autor schreibt, dass jeder von uns jeden Tag mehrere Male Krebs hat. Und jedes Mal tritt die Körperpolizei in Erscheinung und knallt ihn weg. Die große Frage ist: Warum schafft sie das in bestimmten Fällen nicht mehr? Bei jedem Menschen scheint das einen ganz persönlichen Grund zu haben. Auf einmal fällt mir auf, dass mein Schielen aufs Handy irgendwie mit diesem Grund zu tun haben könnte. Es ist mir selbst ein Gräuel, ich fühle mich dumm und doof, wenn ich so warte auf einen Kerl, der offenbar Wichtigeres zu tun hat, als mich anzurufen.

Schon seit Monaten habe ich den Wunsch, diese Abhängigkeit abzuschütteln. Ich will nicht über das Handeln eines anderen Menschen gesteuert sein. Tut er so, wie ich will, bin ich fröhlich. Mundwinkel nach oben. Tut er anders, bin ich traurig. Mundwinkel nach unten. Ich bin wie die Wetterfrau, und Ralf ist der Luftdruck.

Ich weiß, es ist äußerst riskant, solche Gefühlsmechanismen zuzugeben. Meine Freundinnen runzeln die Stirn. Tatjana grinst frech, zieht an ihrer Zigarette und sagt: »Deswegen bin ich ja durch mit den Männern.« Andere scheinen diese Jämmerlichkeit, die mein halbes Leben bestimmt hat, überhaupt nicht zu kennen. Schön für sie. Ich muss damit kämpfen. Egal wie lächerlich das ist.

LeShan machte die Erfahrung, dass besonders erfolgreiche Menschen oft Krebs bekamen, als sie den zentralen Sinn ihres Lebens verloren, ihren Grund, am Leben zu hängen. Die Ehe. Den Job. Oder die Vision, was sie eines Tages einmal Großes tun würden. Wenn das passiert, schleichen sich Hilf- und Hoffnungslosigkeit ein – siehe Annelie Keil, die sagt, das seien die größten seelischen Krankmacher. Dann flüstert die Seele dem Körper zu: »Das Leben lohnt sich nicht mehr«, und das Immunsystem verliert an Kraft. Wofür soll es jeden Tag aufs Neue arbeiten und alle bösen Prozesse im Körper reparieren, wenn der gar nicht mehr da sein will?

Diese Argumentation leuchtet sofort ein. In depressiven Phasen, in denen man sich hängen lässt, merkt man, wenn man genau in sich hineinspürt: Ich atme nicht tief genug, ich esse nicht richtig, ich lebe nur halb. Wie oft habe ich solche Stimmungen durchgemacht. Und wie oft waren sie mit Männern verbunden, mit einer bevorstehenden Trennung. Ich ahnte in diesen Situationen: Ich muss gehen, bevor ich nicht mehr kann. Oder sie traten in Zeiten der Sehnsucht auf, wenn ich hoffte, dass endlich wieder eine Liebe in mein Leben tritt. Dieses Suchen. Dieser verdammte Suchblick. Wie hat es mich angekotzt, jeden Raum, den ich betrat, nach potenziellen Kandidaten abzusuchen.

Und schließlich gibt es diese Phasen, in denen eine Beziehung sich etabliert, wo man lauert, wird es was, braucht er mich so wie ich ihn? Ist er ehrlich? Mein Gott, diese ganze Lebensenergie, die in derlei Dinge geflossen ist.

Nur kurz sind die Augenblicke, in denen es Entspannung gibt, Entwarnung, in denen die Beziehung einigermaßen läuft, in denen man denkt, so könnte es bleiben. Aber es bleibt nie so. Alles ist immer im Fluss. Auf diese Weise setzt sich dieser Reigen fort. Nie komme ich an, denke ich, nie wird es einen Menschen für mich geben.

Habe ich das meinem Immunsystem lange genug vorgejammert, so lange, bis es seinen Betrieb heruntergefahren hat? Bis es auf allen körpereigenen Rettungsstationen hieß: »Lohnt sich nicht mehr«?

So muss es gewesen sein.

Der Sinnverlust, der trat genau in dem Moment ein, als ich mir die Vergeblichkeit all dessen bewusst machte. Als mir endlich klar wurde: Die Männersuche ist Unsinn. Dass du allein bist, ist kein Zufall. Es hat auch sein Gutes. Und wenn es einen Mann gibt, wird er eines Tages da sein. Einfach so. Wie bei Dornröschen. Ha, vielleicht mit fünfundsiebzig. Da wusste ich noch nichts vom Krebs, wusste nicht, dass ich vielleicht so alt gar nicht werde.

Heimlich, versteckt vor meinen Erkenntnissen, liefen meine Versuche weiter, nicht allein sein zu müssen. Ich habe mich vor mir selbst geschämt. Abhängig sein, wie ekelhaft. Ich bin so froh, dass ich nicht saufen, nicht fressen und nicht rauchen muss. Ich muss nur Liebe finden.

Aber das müssen alle. Werden sie krank davon? Nicht alle. Und nun holt mich die Vergeblichkeit der Liebessuche ein, als Schwäche, als Kränkung, als Krankheit.

20. April 2008

Ich erwache, weil mir heiß ist und weil die Katze an der Tür scharrt. Ich denke als Erstes an das Buch: Der Psychotherapeut LeShan möchte, dass die, die er behandelt, gern schlafen gehen und gern aufstehen. Wie mir das einleuchtet. Vor ein paar Wochen habe ich erstaunt festgestellt, dass ich wieder gern zu Bett gehe, weil ich mich auf den neuen Morgen freue. Es war passiert, ohne ersichtlichen Anlass, und es war ein großes Glück.

Nun will ich nicht, dass das Telefonierverhalten oder der E-Mail-Schreibfleiß eines anderen Menschen darauf Einfluss nimmt. Auch wenn es der ist, den ich sehr mag. Ich will mein Erleben, mein Leben, mich selbst entfernen aus dem Dunstkreis der Abhängigkeit. Ich will bei mir sein, bei mir bleiben. Mein Gott, wie schwer das ist, wenn man es nie gelernt hat!

22. April 2008

Ralf will ein paar Tage zu mir kommen. Ich freue mich, aber ich bremse mich auch. Ich will es genießen, aber nicht brauchen.

Mit Lena verabrede ich mich zum Kaffeetrinken, anschließend zeigt sie mir einen Trödler, bei dem sie ein ro-

tes Blümchenkleid kauft und ich zwei alte weiße Spitzen-
tischdecken. Meine Tochter ist eine große Freude.

Am Abend spüre ich: Ralf gehört dazu. Schön, dass es
ihn gibt, aber es existiert nebenher auch noch viel anderes.
Er ist nicht das Zentrum für mich. Die Sicherheit unserer
Beziehung wächst. Und schon kann ich, wie es ganz klassisch in jedem Paarratgeber steht, den Abstand vergrößern,
meine Beziehungsmuskeln lockern. Von ihm wegsehen.
Ohne unglücklich zu sein.

Über all diesen Gedanken steht der Krebs. Ich habe die
Aufgabe, dafür zu sorgen, dass er nicht wiederkommt. Das
heißt, mit mir und den anderen so umzugehen, dass es
fließt.

Ein Gedanke blitzt auf: Meine Mutter hat mich geliebt. Auf ihre Weise. Ich habe es nicht bemerkt, denn sie
konnte es nicht ausdrücken. Nicht mit Blicken, Gesten, Taten. Sie hat mich beschenkt, oft großzügig. War das als
Ausgleich gedacht? Für ihr alltägliches Desinteresse, für
ihre Unfähigkeit zu verstehen? Sie wollte lieb sein. Und
konnte es nicht. Und sie begriff nicht die Tragweite ihrer
Handlungen.

1. Mai 2008

Maifeiertag und unser zweiter Versuch. Seit zwei Tagen ist
Ralf in Börnicke, mit einer Reisetasche voller Hemden. Er
hat seine Entscheidung getroffen: Wir. Wir werden zusammen sein. Zu Hause hat er es gesagt. Dort Trennung.
Hier Neubeginn. Ich hatte ihm schon so oft zu verstehen
gegeben, dass ich ihn hier haben will, ganz haben will, da
musste er nicht mehr fragen. Aber ich stehe am Rand und
betrachte die Ereignisse. Als würden sie nicht mein Leben

verändern. Ich habe also wieder einen Mann an meiner Seite. Und wo ist jetzt das Glück, das ich spüren müsste?

2. Mai 2008

»Ich fahr mal los und hole meine Katze.« Das sagte er, freudlos, gequält. Er meinte: Wenn die Katze hier ist, ist sein Leben hier. Dann wohnen wir zusammen. In meinem Haus. Es gefällt ihm, aber er hätte es nicht für sich ausgesucht.

Ich bin im Wohnzimmer und warte, wieder einmal, es ist 23 Uhr. Ich bin ganz ruhig, jetzt rollt der Stein, und ich sehe zu, wohin. Da ist er, er hat mein Auto genommen, ich reiße die Tür auf, Ralf sieht an mir vorbei, trägt gehetzt den Katzenkorb ins Gästezimmer. Da sitzt aber schon mein Kater auf dem Fensterbrett. Ich höre ein Kreischen, sehe Fellfetzen in der Luft herumfliegen, rieche Katzenpisse. Auf Ralfs Arm ein blutiger Ratscher.

So geht's nicht. Ich weiß nicht, ob er es auch spürt, denn wir sprechen nicht miteinander. Ich bringe zwei Gläser Rotwein, zwänge mich durch den Türspalt wie durch eine Schleuse, damit Kater und Katze auf Abstand bleiben. Wir hocken uns aufs Gästebett, in dem er heute schlafen wird – bei seiner armen gestressten Katze. Mein Kater kratzt von draußen an der Tür. Wir stoßen an, es ist alles falsch, gequält. Und wo ist der Ausgang?

3. Mai 2008

Wir belauern unsere Katzen, die Katzen belauern sich. Sie umschleichen sich brummend, sträuben das Fell, und ab und zu fällt ein Tier über das andere her. Dann sehen wir nur ein wirbelndes Knäuel und halten den Atem an. Ich würde es darauf ankommen, würde sie ihren Kampf ausfechten lassen. Sie sollten sich untereinander arrangieren, herausfinden, wer dominiert – und fertig. Aber ich halte mich zurück.

Ich kenne Ralfs Katzengeschichte. Das Tier ist neurotisch auf ihn fixiert, kennt keine tierischen Konkurrenten mehr, war jahrelang nicht draußen. Ich weiß, dass es fast wie mit Kindern ist. Loyalität gegenüber Schwächeren. Ich erinnere mich, wie ich zwischen meinem Hamburger Lebensgefährten und meinen Kindern hin und her gesprungen bin, um für alle da zu sein, um die Gegensätze zu versöhnen. Ein absurder Tanz. Der alte Schmerz, er ist wieder da. Auch wenn es Katzen sind: Ihr Kampf birgt Sprengkraft.

4. Mai 2008

Wir sitzen auf der Terrasse. Die Katze schaut von innen durch die geschlossene Terrassentür, der Kater sitzt im Gebüsch. Wir sind völlig sprachlos geworden, warten angespannt, was als Nächstes passiert. »Wo meine Katze sich nicht wohlfühlt, da fühle ich mich auch nicht wohl«, sagt Ralf. Ich antworte nicht. Was soll ich sagen? Dass zwei Katzen mit Sicherheit unwichtiger sind als unsere Beziehung? Nein, ich schweige. Beschäftige mich wortlos mit der Enttäuschung, dass er nicht mit mir zusammen eine Lösung sucht, sondern sich hinter das Felltier zurückzieht. »Ich bin für das Tier verantwortlich, ich habe es hierher gebracht, es kann sich nicht allein helfen.« Und ich? Meine Nebenbuhlerin nun eine Katze. Meine Gefühle sind auf null. Wie eingefroren.

5. Mai 2008

Gestern Abend nach Gekreisch und Gefetz hat er sein Tier in die Kiste gestopft und sie in seine Wohnung zurückgebracht, dort, wo, das wird mir nun viel deutlicher bewusst, noch eine Frau lebt. Ich war ganz still in mir. Gar kein so schlechtes Gefühl. Einsamkeit, wie ich sie kenne. Nur dass ich jetzt stärker bin. Ich werde es überleben. Und es wird weitergehen. Irgendwie.

7. Mai 2008

Er war wieder hier. Zärtlich, zugewandt, als wäre nichts geschehen, als wäre sein Plan, mit mir ein Leben zu teilen, nicht gerade geplatzt. Und vielleicht ist er es auch nicht. Es geht weiter. Ich bin passiv. Suche nicht die Lösung, kann abwarten. Eine völlig neue Reaktion, ich lasse die Zügel schleifen, mal sehen, was geschieht. Ich nehme ihn in die Arme, und das ist die ganze Wahrheit.

10. Mai 2008

Alles hat sich beruhigt. Der 1. Mai ist vorbei, er wollte es tun, bleiben, er hat die Katze geholt. Ein Versuch. Letztes Jahr am 1. Mai wollte er auch schon bleiben – und am Ende hatten wir uns gestritten. Jetzt waren es nur die Haustiere. Immerhin, ein Fortschritt. Wir waren nicht froh, auch bevor die Katzen kämpften. Er wollte weg aus seiner alten Beziehung. Aber die Logik, deswegen zu mir zu kommen, tat uns nicht gut. Es war so zwanghaft. Als dann die Katze hier war, hat sie uns eine Entscheidung abgenommen. Dinge zeigen sich. Es werden sich andere Dinge zeigen. Warten – ein starke Aktion!

15. Mai 2008

Ich träume. Genieße, dass nichts wehtut. Ruhe im Körper, Ruhe in der Seele. Ich muss grinsen. Rede ich jetzt doch mit meinen Immunkräften: »Los, seid nicht faul, ich will leben«? Irgendwie schon. Ich weiß, dass der Krebsschock mich gelassener gemacht hat. Ich habe die Ohnmacht gespürt. Ich weiß nun, dass sie nicht so schrecklich ist, wie man immer denkt. Es gibt Hilfe, es gibt Rettung. Es gibt ein Leben danach. Und die Veränderung ist nicht nur schlecht. Mit dieser Erfahrung, die nun in jeder meiner Zellen sitzt, kann ich auch eine Liebe leben, die nicht makellos ist, nicht konfliktfrei, kein Märchen, kein Traum, sondern der ganz normale Versuch, mit einem anderen Menschen zu kommunizieren, nah, ehrlich und uneitel. Obwohl alles so verfahren aussieht, habe ich Vertrauen. In was, weiß ich gar nicht. In mich? Ins Leben?

17. Mai 2008

Ich will nicht an diese andere Frau denken. Und doch kommt ab und zu die Frage hoch: Wie geht es ihr? Er hat sich getrennt, aber seine Katze ist bei ihr. Er ist oft bei mir, aber auch ab und zu noch dort. Wie geht das? Aber ich will mir keine Bilder vorstellen, keine Details wissen. Wenn ich sie kennen würde, wäre alles ganz anders. So sehe ich nur uns, Ralf und mich. Beide haben wir ein eigenes Leben. Zu seinem gehört, sich aus einem Irrtum zu lösen, den er vor zwei Jahren begangen hat, in der großen Sehnsucht nach Familie. Zu meinem gehört, auf mich zu achten nach einer Krebserfahrung. So schlecht sind also unsere Karten nicht. Jeder macht seine Hausaufgaben. Und wir lassen einander. Aber in der Mitte, da treffen wir uns und tun uns gut und geben uns die Kraft, um allein die richtigen Dinge zu machen. Ich glaube, so kann ich eine Liebesbeziehung für mich definieren: allein sein und gemeinsam sein. Beides in völliger Selbstverständlichkeit.

Ich gebe ihm keine Tipps für seine Trennung, ich erwarte, verlange nichts, was er nicht von sich aus geben will. Und er begleitet meine Überlegungen, meine Gefühle, stärkt mich unglaublich durch die Begeisterung in seinem Blick.

2. Juni 2008

Gestern Abend bei Tatjana im Garten. Als ich um die Ecke bog, standen Kaffee, Ciabatta und Käse auf dem Tisch. Im Garten, der an den Rändern mit Jasmin und Obstbäumen zugewachsen ist, blühen Malven, Rosen und Hortensien. Wir sitzen unter einem Walnussbaum auf alten Holzsesseln. Und schon sind wir mittendrin in unserer üblichen Nachdenklichkeit. Tatjana sagt, es sei schwer gewesen für sie, mit mir befreundet zu sein. Damals. Sie war Puppenspielerin am Staatlichen Puppentheater Berlin. Ich war Zeitungsredakteurin. Sie wähnte sich in Opposition und mich in Konformität.

Ich erkläre geduldig: Ich habe geglaubt, wider besseres Wissen. Nicht um Vorteile ging es, es ging ums Glaubenwollen. Weil es schön ist, sich einen Sinn zu machen und den mit anderen zu teilen. Ein Menschenwunsch, der zu Diktaturen gehört, zu Massenbewegungen. Und immer der leise bedauernde Begleitton: Wäre Wahrheit nicht besser als Zugehörigkeit? Aber wo? Wo ist sie, die Wahrheit? In den Büchern? Im Fernsehen? In der Vergangenheit? In den Lebensgeschichten der beispielhaften Helden? Im Museum?

Das Schwarz-Weiß-Denken ist tief eingebrannt. Es gibt das Gute und das Böse, das Richtige und das Falsche. Wer nicht für uns ist, ist gegen uns. Freund oder Feind. Immerzu diese Wertung, die damit verbundene Gehässigkeit. Ehrliche Kritik? Wurde versucht und benutzt. Seht her, wir sind die wahren Demokraten. Und dann? Listen mit verbotenen Vokabeln, verbotenen Themen. Zum Beispiel das Thema »Altbausanierung«. Weil sie nicht funktionierte, wurde es in der Zeitung nicht mehr erwähnt. Problem gelöst. Das Lachen über die Lächerlichkeit blieb im Hals stecken. Und immer warten auf bessere Zeiten. Auf Einsicht, auf die biologische Lösung. Die alte Riege hatte ja nicht ewig Zeit auf Erden. Nicht schön, so zu denken. Aber wie sonst?

Ich trat den Rückzug an, redete immer weniger. Unter den Kollegen hatte ich keine Freunde. Da waren Genossen Spießer, Genossen Verwalter, Genossen Verhinderer. Eben Genossen, aber nicht meine. Ich hatte meinen Privatmythos. Alles für die Zukunft – ja. Aber nicht mit denen, die würden sich ändern müssen. Dürften nicht mehr so stur nachquatschen, nicht mehr so schreckliche Klamotten anziehen, müssten mehr Humor zeigen, Musik hören. Bewegliche Menschen werden. Aber: Selbstüberschätzung kann der Weg nicht sein. Wer ist der Falschfahrer? Ich oder die anderen? Millionen Fliegen können nicht irren, oder doch?

Das Leben lebt auf seine Weise. Mit Kindern. Mit Liebeskummer. Mit einem kaputten Auto. Reparaturen jeder Art – eine Katastrophe. Das bedeutet Riesenanlauf und eine Werkstatt bezirzen. Das bedeutet, es immer wieder hinbekommen, dass es läuft. Der Trabi, die Waschmaschine. Philosophie, das ist das andere, wozu das Warten gehört, dass die Wahrheit sich zeigt. Und dazwischen im Kaufhaus nach Kinderstiefeln anstehen. Die Größe, die ich brauche, fehlt. Na, nächste Woche kommt eine neue Lieferung. Stattdessen gibt's einen Skioverall. Richtig hübsch, aus Österreich. Warum können wir das nicht? Später, später. Das wird noch. Und immer der Satz: »Die Überlegenheit einer Gesellschaftsordnung zeigt sich in ihrer Arbeitsproduktivität.« Das ist die eigentliche Wahrheit. Es ist schwer, einem Ideal, das alle Sehnsüchte nach Güte, Menschlichkeit und Sinn einfing, auf Wiedersehen zu sagen.

Diese Zerrissenheit. Ich hole sie zurück, sie gehört zu mir. Ich erinnere mich. Das Gefühl, dass mein Magen zittert. Wie Lampenfieber. Wohin? Wohin mit Wissen und Fühlen, mit Angst und Gewissheit? Mit mir? Wohin denn bloß, wenn hier nichts ist, was mich hält, halten kann. Halt gibt? Es gab viel zu verlieren, wenn man losließ. Alles eigentlich. Ein Zuhause in der Welt, auch wenn es ein verlogenes war. Es war immerhin eines. Und andere Orte in der Welt – würden die mehr Wahrheit haben? Ich hatte starke Zweifel. Die Ordnung mit der hohen Produktivität, ihre Zugkraft schien billig. Weggehen, nur um Bananen zu essen. Nein, wirklich. Edler Verzicht schmeckt auch irgendwie. Wenn man Opfer brachte, zeichnete man sich aus. Manchmal tat das gut, und es war sogar schick, wenn man sich nicht um schnödes Geld mühen musste. Besitz als Ballast.

Bei Lawrence LeShan las ich über einen Mann, der Krebs bekam, als er erkannte, dass er nie ein richtiger Schriftsteller sein würde, immer nur ein Schreiberling gefälliger Sachen. Es ist nicht nachweisbar, dass Biografien zum Krebs führen. Aber ich spürte, als ich das las, plötzlich einen Stich im Herzen und dachte: Ich habe beides erlebt, den Verlust eines Sinns und einer Vision. Wann war das? Es dauerte. Es zog sich hin. Bis der Punkt kam, an dem ich nicht mehr zurück konnte. Der Tag, als ich den Antrag in den Briefkasten steckte. Ein vielseitiger Vordruck mit der Überschrift »Antrag auf Eheschließung mit einem Ausländer«. Der Ausländer war Bundesbürger, mein künftiger Mann, mit dem ich eineinhalb Jahre später nach Hamburg zog. Und der Antrag war so viel wie ein Ausreiseantrag. Nur dass ich mich hinter das Private zurückziehen konnte. Gegen die Liebe ist kein Kraut gewachsen … oder so ähnlich. Das war gelogen. Nie hätte ich mich in einen Bundesbürger verliebt, wenn ich es nicht gewollt, wenn ich nicht mit meiner Sekte abgeschlossen hätte. Es gab Zeiten, da hätte ich auch die größte Liebe meinen Idealen geopfert. Die Zeiten waren vorbei. Die gesellschaftliche Vision war gestorben. Vor meinen Augen, in meinem Herzen. Ich konnte gehen, mich verlieben.

Der Staatsapparat bestellte mich monatlich zu einem Gespräch: »Sind Sie immer noch ausreisebreit? Will Ihr künftiger Ehemann nicht zu uns übersiedeln? Was wird dort aus Ihren Kindern?« Der Vater der Kinder musste schriftlich auf sie verzichten, und meine Mutter, meine Oma, mein Bruder mussten schriftlich auf mich und meine künftige Unterstützung verzichten. Meine Mutter sagte: »Ich habe keine Tochter mehr. Sie ist für mich gestorben.« Die Ablösung war in kleine Schritte eingeteilt, jeden konnte ich auskosten, durchleiden. Meine Arbeit verlor ich am selben Tag, an dem ich den Umschlag mit dem Antrag in den Briefkasten gesteckt hatte. Nie war die Post so schnell. Kaum war ich zu Hause – ich war an dem Tag krank geschrieben –, rief auch schon meine damalige Chefredakteurin an: »Bist du wahnsinnig? Komm sofort in die Redaktion, wir müssen reden.« Am selben Tag war ich entlassen, war ich alle Mitgliedschaften und den Hausausweis fürs Pressehaus los. Die Kollegen grüßten nicht mehr. Nur ein, zwei von ihnen schüttelten den Kopf und sagten: »Wenn jetzt schon solche wie du gehen …«

Den Parteiausschluss, ein paar Wochen später, feierte ich mit meinem zukünftigen Mann in einem Nobelrestaurant. So war ich, wenn schon, denn schon. Solche Etablissements hatte man für den gut zahlenden Feind geschaffen. Ich gehörte jetzt dazu. Ein pervers-schönes Gefühl. Viel Trotz dabei. Wenig echte Freude. Eine Lossagung. Ein Aufbruch.

Immer mehr Puzzlestückchen fügen sich zusammen. Das ganze bisherige Leben. Ein weiteres Bild blitzt auf: Mein erstes Stipendium als Journalistikstudentin in Leipzig, 180 Mark, ich gab das Geld für ein paar Schuhe aus. Es waren rote Plateauschuhe mit zwölf Zentimeter hohen Absätzen, sie kamen aus Italien. So etwas gab es nur im Exquisit, eine Ladenkette für Luxusklamotten. Ich wollte mich abgrenzen, und ich musste auch nicht hungern, wenn das Stipendium ausgegeben war. Der Wohnheimplatz kostete nur zehn Mark, und ich besaß ein Sparbuch, konnte Nachschub abholen.

Nächstes Bild: großes Gelage im Wohnheim bei den ausländischen Studenten. Whisky und Wodka aus den Päckchen von Nikolai, dem Bulgaren. Die Eltern hatten es geschickt. Anschließend *je t´aime, je t´aime*, wer schläft mit wem? Sex ohne Sinn und Gefühl, schick. Und betäubend. Auch im Osten gab es ein Achtundsechziger-Feeling. Freiheit des Intimen. Die Pille umsonst. Abtreibung ab 1972 legal und kostenfrei.

Mein Studium – mehr Alkohol und Sex als alles andere. Inhalte waren rar. Die paar marxistischen Phrasen hat man lernen können, Sprachen fielen mir zu, Literatur las ich sowieso. Militärpolitik etc. habe ich boykottiert. Man brauchte auch Feindbilder, die Professoren eigneten sich dafür hervorragend. Es waren stupide Vorleser von Vorgefertigtem. Entweder man schlief, wenn sie referierten, wegen der Nacht davor. Oder man krallte vor Wut die Fingernägel ins Pult. Anwesenheit war Pflicht. Abhakedisziplin. Kontrolle durch die Kommilitonen. Einschließlich Verrat.

Ein Tribunal, vier Namen sind aufgerufen, meiner war darunter. Zwanzigmal hatte ich in zwei Monaten gefehlt, und zwar auf Kosten der Arbeiterklasse. Bloß jetzt nicht lachen. Ich brauche den Schein. Ich will diesen Beruf. Ich will schreiben, aufklären, agitieren für ein besseres Leben in einer besseren Welt.

Also vier Jahre Maulwurf sein. Das Wichtige verstecken: mich selbst. Es gibt niemanden, mit dem ich offen reden kann. Mehr Misstrauen als alles andere. Die Paradoxie: Ich werde abgelehnt von Leuten, die ich noch viel mehr ablehne. Ich denke, sie können mir nicht wehtun. Aber sie konnten es doch, es waren so viele, fast alle. Und die anderen angefeindeten Mädchen aus Berlin, meine Freundinnen, wir solidarisierten uns nicht wirklich. Wir feierten, wir tranken, wir flirteten, zusammen tauchten wir aus der unerträglich stupiden Wirklichkeit ab. Aber jedes der Mädchen blieb für sich. Neid auf Klamotten, Eifersucht auf Kerle waren wichtiger als Zusammenhalt. In unserem Hass auf den Apparat, auf die Lügner und Heuchler, fühlten wir eine Gemeinsamkeit, in allem anderen nicht. Nie war ich einsamer als in der Studentenzeit, in der ich kaum mal eine Stunde allein war.

Krankheiten, immer wieder. Kurz vor dem Durchdrehen eine Atempause in Berlin. Ausruhen. Schweigen. An das Schöne denken. An später, wenn die Träume sich erfüllen würden. Aushalten. Durchhalten. Die anderen können es doch auch. Endlose Selbstvorwürfe: Was für eine Memme du doch bist. Sie mögen dich nicht. Die Profs, aber auch die Kommilitonen. Weil du eine eingebildete Zicke bist. Eine aus der Hauptstadt, mit roten Plateauschuhen und Jeans aus dem Intershop. Weil du nicht mit Studenten schläfst, sondern mit Künstlern. Weil du kein Bier trinkst, sondern Wein. Alles klar! Aber ich hielt durch. Trank dennoch kein Bier, rauchte weiter »Club«, die teurere Marke. Immer wieder stellte ich mir die Frage, wieso alle arm und hässlich sein müssen, wenn es darum geht, es für alle schöner und reicher zu machen.

Die Sehnsucht nach Mitte, nach Aufgehobensein. Aber zum Aufgehobensein gehören solche, bei denen man sich aufgehoben fühlt. An der Uni gab es die nicht. Also: Selbstisolation.

Tatjana sagt, es war schwer, mit mir befreundet zu sein. Ja. Ich war auch nicht mit mir befreundet. Denn ich kannte mich nicht wirklich.

Noch so ein Bild: Die Redaktion 1987, ich mache seit Langem nur noch Dienst nach Vorschrift. Die Hoffnung ist aufgegeben. Nichts hat sich erfüllt von dem, wofür ich das Studium vier Jahre lang ertragen habe, den Drill. Nur kurz, in den Siebzigerjahren, hatte es ein Wetterleuchten gegeben. Man dachte, viele dachten: Jetzt geht's los! Das war längst vorbei.

Ich befinde mich im achten Stock des neuen Pressehauses am Alexanderplatz, Großraum, Schreibtischnischen, mit Wandschirmen geteilt. Pawel, ein witziger, gescheiter Typ, sagt: »Was denkt ihr, wie viele Arbeitslose es gäbe, wenn wir Marktwirtschaft hätten?« Ein ketzerischer Gedanke. Seine Frage noch ketzerischer. Ich antworte: »Dreißig Prozent.« Wir schweigen. Alles ist gesagt. Alles über unser Zutrauen in dieses System. Ein Standardwitz aus der Zeit: »Was passiert, wenn ein DDR-Ökonom in die Wüste kommt? Antwort: Dann wird der Sand knapp.«

Nur mit Humor und Alkohol ertragen wir die Enttäuschung, die Selbsttäuschung, das Bröckeln, den Stillstand. Ab zwölf Uhr mittags wird an den Schreibtischen »Goldbrand« gesoffen, hochprozentiger Weinbrandverschnitt. Es ist eine bleierne Zeit. Sinnlosigkeit, Hoffnungslosigkeit, Ratlosigkeit.

Ich gehe mit meiner Mutter in der Kantine unseres Redaktionsgebäudes einen Kaffee trinken. Ich sage, dass ich krank werde, wenn ich hier weiter mitmache. Sie sagt: »Halt noch ein bisschen aus. Es kann nicht mehr lange so weitergehen. Und wenn die Richtigen sich durchsetzen, werden wir gebraucht.« Ich sehe keine Richtigen kommen. Von unten nicht, von oben nicht und von der Seite auch nicht.

Damals kann der Krebs noch nicht an mir gefressen haben. Vielleicht wurde sein Grundstein gelegt, vielleicht war da die Initialzündung, die erste mutierte Zelle. Nie werde ich es erfahren, aber das Gefühl ist wichtig: Nie mehr werde ich es erlauben, dass so an mir vorbeilebe. Dazu gehört auch, das Vergangene zu ordnen, zu verstehen, zu entgiften. Erinnerungen können sich verkapseln. Wenn sie nicht angeschaut, abgestaubt und neu bewertet werden, können sie faulen und stinken und schmerzen. Wer weiß denn, aus welcher Zeit die Lasten zu sein haben, die uns irgendwann krank machen?

Das eigene Leben lieben, wie es Dr. LeShan seinen todgeweihten Krebspatienten vorschlägt – kann ich das nicht erst, wenn ich es wieder anschaue? Wenn ich mich verstehe? Auch die, die ich damals war? Kann ich dem Krebs dankbar sein, dass er mich auf den Weg geschickt hat? Etwas Kleineres hätte es nicht geschafft. All das Alte hervorzuholen, es ist doch ziemlich gruselig.

3. Juni 2008

32 Grad. Robert ist da, wir ruhen im Schatten auf den Gartenliegen. Er hat seinen Laptop auf dem Schoß, ich blicke durch Sonnenbrillengläser in den Himmel über mir. Drei kleine Vögel attackieren einen großen Raubvogel. Der Große tut mir leid, die Kleinen sind nicht allein.

Nachmittags fahre ich zu Anja – Kontrolltermin. Die Stadt ist in der Hitze ganz leer, wer kann, meidet sie heute, sodass ich direkt vor der Praxisklinik einen Parkplatz finde.

Am Anmeldetresen befindet sich auch keine Schlange wie sonst immer. Eine Frau mit Basecap auf der Glatze ist vor mir dran, sie ist schön geschminkt und hat große Kreolen an den Ohren. Ich würde ihr gern sagen, wie gut sie aussieht, aber das tut man nicht. Auch nicht unter Kranken. Trotzdem, ich lächle sie so lange an, bis sie es merkt.

Nach mir erscheint eine Frau am Stock, sie kann kaum gehen, kämpft mit ihrem massigen Körper, der in einer weißen Häkeljacke steckt. Mit so verschiedenen Menschen in einem Boot, denke ich. Aber ist es tatsächlich so? Hat die Krankheit nicht viele Gesichter? Gibt sie nicht jedem eine andere Aufgabe und unterschiedliche Chancen?

Die schicke Schwarzhaarige, die mir gegenübersitzt,

schiebt ihre Sonnenbrille auf den Kopf und liest den *Spiegel*. Was machen sie alle hier? Was haben sie hinter sich? Vor sich? Ich sehe auch nicht gerade aus wie eine Krebsleidende. Schein und Sein.

Wenn ich in dieser Praxis bin, ist alles ganz präsent. Ich gehöre zu den 55 000 Frauen, die letztes Jahr Brustkrebs bekommen haben. Dieses Jahr werden es andere 55 000 Frauen sein. Und nächstes Jahr wieder 55 000. Ich spüre, wie ich mich mit der Krankheit abgefunden habe. Mein Leben hat sich dieses Übel ausgesucht, ich kann es annehmen.

Es ist ein Routinetermin, es geht darum, zu überprüfen, wie die Bestrahlungsfolgen abklingen – oder ob sich ein neuer Knoten bildet. An diese Möglichkeit denke ich kaum, aber es geht, ganz realistisch gesehen, genau darum. Alles liegt aber im Normbereich, die bestrahlte Brust tut jedoch noch manchmal weh, weshalb eine Mammografie erst im September ausgeführt werden kann.

»Wir brauchen uns keine Sorgen zu machen«, sagt Anja. Sorgen nicht, aber Gedanken schon, Gedanken über einen Rückfall.

Lange mit meiner Mutter telefoniert. Sie war auf dem Anrufbeantworter, und ich habe brav und ohne Lust zurückgerufen. Ich erwartete, dass sie wieder kränkende Oberflächlichkeiten von sich gibt. Wie neulich, als ich ihr über Ralf und seinen langen Entscheidungsprozess erzählte und sie sagte: »Du kannst froh sein, dass er ab und zu mal vorbeikommt.« Heute hat sie Angst, weil auch sie zu Anja muss, morgen. Der Urologe hat ihren Optimismus gebremst. Sie hatte ihn gefragt, wann der unter dem Schlüsselbein eingesetzte Port, über den die Chemo in ihren Körper geschleust worden war, herausoperiert wird. Der Arzt sagte: »Den Port brauchen wir bestimmt noch mal. Nur zwanzig Prozent der Patienten sind nach einer Chemo wirklich geheilt.« Das ist brutal, denke ich, aber auch: Sie wird eine solche Aussage des Arztes herausgefordert haben. Wahrscheinlich hat sie ihn provoziert, ihn ruppig angefahren: »Wann kommt das Scheißding denn nun endlich mal raus?« Als ich diese Vermutung meiner Mutter mitteile, lacht sie und meint: »Ja, ich war bestimmt schnodderig.«

Das ist es, was mich an ihr so nervt und kränkt: Dass sie mit sechsundsiebzig emotional brisante Dinge noch immer nicht klar benennen kann, dass sie noch immer »schnodderig« sein muss, wenn ihr etwas nahegeht. Ich war selbst lange so, habe dadurch unendlichen Schaden genommen, bin immer wieder missverstanden worden. Ich weiß, wie wichtig es ist, diese Schnodderigkeit abzulegen – und sie nicht mit Humor oder Charme zu verwechseln. Ich spüre, dass Belastungen, die aus schlechten Beziehungen stammen, schädlich für mich sind. Und ich suche nach einer Umgangsform mit Menschen, die mich kränken, sodass sie mich nicht mehr kränken können. Viele sind es nicht, aber sie sind mir besonders nah.

5. Juni 2008

Der Kauf einer Espressomaschine. Sehr lustig. Ralf will sie spendieren. Bei Konsumgütern ist es mir immer wichtig, dass sie gut aussehen. Mein Freund will eine mit viel Technik, vor allem mit Display. Jetzt haben wir eine, die zierlich ist, weiß-silbern und beim Mahlen und Dampfen keine lauten Geräusche macht. Es ist eine *Jura*, der Rolls-Royce unter den Espressoautomaten. Ohne Schwierigkeiten kann ich ihr fantastischen Milchkaffee entlocken. Zum Verkäufer sagte ich: »Die spricht ja mit einem.« Er erwiderte: »Dann brauchen Sie jetzt nicht mehr mit dem Kühlschrank zu sprechen.« Haha. Ich spielte die Hausfrau, die mit ihrem Haushalt spielt. Und ich kam mir vor, als sei ich drei Jahre, als Ralf an der Kasse seine EC-Karte zückte. Ich bin es nicht gewohnt, dass ein anderer bezahlt. Aber ich habe mir verordnet, es zu genießen. Nie hätte ich mir selbst so ein teures Teil gegönnt. Das Einzige, wofür ich hohe Preise zahle, wenn's sein muss, sind Schuhe. Oder Stiefel. Oder Handtaschen. Oder Gürtel. Na ja, ich stehe dazu.

6. Juni 2008

Ein neuer prachtvoller Tag. Morgens schon 20 Grad, babyblauer Himmel, leichter Wind. Die Rosen blühen rosa, rot und weiß, die Wolkenblumen blau. Und ich bin traurig. Sosehr ich auch in mein Inneres hineinlausche, Freude finde ich nicht. Als sei, wenn alles einen Moment gut ist, erst richtig Platz für das nicht so Gute in der Tiefe, in der Vergangenheit. Dieser Lauschangriff auf sich selbst, manchmal muss er sein. Ich habe etwas nachzuholen.

Als ich klein war, war es verpönt, über sich nachzudenken. Man nannte das »Nabelschau«. Und: »Tu dir doch nicht immer so leid.« Oder: »Ja, ja, die ganze Welt dreht sich nur darum, dass du einen Pickel hast.« Das Ich war abgewertet, bevor es sich der Welt richtig vorstellen konnte.

Das alles ist lange her. Und es war ein langer Weg, sich selbst zu finden in dem ganzen Wirrwarr aus Erwartungen anderer, Postulaten der Gesellschaft und dem eigenen Glauben, der sich daraus ergab.

Beim Frühstück auf der Terrasse habe ich weitergelesen bei LeShan. Er schildert das Leben einer Frau, die ich beneide. Sie hatte Hautkrebs. Schlimm. Und die Krankheit war der Anlass, etwas in ihrem Leben grundsätzlich zu ändern. Der Psychotherapeut half ihr, herauszufinden, was sie begeistert, was ihr Freude macht. Und nicht, wie sonst in Therapien üblich, was ihre dunklen, neurotischen Seiten sind. Ach, wie gern hätte ich einen solchen Therapeuten. Was begeistert mich? Was wäre der Sinn, der mich packt und trägt, den ich trage und erfülle?

Diese Frau mit Hautkrebs war sehr erfolgreich, und sie verabscheute ihren Job. Sie wollte nicht so sein wie die Geschäftsleute um sie herum. Und sie wertete sich ab, weil sie nicht verheiratet war. Es stellte sich aber heraus, dass sie gar nicht heiraten wollte, dass sie nur glaubte, man müsse verheiratet sein.

Oft habe ich den Verdacht, dass mich ebenfalls mein Ordnungssinn leitet und nicht meine tiefen Bedürfnisse. Ich brauche den Überblick. Wer gehört zu mir? Einen Trauschein benötige ich dafür eigentlich nicht. Im Gegenteil, während der drei Male, in denen ich für jeweils kurze Zeit verheiratet war, zog sich ein Grauschleier über mein Gemüt. Ich fühlte mich gefangen, blockiert, instrumentalisiert. Die Ehe ist es also nicht, die mich begeistert, das steht schon mal fest. Mein Job, ja, der enthält jede Menge Freudenpunkte. Ich habe verdammtes Glück mit ihm. Aber glücklich macht er nicht – weil ich ihn beherrsche. Ich kann, was ich tue. Lange Zeit dachte ich, ich bin eine Mogelpackung, und meine beruflichen Partner hätten es nur noch nicht gemerkt. Ich weiß von vielen Frauen, dass sie so denken. Was Spaß macht und manchmal sogar leicht fällt, das kann doch nichts wert sein, mutmaßen wir.

Ich arbeite zu Hause, wo mich keiner sieht. Das ist eine einsame Angelegenheit. Aber alles hat seinen Preis, auch die Freiheit, gleich aufstehen zu können und die Rosen zu gießen oder einen zweiten Milchkaffee zu machen oder mit einer Freundin am Telefon zu reden. An meine Leistungsgrenzen muss ich nur selten gehen. Ist das ungesund? Wie gern würde ich diesen LeShan fragen. Die Frau mit dem Hautkrebs begann jedenfalls ein zweites Studium und arbeitete anschließend mit behinderten Menschen. Das wäre nicht mein Weg, die Studienjahre waren für mich eine Zeit grauenhafter Unterdrückung. Immer wiederkehrende Albträume: Ich muss noch mal Abi machen, ich muss noch mal studieren.

Heute Nacht hatte ich einen schlimmen Traum. Ich erlebte all die schlechten Eigenschaften meiner Mutter, und jemand sagte zu mir: »Es ist nicht deine Schuld, dass du eine solche Mutter hast.« Daraufhin antwortete ich: »Doch, ich habe mir den falschen Wirt gesucht.«

»Wirt« – diese Bezeichnung steht doch für einen Organismus, der von einem Parasiten befallen wird. Habe ich es so sehr verinnerlicht, dass wir Kinder überwiegend eine Last für unsere Mutter waren? Ein Glück, dass man für die eigenen Selbstheilungskräfte nicht in seine uralten Neurosen einsteigen muss, sondern den Pfad der Begeisterung neu entdecken sollte. Allein das stimmt glücklich – wie der Milchkaffe aus meiner neuen Espressomaschine, den ich mir jetzt sofort mache.

7. Juni 2008

Ein Bild, kaum jemals habe ich es angesehen. Und erzählt nie. Es sieht aus wie erfunden, aber es ist wahr. Diplomfeier in der Leipziger Börse. Nach vier Jahren verschulter Uniausbildung, bei der vier meiner Freundinnen aus disziplinarischen Gründen exmatrikuliert wurden, bei der ich mich mehrmals in letzter Minute durch ein gutes Prüfungsergebnis oder ein Abtauchen in Krankheit vor dem Rausschmiss gerettet hatte, erhalten die Durchgekommenen ihre rote Mappe in die Hand gedrückt. Jeweils fünf Studenten auf der Bühne, Händeschütteln, Klatschen im Saal, dazwischen werden Musikstücke gespielt. Der Raum in der Börse ist voller Angehöriger, ich habe niemanden eingeladen. Ich will einzig mein Diplom in Empfang nehmen, das mich zur Ausübung der Stelle in der Zeitung berechtigt, den entsprechenden Vertrag habe ich bereits unterschrieben. Alle hier haben schon eine Stelle. Die Einsatzkommission hat uns übers Land verteilt. Mich hat die Berliner Redaktion angefordert, bei der ich Volontärin war. Glück, sonst wäre ich vielleicht nach Suhl abgewandert oder nach Cottbus.

Mein Name wird aufgerufen, wie in Trance steige ich auf die Bühne. Der Professor drückt mir die Hand, ich nehme die rote Mappe entgegen, trete aus der Reihe, noch ehe die Gratulation beendet ist. Langsam gehe ich von der Bühne ab, bewege mich ebenso langsam durch den Mittelgang, öffne die Saaltür und schließe sie wieder hinter mir. Freiheit. Ich eile zum Hauptbahnhof. Im Schließfach befinden sich meine wichtigsten Klamotten. Ab nach Berlin. Ich war voller Groll.

8. Juni 2008

Wie aber soll ich mit den Kränkungen umgehen, die mir durch nahe Menschen zugefügt werden? Einfach so tun, als sei gar nichts? Geht nicht. Der Körper ist schlauer. Oder die Kränkung gleich zurückweisen, die Missverständnisse klären, sagen: »Hey, das war jetzt kränkend für mich? Ich sehe das anders!«

Eine Freundin erzählt in der Frauenrunde vom Chaos ihres Sohnes und dass sie es jetzt beseitigt, Rechnungen bezahlt und so weiter. Ich beteilige mich nicht an dem Gespräch, bin in Gedanken woanders. Auf einmal sieht diese Freundin mich direkt an und sagt: »Du müsstest das für deinen Sohn eigentlich auch machen.« Er hat immer noch Schwierigkeiten mit Finanzen und Ordnung, ich weiß es natürlich. Ich schweige. Schlucke den Vorwurf.

Das Gespräch wendet sich anderen Themen zu, ich spule den Film zurück und beziehe Stellung: »Das hat mich eben sehr verletzt, was du gesagt hast. Es beweist, dass du nicht zuhörst und nur an deinen eigenen Kram denkst.« Falsch, ganz falsch. Angriff und Gegenangriff. Dennoch: Ich habe ihre Bemerkung nicht geschluckt.

Schon so oft haben wir darüber gesprochen, wie lange wir für die Probleme unserer erwachsenen Kinder verantwortlich sind. Ich habe aus ihrer Drogenzeit behalten, dass sie Verantwortung für sich übernehmen müssen und dass sie das nur schaffen, wenn wir sie ihnen überlassen. Es war schwer. Lange habe ich alles bezahlt, sämtliche Kastanien aus dem Feuer geholt, ob beim Handyvertrag, der Gasrechnung oder bei den Mahnungen fürs Schwarzfahren. Immer wieder haben wir Mütter besprochen, wann es so weit ist: Wann stehen die Kinder für sich selbst ein? Es hängt selbstverständlich von ihrer Entwicklung ab, von der Bereitschaft der Mütter loszulassen, vom Vertrauen ins Leben.

Urteilen über andere, verurteilen, beides liegt so nah beieinander. Niemandem stehen solche Urteile zu. Jede Familie ist anders. Unsere Geschichte ist die einer alleinerziehenden Mutter mit zwei Kindern und Fulltime-Job, die aus dem Osten in den Westen gegangen ist und dort noch mal bei null angefangen hat. Das ist kein Drama. Aber es bringt bestimmte Aufgaben und Probleme mit sich. Unter anderem eine große Unsicherheit: Was ist gut für die Kinder?

Meine Erziehungsergebnisse, also die beiden heranwachsenden Kinder, waren der Gradmesser für Erfolg und Versagen der Mutter – wie bei allen Müttern. Nebenbei habe ich noch mein Leben gelebt, mit meiner Arbeit, meiner Liebe und meinen Enttäuschungen. Eine Anmaßung, das alles beurteilen zu wollen.

Ich muss also auch meine Freundschaften klären, nicht nur die Beziehung zu meiner Mutter. Das alles wächst mir über den Kopf. Es tut weh. Ich habe Angst, dass es mir schadet, wenn ich solche Konflikte nicht löse, dass der Krebs aus der Deckung kommt. Dabei kann ich doch ab jetzt nicht immer alles richtig machen.

10. Juni 2008

Heute früh ein Anruf, ich liege noch im Bett. Meine Cousine Katja sagt mir, dass sie einen Knoten in der Brust gespürt hat. Er sei anders als die üblichen Verhärtungen, die bei ihr regelmäßig untersucht werden. Klein, hart, beweglich und bei Druck leicht schmerzhaft. Sie sagt auch: »Verdient hätte ich's.« Katja raucht, und schon lange ist sie sehr traurig wegen ihrer missratenen Ehe. Das meint sie mit »verdient«.

Nach unserem Gespräch wird sie einen Termin bei Anja machen, gleich für den Nachmittag. Ich habe Angst, als ginge es um mich. Es ist fast ein Jahr her, seitdem meine

Diagnose feststand. Meine Cousine hat mir versprochen, sofort anzurufen, wenn sie bei der Ärztin war.

Am Nachmittag: Entwarnung. Es ist definitiv nichts Gefährliches. Die Angst hat einen Nachhall in mir. Wirklich seltsam, wie man mitfühlt, wenn man selbst Betroffene ist. Umkehrschluss: Wer nicht betroffen ist, kann das nicht verstehen.

In letzter Zeit muss ich mich häufiger gegen den unausgesprochenen Vorwurf verteidigen, dass ich meinen Krebs als besiegt ansehe. Da ich wieder lache, Schuhe kaufe und Blumen gieße, bin ich schnell der Verdrängung oder der Oberflächlichkeit verdächtig. Dabei ist es so: Ich habe in den letzten Monaten einen Looping gemacht. Einmal tief abwärts, tiefer, als ich mir vorstellen konnte, danach schnell wieder ans Tageslicht zurück, und im Höhenflug der Erleichterung sogar ein Stück in Richtung Himmel. Nun bin ich wieder da, wo ich hingehöre, in der Mitte des Lebens. Mit mehr Liebe, mehr Glück, mehr Genuss. Mehr Angst. Das Leben ist reicher geworden. Alle Krebserfahrenen, die sich dazu äußern, sagen das: Der Krebs war ein strenger Helfer. Entweder er bringt uns um, oder er zeigt uns einen Weg.

All die starken Macher und Macherinnen lernen: Es gibt Dinge, die wir nur begrenzt lenken können. Und jeder muss seine eigene Antwort finden, wenn er überlegt, welche mächtigeren Kräfte es gibt. Ich bin materialistisch erzogen worden, ich glaube an Gene, an Umwelteinflüsse, an Zufälle. An ein Gemenge aus Faktoren, das wir erst später richtig deuten können, dann, wenn der Arzt sagt: »Es ist Krebs.« Ein Teil von mir hat es vor mir gewusst.

25. Juni 2008

Ein grauer Tag. Ich nutze ihn zum Schreiben, lese mal wieder Doris Lessing, putze Fenster, will nachher noch zum Steppaerobic. Einkaufen muss ich nichts, mein Biogärtner Konrad hat mir Erdbeeren, Blumenkohl, Salat, Zwiebeln, Möhren und Kohlrabi gebracht. 14 Euro. Gut eingekauft. Und eine Existenz gestützt. Konrad hat biologisch-dynamische Landwirtschaft studiert und versucht aus eigenen Kräften, einen Betrieb aufzuziehen. Er hat zwei Flächen im Dorf gepachtet und sich einen alten Lieferwagen besorgt. Damit klappert er nun freitags seine Kunden ab, nachdem sie donnerstags per Internet aus seiner Angebotsliste bei ihm bestellt haben. Gesundes Zeug alles. Und es schmeckt.

Wenn ich nicht zu Hause bin, stellt er den Korb vor die Tür, und ich bezahle das nächste Mal. Landleben, wie ich es mag. Leben, wie ich es mag. Hej, klingt nach einem Werbespruch, aber ich meine es ernst. Ich mag es, wenn ich weiß, wer die Dinge herstellt, die ich esse, wenn es dazu sogar einen persönlichen Kontakt gibt, wenn ich mich auf die Qualität der Lebensmittel verlassen kann. Kartoffeln aus Börnicker Boden, die sind die besten. Und ich mag es, wenn man etwas einfach mal vor der Tür stehen lassen kann.

Seit ich krank war, ist mir Essen noch wichtiger geworden. Ich weiß, dass man sich krank essen kann. Vielleicht kann man sich auch gesund essen. Ich meide Zucker, falsches Fett, helles Brot. Die Ernährungstipps für Krebsmenschen kommen meiner Eitelkeit entgegen. So wird man nicht dick. Konrads Freitagskiste füllt nicht nur meinen Magen, sie wärmt auch mein Herz.

»Hauptsache leben« – das hatte meine Mutter gesagt,

als sie erfuhr, dass sie vom Krebs befallen ist. Der Satz ließ Abwehr in mir aufsteigen. Sogar leichte Übelkeit. Ich habe ihn nicht gleich weiterverfolgt. Vielleicht weil ich mich in Verdacht hatte, ihn zu schmähen, weil er von ihr kam. »Hauptsache leben«, das ist mir zu simpel. Ich verstehe, dass Menschen, die vom Tod bedroht sind, und das war sie im Krieg, sich ans Leben klammern. Aber ich bin anders. Ich will nicht das Leben als solches. Ich will mein Leben. Meins. Und dazu gehört unter anderem mein Körper, so wie ich ihn kenne, so wie ich ihn mag.

Werden wir gezwungen, Abschied zu nehmen von unserer gewohnten Erscheinung, weil uns Krankheit zeichnet, muss das Leben anders weitergehen. »Hauptsache leben«, die schlichte Vorstellung hilft dann vielleicht, eine neue Haltung zu entwickeln, jemand anderes zu werden. Nur habe ich oft erlebt, dass gerade Menschen wie meine Mutter alles daransetzen, dass sich nichts verändert. Dass sie die Augen ganz fest zukneifen, wenn das Leben ihnen etwas Ungewolltes bringt, wenn es ihnen den Spiegel vorhält, wenn es einfach dem Chaos folgt und macht, was es will.

»Hauptsache leben«, das klingt melodramatisch. *Solange Leben in mir ist,* so lautete der Titel eines Politkitschromans über Karl Liebknecht, und solange Leben in ihm war, wollte er natürlich für den Kommunismus kämpfen. Damals als Kind war ich zu Tränen gerührt, wenn solche heldenhafte Sätze über mir ausgeschüttet wurden. Fehlleitung der Gefühle, das kenne ich sehr gut. Und eine Bemerkung wie »Hauptsache leben« scheint mir eine solche Irreführung zu sein. Ich will leben, sicher, aber ich muss für mich selbst herausfinden wie.

In ein paar Wochen werde ich sechsundfünfzig. Ist es

normal, dass ich mich frage, wie ich leben will? Ja, es ist okay. Denn die endgültige Antwort, die bis ans Ende unserer Tage stimmt, die gibt es nie. Also, wie willst du leben, sechsundfünfzigjährige, selbstständige Journalistin, geschieden, Single, Mutter von zwei Kindern, siebenundzwanzig und einunddreißig Jahre alt, und mit erwiesener erhöhter Krebsanfälligkeit?

Meine Antwort: mit einem Freund, der zu mir hält, einigen Freundinnen, die mich anerkennen. Mit einem alten Haus voller ungenutzter Zimmer und einem Garten voller Rosen. Mit zwei Katzen – eine davon ist mir unlängst zugelaufen und hat sich ganz unkompliziert mit meinem Kater befreundet. Mit viel Lust, und tagtäglich mit mir allein. Bin ich mir eine gute Gesellschaft? Darüber muss ich weiter nachdenken.

»Hauptsache leben«, die Formulierung geht mir trotzdem nicht aus dem Sinn. Sie ist instinkthaft, wenig genau. Es muss einen Grund geben zu leben. Und sei es nur das Leben selbst. Aber um zu dieser Abstraktion zu gelangen, muss man es schon tief durchdacht und empfunden haben, das Leben. Ich habe Zweifel, dass diese Weisheit enthalten ist in dem Stoßseufzer einer Kranken: »Hauptsache leben.« Meine Frage heißt nach wie vor: wie leben?

26. Juni 2008

Ralf will bei mir über Nacht bleiben. Ich hole ihn nach dem Steppaerobic um acht Uhr am Bahnhof ab. Da ich ihn seit letztem Sonnabend nicht mehr gesehen habe, muss ich einen inneren Abstand überwinden. Er nicht. Er strahlt, umarmt mich, streichelt meine Hand, die den Schalthebel umfasst. Ich habe mich auf ihn gefreut, aber meine Gefühle sind immer wieder gebremst. Ich kann die Verbindung nicht halten, wenn er länger als drei Tage weg ist.

Was bedeutet das? Habe ich Zweifel? An mir? An ihm? Ist es Vorsicht? Angst? Beziehungsunfähigkeit? Irgendetwas von all dem. Ich würde gern mit der tiefen Gewissheit der Liebe leben. Ob sie nun gerade praktiziert wird oder nicht, ob Ralf da ist oder nicht. Ich möchte an unser Glück glauben, das er als Wunder beschreibt. Immerhin haben wir uns unter Millionen von Suchenden im Internet gefunden. Ralf begeistert sich dafür, wie sehr wir zusammenpassen. Ich glaube wiederum, dass Liebe auch eine Frage der Entscheidung ist. Ich entscheide mich, diesen Menschen zu lieben. Damit schließe ich alle anderen Kandidaten aus. Ich konzentriere mich auf diesen einen Menschen. Seine Interessen, Vorlieben und Bedürfnisse sind mir wichtig. Seine Anwesenheit bringt Freude. Liebe. So mystisch muss sie gar nicht sein, das Mystische daran ist die Wahl. Warum dieser Mensch und nicht jener? Aber wenn ich so frage, gehe ich etwa davon aus, dass da draußen ein Heer von attraktiven, liebenswerten Solomännern darauf wartet, mit einer Fünfundfünfzigjährigen zu schlafen, zu streiten, zu leiden, zu lachen?

Ich will nicht sagen, dass Ralf eine Notlösung ist, der Einzige, den ich finden konnte. Dann wäre es sicher bald zu Ende. Denn diese Reserve- und Verlegenheitsmänner, die halten nicht für lange. Ich kann mich zwar für ein paar schöne Augen, für eine aufregende Stimme oder sonst was begeistern und außer Acht lassen, dass der Typ spinnt oder säuft – aber nur für kurze Zeit. Ich kann mich verknallen wie ein Teenager – und die Sache fallen lassen, wenn sie mir stinkt. Ich finde das gut. Es verkürzt das Alleinsein. Es macht Spaß. Es bringt Sex.

Vielleicht lenkt es ab vom Wesentlichen. Der Liebe. Aber ihr diesen Fetischcharakter zu verleihen, immer auf die große Liebe zu starren und dabei das Leben zu verwarten, das war nicht mein Weg. Jetzt liebe ich. Besser: Ich lerne lieben. Ich lerne, Vertrauen zu haben, dieses Gefühl zu halten, ohne es anfressen zu lassen von lauernden Zweifeln. Einlassen nennt man das – oder Fallenlassen. Das braucht seine Zeit, gerade, wenn man nicht mehr zwanzig ist. Und auch nicht mehr vierzig. Nicht einmal mehr fünfzig.

Es war eine verrückte Zeit, als ich fünfzig wurde. Mit meiner Cousine Katja fuhr ich an die Ostsee, mein damaliger Freund hatte sich zwei Jahre lang mehr bitten lassen, als er mir gegeben hat. Das hat mich bei der Stange gehalten, ich wollte nicht einsehen, dass es nichts wird. Schließlich hatte ich ihn doch innerlich vertrieben, und Katja und ich fuhren los. Als wir auf der Terrasse unseres Hotels saßen und in der Sonne frühstückten, lief im angrenzenden Waldstück ein junger Mann mit freiem Oberkörper und abgeschnittenen Jeans hinter einer Schubkarre her. Am Abend zuvor hatte uns Reinhard, der das Hotel führte, von ihm erzählt. Gestrauchelter Mensch mit schwerer Drogenvergangenheit und entsprechenden Knasterfahrungen, aber ein verdammt gutes Herz. Und wie ich vom Frühstückstisch aus sah, hatte er auch schöne Locken. Jonas. Der Hausmeister und Mädchen für alles.

Er wurde meine Salz-auf-unserer-Haut-Geschichte. Gerade das Unpassende war das Romantische. Er staunte, dass so eine Frau wie ich ihn will. Ich staunte, dass so ein Mann mich nimmt. Es dauerte ein Jahr. Er wurde drogenrückfällig, wurde wieder kriminell. Ich besuchte ihn im Gefängnis, schickte Päckchen, Telefonkarten, besorgte ihm später, nachdem er wieder draußen war, einen Job, eine kleine Wohnung.

Zu keiner Zeit war ich gefährdet, durch ihn in ein anderes Milieu gezogen zu werden. Ich spürte, wie fest ich verankert war – und konnte es mir erlauben, einen Junkie zu lieben. Ich habe ihm geholfen, wieder auf die Beine zu kommen. Krankenhaus, Intensivstation, Entgiftung, Therapie. Zur Reha fuhr er in seine Heimat, nach Norddeutschland. Seitdem lebt er dort mit seiner neuen Freundin. Einmal im Jahr schickt er eine SMS. In ihr teilt er mir mit, dass er lebt und clean ist, dass er arbeitet. Das war also das Jahr nach fünfzig. In Würde altern ist später – oder vielleicht nie.

Liebe, die zu Ralf, fordert mich ganz. Ich muss bei ihm so erwachsen und eigenständig leben, wie ich es ihm erzähle, so sexy bleiben, wie er mich sieht. Anstrengend ist das. Es holt alles aus mir heraus, alle meine Kräfte werden benutzt. Für mich. Für mein Leben.

Zum ersten Mal erlebe ich, wie eng eine gute Beziehung mit einem Zu-sich-selbst-gut-Sein einhergeht. Liebe zuerst dich selbst, dann hast du Kraft für einen zweiten Menschen in deinem Leben. Wie oft habe ich diese Theorie wiedergekäut. Jetzt erlebe ich, wie es geht. Großartig. Aufregend.

27. Juni 2008

Wie leicht mein Misstrauen zu wecken ist. Ralf wollte bis in die Nacht hinein arbeiten, anschließend zu mir fahren und sich leise neben mir schlafen legen. Um elf Uhr kam ich aus unserem Kulturspeicher, wo es wieder einmal einen Film zu sehen gab: *Populärmusik aus Vittula*, ein schwedischer Film über das Erwachsenwerden. Ich bin noch ganz aufgewühlt von guter Laune, von den Gesprächen mit meinen Dorffreunden. Und das alles vor meiner Haustür. Also wähle ich Ralfs Telefonnummer, aus Vorfreude, einfach so: »Bist du noch im Büro?« Ich höre laute Stimmen, Musik im Hintergrund. Er sagt: »Ja, ich ruf nachher zurück.«

Mit einem Buch lege ich mich aufs Sofa. Warte. Kein Anruf. Es wird Mitternacht, ich gehe ins Bett und kann nicht schlafen. Im Büro war er auf alle Fälle nicht. Was soll das, er hat doch keine Lügen nötig?

Um halb zwei liegt er neben mir, frisch geduscht, gut duftend und fröhlicher Stimmung. Ich frage: »Wo warst du denn?« – »Ich war mit einem Kollegen was essen, und danach haben wir noch ein bisschen weitergearbeitet.« Seine Hand liegt auf meiner Brust, der gesunden. Will wandern. Ich will nicht. Mein Misstrauen ist nur im Kopf zerstreut. Mein Körper ist noch voller Abwehr.

28. Juni 2008

Es wird ein schöner Morgen. Ich bringe Kaffee ans Bett. Ich liebe es, zu verwöhnen, mehr noch, als verwöhnt zu werden. Noch einmal rede ich über mein schlechtes Gefühl von heute Nacht. Plötzlich sagt er wütend, stoßweise: »Ich weiß, was ich will. Ich will eine eigene Wohnung. Ich habe, seit ich von meiner Mutter weg bin, nie allein gelebt, nie ohne Frau. Jetzt will ich wissen, wie es ist.« Ich antworte: »Das verstehe ich, es ist eine tolle Idee. Es wird gut für dich sein.«

Sofort fangen wir an, im Internet nach Wohnungen zu suchen. Ralf entscheidet sich für Berlin-Mitte, für uns altvertraut, heute Szenegegend; er schwärmt, was wir von dort aus alles zusammen unternehmen können. Wir würden uns durch alle guten Lokale fressen, in die Theater gehen, unser olles, schick gewordenes Berlin wieder kennenlernen. Es ist uns doch längst entrückt. Das Landidyll hielt mich fast drei Jahre fest, und er saß eigentlich nur in der Bahn zwischen seiner Wohnung im Süden Berlins, meinem Haus im Norden Berlins und dem Job im Westen Berlins. Die Idee, eine Stadtwohnung in Mitte und ein Landhaus zu haben, wo man sich gegenseitig besuchen, aber auch jeder für sich sein kann, ist einfach nur wunderbar. Luxus. Gegen Luxus hatte ich noch nie etwas.

Auf einmal habe ich das Gefühl, ich muss mich dafür nicht rechtfertigen. Ich habe es verdient, das gute Leben. Weil es angegriffen ist? Ja. Genau deswegen. Es ist ein Tanz auf dem Vulkan. Er hat zwar nur heiße Luft und Staub herausgeschleudert, aber er lebt. Nie weiß man, wie weit er gehen würde. Genau wie in Vulcano, wo ich im vorletzten Mai den Krater grummeln hörte. Tanz auf dem Vulkan, das wird mein Leben bleiben.

Abends kochen wir Jamie Olivers sommerliche Zitronennudeln und atmen Wiesenduft ein. Welch ein Luxus!

29. Juni 2008

Sonntag. Ja, alles war gestern toll. Eine Wohnung zwischen Oranienburger und Friedrichstraße kommt infrage. Ein Zimmer, integrierte Küche, eine Schlafnische in den Ausmaßen eines Bettes, die Terrasse größer als die ganze Wohnung. Ich entwickle sofort Einrichtungsfantasien, behalte sie aber für mich. Es ist seine erste eigene Wohnung!

Ich mag das Provisorische, das Improvisieren. Nie wird eine neue Wohnung wieder so schön sein wie zu Anfang, wenn sie leer ist. Ich ziehe gern um, richte gern neu ein, werfe auch gern Dinge weg. Ballast loswerden – das macht augenblicklich leichter. Ich habe nicht so sehr das Problem loszulassen. Ich habe das Problem, etwas (jemanden) zu halten. Weil ich selbst nie gehalten wurde? Lasse ich mich überhaupt halten? Kaum. Wenn ich Halteseile spüre, wenn sie sogar einschneiden, reiße ich mich los.

Ich liebe Rituale und hasse Routine. Ich brauche Eigenständigkeit, Freiheit, Selbstverantwortung – und ich brauche Verbundenheit und Gemeinsamkeit. Heute habe ich das alles unter einem Dach vereinigt, unter meiner Haut. In mir. Der Krebs war der Katalysator. Er hat alles umgewendet. Es sind Dinge nach oben gekommen, andere sind abgesunken. Die Erlaubnis, mich mit aller Macht mir selbst zuzuwenden, die hat mir die tödliche Krankheit erteilt. Wenn man vor dem Aus steht, wenn man es zumindest glaubt, dann zählen einzig die Rücksichten auf sich selbst. Alles wird dann neu bewertet, die Vergangenheit, die Zukunft, der Sinn, der Unsinn. Familie, Freunde, der Geliebte – die Personen werden anders aufgestellt.

Ich frage Ralf, warum er in der schlimmen Zeit zu mir gestanden, warum er nicht Abstand gesucht hat, als ich plötzlich eine Schwerkranke war. Die Frage findet er komisch. »Das war doch selbstverständlich«, sagt er. Ging es ihm um gutes Benehmen? Tat er das, weil es sich so gehörte? »Auch«, erwidert er. »Wenn ich mit einem Menschen verbunden, nein, ich meine nicht verbunden … Wie heißt das, was der Kleine Prinz mit dem Fuchs macht, ich meine aber nicht zähmen …?« – »Sich vertraut machen«, sage ich. »Ja, genau, wenn ich mich mit einem Menschen vertraut gemacht habe, dann bin ich für ihn da, wenn er mich braucht. Das ist übrigens der Grund, weshalb ich nicht viele Freunde habe. Es würde mich überfordern. Ich habe diesen Anspruch.«

Ich fasse es nicht. Ich habe einen Mann gefunden, einen der wenigen Männer, die in der Not für einen anderen da sein wollen. Und er hat es bewiesen. Er war da. Und er ist da. Und es schreckt ihn kein bisschen ab, wenn ich von meinen Arztbesuchen erzähle und dass er meine eine Brust nur sehr, sehr vorsichtig berühren darf, dass sie eine kleine Narbe hat, dass ihre Haut viel dunkler ist als die andere Seite. Und er sagt: »Du musst 105 werden, denn ich werde 102.« Das hat ihm einmal ein Wahrsager vorhergesagt.

30. Juni 2008

Ich lese, was ich in den letzten Tagen geschrieben habe. »Hauptsache leben.« Vielleicht kann ich mit dem Spruch nichts anfangen, weil ich Leben für mich nicht umreißen kann. Mein Leben ist ein Mosaik, ein Puzzle. Wessen Leben ist es nicht? Meines hat keine Überschrift, keine Richtung, kein Thema. Ich habe für mich fast alle Zwänge und Formen abgeschafft. Keine Ehe, kein Job, zu dem ich regelmäßig erscheinen muss, die Kinder längst aus dem Haus. Ich kann tagträumen, shoppen, Rasen mähen, Kaffee trinken – wann immer ich will. Es wäre unredlich, darüber zu klagen, dass ich keinen Rahmen für mein buntes Bild habe, dass die Zwänge rar sind. Es wäre auch falsch. Der Wunsch, etwas zu schaffen, ist dennoch da. Er arbeitet automatisch in mir weiter. Aber ohne schnelle und deutliche Spiegelung von außen.

Manchmal bekomme ich ein Lob aus einer Redaktion, manchmal einen freundlichen Brief einer Leserin. Manchmal erhalte ich ein Kompliment von meinem Freund, einen Liebesbeweis von meinen Kindern. Manchmal bescheint mich die Sonne, umschmeichelt mich ein Kätzchen, erfüllt mich eine Musik. Manchmal erreicht mich ein Satz, begeistert mich ein Buch, ein Film. Manchmal segelt ein Storch über meinen Kopf hinweg, ruft ein Kuckuck, manchmal ist einfach alles gut. Und zwischen diesen Momenten ist jederzeit Leere möglich, tiefes Fallen. Ich würde gern wissen, ob es anderen auch so geht. Aber ich frage nicht.

Von einigen weiß ich, dass sie immer im Alltagsstress sind. Diese Menschen spüren keine Leere, ganz bestimmt nicht. Andere sind gerade aktuell tieftraurig über Verluste, haben Liebeskummer, Job- oder Geldprobleme. Und alle scheinen einen Kampf zu kämpfen, um noch mehr von irgendwas zu bekommen, was sie schon haben oder sowieso nie haben können.

Kämpfe ich auch? Es hieß in der Familie immer: »Vera, die ist eine Kämpferin.« Seltsam, diesen Satz habe ich jedes Mal, wenn er fiel, als Kränkung empfunden. Ich nämlich, ich musste kämpfen, um etwas zu bekommen. Andere hatten eine Daseinsberechtigung, durch Mutterliebe, durch Clan-Sicherung. Ich hatte zu kämpfen, um zu existieren.

Ein Bild aus jüngerer Zeit: Ich gehe mit meiner Mutter durch den Kiefernwald, der hinter ihrer Wohnsiedlung liegt. Es ist etwa zwei Jahre her. Warum tue ich das? Weil ich nur diese Mutter habe und es immer wieder mit ihr versuche. Sie sagte: »Erklär mir, was habe ich verbrochen, dass mein Sohn mich so behandelt? Was hat er mir vorzuwerfen?« Mein Bruder hat sich seit Jahren von ihr zurückgezogen, und sie fragt mich etwa einmal im Jahr nach ihm. Ich antwortete: »Ich habe dir doch schon zu erklären versucht, wie es für uns war, als wir klein waren. Wir haben uns nicht geliebt gefühlt, nicht gespiegelt gefunden.« Meine Mutter erwiderte darauf: »Mein Gott, das ist doch nun schon so lange her. Er ist jetzt fünfzig. Ist er fünfzig? Na, so ungefähr. Er ist für sein Leben selbstverantwortlich.« Ich: »Ja, das sind wir alle. Aber wir bekommen Startbedingungen mit, die etwas damit zu tun haben, wie wir diese Selbstverantwortung wahrnehmen können. Und dafür sind, unter anderem, die Eltern zuständig.« Ende des Gesprächs. Sie schrie nach ihrem Hund, und ich bedauerte, hier zu sein. Wieso muss ich meiner Mutter erklären, was dazugehört, eine Mutter zu sein? Und wieso versteht sie es nicht? Kann sich jemand vorstellen, wie kränkend das ist? Und dass die Hoffnung dennoch nie endet?

Ein heißer Sommertag liegt vor mir. Die Linden vor dem Haus sind saftig grün, noch nicht vom Straßenstaub grau oder verdorrt von zu viel Hitze. Es ist diese geniale Zeit, in der der Sommer sich breitmacht, nicht mehr weicht, in der Regen als Erfrischung angesehen wird, in der man abends nicht ins Bett gehen will.

Ich kann diesen Tag nehmen, für mich formen. Ich fühle mich allein, weiß aber nicht so recht, was fehlt. Das Handy piept – eine E-Mail von Ralf ist eingetroffen. Schon strömt Licht in meine dunklen Winkel. Verdammt, ich brauche die Bestätigung, dass Kontakt zu ihm besteht, zu sehr. Die Liebe rieselt mir immer noch wie Zuckersand durch die Finger. Kann ich nicht, bitte, endlich erwachsen werden? Endlich sicherer? Gelassener? Oder ist Liebe das Gegenteil von Erwachsensein, von Sicher- und Gelassensein? Das muss ich herausfinden.

3. Juli 2008

Die erste gemeinsame Nacht in Ralfs Wohnung. Neu: Ich bin bei ihm zu Gast. Der erste Kaffee auf kaputten Gartenstühlen. Wir verlassen das Nest und gehen hinein in die große Stadt. Es gibt so viel zu sehen. Eine Galerie reiht sich an die nächste, Weinkeller, Kneipen, Gourmetrestaurants. Inder, Thailänder, Berliner Eckkneipen. Wir essen ein Himbeereis in der Waffel. Die Stadt schwitzt unter 33 Grad. Wir reden über die Ganzheit, die wir spüren, fühlen uns zu Hause und können doch noch so viel entdecken. Empfinden ein wenig – eitlen – Stolz, weil wir zuerst hier waren, damals, vor der Wende, als gerade diese Gegend unbewohnbar schien. Erfüllt gehen wir nach Hause. Die Wohnung ist kühler als die Straße. Wir haben eine Kerze, eine Flasche Rotkäppchen-Sekt – und das große neue Bett.

Der Morgen überrascht mit Regenfrische. Ralf muss zur Arbeit. Ich will nach Hause, will schreiben. Wir sitzen noch eine Viertelstunde an der Ecke beim Bäcker zusammen. Milchkaffee und Croissants, *Berliner Zeitung* und draußen dichter Berufsverkehr. Ein neues Leben. Leben mit Stadt. Und Mann. Ich könnte schreien vor Glück, tue es aber nicht. Ich steige in mein Auto, fahre hinaus in mein altes Leben. So gern wie nie.

4. Juli 2008

Mascha ruft mich an, nachdem sie beim Brustkrebs-Screening war. Ihre Mutter hatte ein Mammakarzinom, so geht sie nie unbelastet zur Mammografie. »Für diesmal ist alles gut«, sagt sie vorsichtig und lädt mich zum Abendessen ein. Ob sie mich trösten will: Du hast Brustkrebs, und ich bekomme diese Krankheit vielleicht auch? Oder ist es nur ihre Art, das Glas eher halb leer zu sehen als halb voll, dass sie ihr gutes Ergebnis nicht freudig begrüßen kann?

Mascha kenne ich jetzt zwei Jahre. Sie ist der lebende Beweis, dass man auch als Erwachsene noch richtige Freundschaften schließen kann. Sie ist Architektin, mit schwarzer Ponyfrisur und schmaler Existenzialistenbrille. Als sie von ihrem Ehemann verlassen wurde, hat sie die Schmach und Scham, die sie empfand, umgewandelt in echte Freude. Endlich war sie ihn los. Ich glaube, ein kleines bisschen habe ich dabei geholfen. Mit Tarot-Karten, mit Geschichten aus meinen Zeiten des Alleinlebens, mit unseren Abenden auf der Terrasse.

Mascha traf ich zum ersten Mal, als ich von einer Nachbarin in den Kreis der Trösterinnen einbezogen wurde. Wir fuhren zu fünft zu Maschas Waldhaus, ein Dorf weiter. »Schön, dass du auch da bist« – das war ihre Begrüßung. Es gab kein Eis zwischen uns, das man hätte schmelzen müssen. Sie war einfach wie eine, die schon immer da war. Eine Verwandte.

Im Laufe des Abends wurde darüber diskutiert, wie man in unserem Alter einen neuen Mann finden könnte, wenn man es denn wollte. Mit dem Thema war ich besser vertraut als verheiratete Frauen. Und so blödelten wir herum über Kaffeehausbesuche, Inserate und Internet, und dass all dies sowieso Blödsinn sei. Man will nicht suchen, man will gefunden werden. Dornröschen und Aschenputtel lassen grüßen!

Mascha wollte gleich fünf Männer, für jedes Bedürfnis einen. »Warum nicht?«, sagte sie und quietschte vor Vergnügen. »Zum Anständigsein ist das Leben zu kurz!« Inzwischen weiß ich, wie sehr Mascha in Bezug auf Freundschaft, Hilfsbereitschaft und Zuverlässigkeit anständig ist.

Und wie groß ihre Sehnsucht nach Liebe, Sich-Fallenlassen, Ich-Sein. Ich freu mich auf heute Abend.

5. Juli 2008

Unruhe. Zweifel. Sie mischen sich in die dahinfließenden Alltage wie die Blutstropfen bei »Frau Holle«, die Goldmaries Spindel beflecken. Beim Auswaschen sprang sie ihr aus der Hand in den Brunnen. Ich will auch abtauchen, bestelle bei Amazon zwei neue Bücher zum Thema Krebs, um weiter herumzuwühlen in den vielen Wahrheiten. Die Kundenrezensionen charakterisieren beide Bücher als »einfühlsam, aufwühlend, ehrlich, mutig«. Es sind immer dieselben Vokabeln. Als Frau mit Krebs muss ich mutig, ehrlich, einfühlsam und aufwühlend sein, wenn ich darüber berichte. Sonst ist es nichts.

Auch muss es weitergehen, ich muss sagen: »Krebs, na und?« Aber so ist es nicht. Ich habe kaum körperlich gelitten, bin mit Samthandschuhen angefasst worden. Die Inquisition hat nur ihre Instrumente gezeigt. Als wir in der Schule Brechts *Das Leben des Galilei* durchnahmen, erzählte man uns, dies sei die erste Folterstufe. Ich habe also nur die Instrumente gesehen, die schwere Folter blieb aus. Bis jetzt. Anders als der italienische Astronom Galileo Galilei habe ich dabei kein Mitspracherecht. Ich kann nicht abschwören, damit die Instrumente wieder eingepackt werden. Ich kann nichts tun. Außer leben. So wie es für mich gut ist. Das sollte ja jeder. Ich weiß es erst jetzt, mit aller Dringlichkeit. Glück ist nicht, wenn alles großartig und wunschgemäß ist. Glück ist, dass ich da bin. Und die anderen, die ich brauche. Alles andere ist Überfluss.

Dennoch: Ich bin zerrissen. Immer wieder diese Frage: Was war das? Was ist mir geschehen? Eigentlich ist es ein banales Massenschicksal. Millionen von Frauen sind von Brustkrebs betroffen, oft sogar viel schlimmer als ich. Doch ich bin sicher: Jede einzelne erkrankte Frau stellt sich diese Frage: Was ist mir passiert? Warum? Was nun?

Ich war ein Single mit starken Liebessehnsüchten. Ich führte ein ungebundenes, komfortables Leben. Ich hatte meine Bewährung – Kinder, Karriere – schon einigermaßen bestanden. Und ich fühlte mich um die berühmten sieben Jahre jünger. Existenzielle Sorgen hatte ich nicht. Andere sind seit dreißig Jahren verheiratet. Wieder andere haben noch kleine Kinder. Oder Geldnöte. Oder Jobängste. Der Krebs trifft uns, wo wir gerade stehen. Und dann ist alles zu Ende, und etwas Neues fängt an. Wer Glück hat, hat noch viel Neues vor sich. Andere haben danach ein kürzeres Leben. Aber niemand weiß etwas über die Dauer. Prognosen gibt mir keiner. Und oft stimmen sie auch nicht. Anja sagt: »Du hattest deinen Krebs, jetzt bist du gesund.« Das klingt wie eine Beschwörungsformel, sie wünscht sich das für mich. Krebs ist ihr Alltag, sie sieht Frauen sterben.

Brustkrebs trifft Frauen an ihrer verwundbarsten Stelle. An der Weiblichkeit, der Schönheit, der Mütterlichkeit. Manche haben mit all dem abgeschlossen, haben sich schon verformt zur Matrone unter Zeltgewändern. Andere würden gern noch einmal ein Baby stillen. Ich wollte noch ein paar Jahre einen unzerstörten, attraktiven Körper haben, in dem ich wohnen kann, der mir gehorcht, der mich abbildet.

Ob ich nun in der Vergangenheit wühle oder die Gegenwart genieße, ein Bein ist gefangen in der Krebsfalle, das andere hüpft im Kreis drum herum. Mascha habe ich von meiner Vergangenheitsbewältigung erzählt. Sie hat gesagt: »Was hat das mit deinem Krebs zu tun?« Das weiß ich nicht. Durch LeShan weiß ich aber: Der Lebensweg, die Stimmigkeit des eigenen Lebens, das ist relevant.

Die Suche nach meiner persönlichen Glücksformel – das überzeugt mich. Allein deswegen, weil es Spaß macht. Und wenn ich sie nicht entdecke? Überhaupt: Warum habe ich sie nicht schon längst gefunden? Sollte ich mich vielleicht von der Liebessuche abwenden? Und ist diese Suche nach den Kindheitslügen die zweite Falle? Wer bin ich, wenn ich mein Betrachten der Welt beende und ein anderes beginne? Halte ich an Mustern fest, die mich bremsen?

Ich habe Kopfschmerzen, es war zu viel Wein gestern. In der Nacht habe ich unruhig geträumt, von einem Liebhaber. Ich war jung, er noch ein halbes Kind. Wir mussten es heimlich tun, unsere Liebe dauerte immer nur fünf Minuten. Es war Sex, aber Liebe war mein Gefühl. Ich empfand in dem Traum eine tiefe Sehnsucht nach diesem ruhigen, ernsten Jungen, der einen Kopf kleiner war als ich. Seine Brüder wollten ihn nicht zu mir lassen, Heimlichkeit hat die Sehnsucht vergrößert.

Zusammen mit vielen anderen habe ich ein Fest vorbereitet, große Tafeln wurden eingedeckt. Ich trug alles gekonnt auf, und mein Liebster sah mir von fern zu. Ich wusste, dass ihm gefällt, was ich tue und wie ich es tue. Als alles fertig war, ging ich zu ihm und sagte ihm, ganz nah an seinem Gesicht: »Ich brauch dich.« Dabei grinste ich und fügte noch hinzu: »Aber nicht, was du denkst.« Er stand auf, ohne auf seine Brüder zu achten, und kam mit mir. Ich spürte eine überwältigende Wärme, eine Sicherheit, ein Siegesgefühl. Dieser kleine Junge gehörte mir. Sein Kleinsein spielt wahrscheinlich keine Rolle in dem Traum. Ich glaube, es bezog sich auf den Film, der neulich im Dorfkino gezeigt wurde: *Populärmusik aus Vittula*. Da hatte eine üppige Frau Sex mit einem Halbwüchsigen. Mir tat der Junge leid, Romantik oder Zärtlichkeit gehörten nicht dazu.

Krebs. Krebs. Krebs. Er steht an der Seitenlinie und beobachtet das Spiel wie ein Trainer. Ich bin die Mannschaft. Er leitet Verteidigung und Angriff. Ein Tor gab's noch nicht. Ich bin heute müde.

8. Juli 2008

Der Jahrestag rückt näher. Die Diagnose kam am Freitag, dem dreizehnten. Dieses Jahr wird er ein Sonntag sein, der 13. Juli, weil wir ein Schaltjahr hatten. Seit eben weiß ich erst, dass mir das Jubiläum etwas bedeutet. Ich nehme ein Brummen im Bauch wahr. Angst. Unruhe. Ich sitze an derselben Stelle wie damals, der Computer summt leise, das Handy liegt neben mir, das Festnetz ist gestört. Das Warmwasser ist ausgefallen. Und meine neue Sonnenbrille ist verschwunden. Warten. Auf nichts. Es wird nichts passieren. Trotzdem Stimmung wie vor einem Gewitter. Aufregung. Was regt mich denn auf?

Ralf ist auf einer Dienstreise. Den dreizehnten werden wir sicher gemeinsam verbringen. Er wird verstehen, dass es mir etwas bedeutet. Es wird ihm selbst etwas bedeuten. Es war auch unser Weg, dieses Krebsjahr. Er meint, dass der Krebs uns erst so verbunden hat, dass wir es bis zu diesem Punkt miteinander gebracht haben. Seit er eine eigene Wohnung hat, sind wir uns noch näher. Wir sind leichter, fröhlicher. Eine Entscheidung ist gefallen. Es war gut, dass ich sie abwarten konnte.

Ralf glaubt, wir wären vielleicht nicht mehr zusammen, wenn ich nicht Krebs gehabt hätte. Dieser Gedanke war mir auch schon einmal gekommen. Und ich wundere mich, dass er ihn hat, ohne dass ich ihn erwähnte. Ich brauchte Zuwendung wie nie. Und er konnte sie geben. Ich konnte sie nehmen. Ich war schwach. Hilflos. Überfordert. Eine Frau, die einen Mann braucht.

Das war ich immer gewesen, aber es war nicht so gut erkennbar. Es ist verrückt: So eine beschissene, miese Krankheit muss auftreten, damit der Panzer bricht. Darunter nichts als ein zitterndes Herz, ein frierendes Kind. Stärke vorübergehend ausgeschaltet. Und schon reitet der Retter daher.

Einmal hat Ralf sogar gesagt: »Der Trick mit dem Krebs war genial.« Frechheit. Aber wir lachen. Er hat von der ersten Minute an die Tragik negiert, die Dramatik aufgelockert, auf Witz und Mut bestanden. Er hat an meine Selbstrettungskräfte appelliert, indem wir lachten und liebten, als wäre nichts geschehen. Nein, nicht als wäre nichts geschehen. Aber so, als könnte das Geschehen uns nichts anhaben. Als könnten wir es gut ertragen, bewältigen. Zusammen! Das war die größte Überraschung in diesem Jahr. Ein Mann, der im Elend zu mir steht.

Die Extremsituation hat Wahrheit gebracht. Uns. Und als sie sich allmählich klärte, waren wir enger beieinander als vorher. Dass da noch jemand war in seinem Leben, dass ich nicht besonders hartnäckig fragte, dass er nicht besonders hartnäckig log, schien kleiner als unser Erlebnis, etwas gemeinsam durchzustehen. Der Krebs hat Beziehungskonflikten den Rang abgelaufen. Er war stärker. Mein Leben stand zur Begutachtung – weil es vielleicht bald abgelaufen war. Mein Wesen verlor seine Schnörkel. Ich war nackt. Erkennbar. Die Liebe konnte andocken.

Ich nahm jeden Tag für sich. Ein Tag mit Ralf gleicht einem Highlight. Und mein Bedarf an solchen Glanzmomenten war so deutlich, dass Eifersucht und Taktik und erpresserische Absichten zurücktraten. Es zählte nicht die Ewigkeit, es zählte das Jetzt. Ich konnte eine Geliebte sein, was ich nie wollte. Ich konnte lieben. Und mich lieben lassen. Was ich immer gewollt hatte.

10. Juli 2008

Eine erschütternde E-Mail von Annelie Keil. Sie hat nun auch noch Darmkrebs bekommen, nachdem sie zweimal Brustkrebs hatte. Und sie schreibt aus dem Krankenhaus einen Dankbrief an alle Freunde. Und schickt ihn auch an mich. Ich lese in ihrem Anschreiben: »Nach vier Wochen Akutkrankenhaus versuche ich zu verstehen, was geschehen ist. Ich rede eben jetzt mit meinem Tumor und über das, was der nächste Lernabschnitt ist. Einen kleinen Teil davon habe ich in einem Brief an meine Freunde aufgeschrieben, vielleicht interessiert es Sie, und ich tue es in den Anhang.« Natürlich interessiert es mich. Ich fühle mich geehrt. Ein Mensch in Not vertraut sich mir an, vertraut, dass ich verstehe …

Ein Satz aus diesem angehängten Brief trifft mich in der tiefsten Mitte: »Der Reichtum, der in Freundschaften, im Mitgefühl und in unserer Möglichkeit zu lieben liegt, ist ungeheuerlich, und ich danke von Herzen dafür.«

Und das Folgende klingt wie ein Manifest über den Umgang mit Krankheit und Gesundheit: »Wir werden nicht krank, weil die Götter uns bestrafen, weil wir etwas falsch gemacht haben, weil wir uns zu viel oder zu wenig einsetzen, weil wir uns nicht geschont haben oder zu viel lieben, weil wir Fehler machen und besser sein wollen, als wir sind, sondern weil Gesundheit und Krankheit zu jenen nicht immer angenehmen Möglichkeiten gehören, das biografische Geheimnis unseres Leben kennenzulernen und dabei den Lebensschmerz in Kauf zu nehmen, der mit der Lebendigkeit des Herzens und den vielen Dialogen zwischen Körper, Geist und Seele, mit unseren Lebensumständen und unseren Beziehungen verbunden ist.« Ich lese es dreimal und immer wieder. Heilsame Sätze. Fühle eine Verbundenheit, ja, womit? Mit dem Reichtum dieser Gedanken, mit dieser Frau. Mit mir selbst. Weil sie mich einbezieht.

Darunter die ganz normale Grußformel: »Ich hoffe, Ihnen geht es gut, und ich grüße Sie von Herzen, Annelie Keil.«

Ja, Krankheit gehört zum Leben. Wie der Tod. Alles hängt mit allem zusammen. Annelie Keil wurde in der Nazizeit geboren und von der Mutter in ein Kinderheim gegeben. Später wurde sie wieder geholt, als die Mutter meinte, doch ein Kind haben zu wollen, um dann zu sagen: »Du bist hässlich wie die Nacht.« Das hat Annelie Keil einmal bei Tee und Keksen erzählt, ich glaube, sie verarbeitet es im Reden darüber, sie erzählt es als Beispiel. Jetzt muss sie aus ihrem wunderschönen Bauernhaus hinterm Deich ausziehen, es wird weggebaggert, damit der Deich wachsen kann. Krank umziehen. Das Zuhause verlieren. Und einen Dankbrief schreiben. Und anderen Mut machen. Größe. Ideale. Menschlichkeit. Hier finde ich sie wieder. Was für ein Glück in der Trauer!

Ich nehme mir Annelie Keil zum Vorbild. Ihr Leben enthält mehr Schmerz als das anderer. Vielleicht auch mehr Erfüllung. Ihre Antwort: verstehen lernen, vor allem die eigene Biografie.

Ich habe mich meiner seit ein paar Monaten zugewandt. Ich suche, und ich finde Punkte, die wichtig sind. Um Schuld geht es dabei nicht. Und seit ich das weiß, ist mir leichter. Schuld – woran denn auch? Daran, dass ich bin, wie ich bin, mitsamt meinem Krebs? Das hieße ja, es ist nur schlimm, schrecklich, grausam. Und so ist es nicht. Es gibt Schwierigkeiten, es gibt Trauer, es gibt Versagen. Und es gibt Liebe, Freude, Kraft. Es gibt Menschen, die mir guttun, und Menschen, die mir nicht guttun. Ich kann Letztere nicht alle wegschicken. Sie existieren. Und sie bedeuten etwas. Männer, die mir nicht guttaten, habe ich immer weggeschickt. Eine Mutter, eine Freundin aber – nein. Da ist es umgekehrt. Da will ich es deuten, begreifen, sodass mir ihr Verhalten nicht mehr wehtun kann. Sie wollen es auch nicht, sie wollen sich vielmehr selbst retten. Sie wollen ihr eigenes Ego reparieren, manchmal vielleicht auf meine Kosten. Es liegt an mir, das nicht zu erlauben, meine Kosten gering zu halten. Und sie zu entlasten. Wer glaubt, sich an mir heilen zu können – wie stark muss er mich empfinden? Verrückt. Aber einleuchtend.

Wie stark ist Annelie Keil an ihrem Tiefstpunkt, im Krankenhaus! Sie schickt Dank in die Welt: »In einem Krankenhaus zu liegen, das einem zwei große alte Bäume vors Fenster stellt, durch die nachts die Sterne und manchmal auch der Mond schimmern, ist ein großes Geschenk, weil die Nächte dann kürzer werden, und manche unerträglichen Gedanken und Ängste einfach wie Gebetsfahnen in den Ästen hängen blieben.«

Kränkungen nicht zulassen, das bedeutet genau das: Die eigene Stärke spüren und sich nicht wegducken unter der Zumutung. Ein Beispiel: Eine meiner besten Freundinnen urteilt. Warum? Sie sucht Antworten, sie steckt im Chaos. Sie sucht und sucht, wie ich selbst. Und dann stehe ich da im Weg herum, ich bin ein anderer Weg, ein anderes Prinzip. Es stört, es lockt, beides. Es verwirrt.

Ich möchte statt Kränkung Mitgefühl empfinden. Nicht Mitleid, das wäre herablassend. Mitgefühl mit der verzweifelten Suche der anderen. Da ist eine Ehe geplatzt, da sind Berufswege unerfüllt geblieben. Da bricht eine schlimme Krankheit in die Familie ein, da misslingt eine neue Beziehung. Da droht eine Sucht sich einzuschleichen – und immer besteht die Aufgabe, sich zu erhalten. Als die, die man morgens beim Zähneputzen sieht. Die man der Welt zeigt.

Ich leide nicht mehr unter Vorwürfen, ich verstehe einfach den Wunsch nach Heilung. Ich bin nicht allein krank. Andere sind es auch. Es sind nur andere Krankheiten. Seit ich das weiß, bin ich sanfter, bin ich milder. Gut fühlt es sich an.

Ernste Einschnitte wie eine schlimme Krankheit zerren Tiefes an die Oberfläche, halten den Quirl in die Gefühle und Ereignisse, mischen das Leben neu. Das hat Vorteile. Viele Menschen mit Krebs werden ehrlicher, sensibler, glücksfähiger – das finde ich in allen Beschreibungen Betroffener. Finde ich auch bei mir. Aufgeschreckt aus aller Abgebrühtheit, aus Routine und Alltagstrott, beginnt das Leben neu. Nichtbetroffene denken: Aha, sie hat dem Tod ins Auge geblickt, jetzt weiß sie, was sie am Leben hat. So simpel ist es nicht.

Die niederländische Bestsellerautorin Sophie van der Stap schreibt in ihren Buch *Heute bin ich blond,* nachdem die Krebskrankheit nicht mehr bedrohlich war: »Ich denke, ich weiß heute besser, was ich will und was ich brauche, um ich selbst zu sein.« Da ist sie einundzwanzig Jahre alt.

Ungeahnte Eindrücke sind es, die jeder Krebspatient durch die schockierende Diagnose und die folgenden Behandlungen erfährt. Begleitet sind sie von bisher ungedachten Gedanken und unbekannten Gefühlen. Der Mensch verändert sich. Und oft zu seinem Vorteil. Leben ist Veränderung. Krankheit kann sie exponentiell beschleunigen, kann Leben vervielfachen, intensivieren, kann Genuss und Glück deutlicher machen vor dem Hintergrund von Elend und Unglück. All das habe ich erfahren und erfahre es noch.

Keineswegs kann ich mir vorstellen, dass diese Verwandlung irgendwann haltmacht. Ich bin eine andere geworden – und genieße es sehr. Meine Bereitschaft, auch weiterhin Änderungen anzunehmen und zu genießen, ist groß. Ich bin wach. Die lauernde Drohung, dass der Krebs wiederkommt, dass es nur die Instrumente waren und die wahre Folter noch bevorsteht, lässt mich nicht mehr wegdämmern. Also lebe ich. Lebe besser als je zuvor. Habe mich in mein Leben verliebt.

11. Juli 2008

Ich fahre zu Harry und Anja in ihr neu gebautes Haus im Süden Berlins. Meine Fragen zu meiner Gesundheit sprengen den Rahmen eines Sprechstundentermins.

Wir frühstücken zusammen auf der Terrasse, es gibt Matjes, Käse, Körnerbrötchen, Champagner. Ich bewundere das hohe, helle Wohnzimmer mit frei schwebender Treppe zur offenen oberen Etage. Hier wohnt Glück. Ich fühle mich wohl und bedanke mich mit dem größten Blumenstrauß, den ich bekommen konnte. Rote Lilien, weiße Rosen, grüne Hortensien.

Ich frage: »Also, Anja, ganz ehrlich, wieso sagst du, ich sei gesund, wenn es doch keine Garantie dafür gibt?« Sie lacht. »Was brauchst du, damit du dich gut fühlst? Was willst du hören?« Die Wahrheit. Natürlich. Und während sie anfängt zu reden, weiß ich plötzlich: Die gibt es nicht, die Wahrheit. Keiner kennt sie. Sachlich klingt es bei Anja so: »Deine Heilungschancen sind nicht in Prozenten auszudrücken, aber statistisch gesehen ist dein Risiko, noch einmal an Krebs zu erkranken, ganz gering.« Schnell trinke ich einen Schluck Champagner und versenke zugleich diesen Satz tief in mir. Er soll in mir wohnen, mir Kraft geben und mich wärmen.

Harry fängt nach zwei Stunden auf der Terrasse an, Gemüse für das Abendessen zu schneiden, zu dem andere Gäste erwartet werden. Wie beiläufig sagt er: »Überleg mal, wie viele Frauen gibt es denn, die genau deinen Krebs haben, die genauso alt sind, die genauso gelebt haben wie du? Nur mit denen könnte man dich vergleichen.« Er fährt fort, während der Paprika schnipselt: »Du bist über fünfzig und hattest einen 1,4 Zentimeter großen Tumor. Eine Frau von dreißig Jahren mit einem kleineren Tumor hat unter Umständen viel weniger Chancen, wieder gesund zu werden, weil Brustkrebs bei Jüngeren oft gefährlicher und aggressiver ist. Oder bei einer Frau, deren Lymphknoten befallen sind, da sind die Aussichten wieder ganz anders. All diese Aspekte gehen in die üblichen Berechnungen ein, die dir zu verstehen geben: ›Du hast eine Heilungschance von achtzig Prozent.‹« Also, Statistik, ab in die Tonne! Es gibt keine zwei gleichen Menschen. Es gibt keine zwei gleichen Krebse.

Zum Abschied erzählt Harry, wie er mit einem Kollegen, einem Anästhesisten, den Rollrasen auf dem rumpeligen Baugrundstück verlegt hat. Innerhalb weniger Stunden war alles, was vorher grau und steinig war, grün. Ein Nachbar kam und fragte, ob er den tollen Gärtner auch mal ausleihen könnte. Harry zuckte nur mit den Schultern und sagte: »Wenn Sie ihn bezahlen können, er ist nämlich Arzt.« Da staunten die Nachbarn, dass Ärzte auch praktisch begabt sind und richtig schuften können.

Ich wundere mich nicht. Ich traue Harry und Typen wie ihm alles zu. Aber hauptsächlich sollen sie heilen. Und dafür meinetwegen auch ordentlich verdienen. Und sich einen Gärtner kommen lassen. Es sei denn, sie brauchen einen Ausgleich zum Klinikalltag, das könnte ich gut verstehen.

13. Juli 2008

Der Jahrestag. Heute vor einem Jahr hat sich alles gewendet. Und wieder spüre ich nicht das Erwartete. Da ist nichts, fast nichts, nicht viel jedenfalls. Es geht mir gut. Fantastisch sogar. Ich trage meine neue super enge schwarze Hose, meinen ebenfalls gerade erworbenen hellen Kurzmantel, meine Silberkette mit den Klimpermünzen.

»Du bist so süß, du siehst so toll aus, ich kann so gut mir dir reden, du bist sexy, du ziehst mich an, eine Bessere finde ich nicht« – Ralf überschüttet mich heute Abend mit Komplimenten. Wir essen im »Alpenstück«, einem Ecklokal in der Nähe seiner Wohnung. Großartiges Wiener Schnitzel. Kühler Weißburgunder. Gehobene Preise. Auf der anderen Straßenecke spielen Jugendliche Ball. Eine alte Frau zieht ihren Einkaufsrolli zwischen den schön gedeckten Holztischen des Restaurants hinter sich her. Sie sind rechts und links des Gehwegs aufgereiht, lassen in der Mitte die alten Granitplatten für Passanten frei. Zwei Tätowierte tragen ihre Bierdosen vorbei. Ein Saab gibt den Versuch auf, neben uns einzuparken, zu lang für die Lücke. Der Cappuccino kommt, Milchschaum wie Sahne, lecker. Das Feine und das Struppige verstehen sich bestens in dieser Stadt. Wir reden darüber, dass wir beides mögen, beides brauchen, dass eines ohne das andere unerträglich wäre. Dann sage ich: »Ich will, dass du bei mir bleibst, auch wenn du eine Bessere finden könntest. Weil ich ich bin.« – »Das lerne ich gerade«, erwidert er. Schweigen. Mehr sagen kann man nicht. Bloß jetzt nicht pathetisch werden.

Ralf bringt mich zum Auto, nachdem ich gezahlt habe. Morgen, sehr früh, muss er auf eine Dienstreise. Will allein schlafen. Der Abschied geht leicht. Langer Kuss. So viel Sicherheit, wie ich gerade brauche.

Ich sitze im Auto nach Hause. Das kalte Himmelslicht lässt die goldenen Felder noch mehr strahlen. Die Kugelköpfe der Alleebäume, die Brandenburgs Felder durchschneiden, sehen schwarz aus gegen das Weizengold, die Autolüftung pustet mir süßen Duft trockener Wiesen ins Gesicht. Das Autoradio spielt Cat Stevens' *Father And Son*. Uralte, wunderbare Hymne: »I know, that I have to go away.« Wie ich es verstehe. Nichts bleibt, wir müssen unseren Weg gehen, wir alle. Söhne, Väter, Töchter, Mütter. Meistens wandern wir ja in mehreren Rollen durchs Leben. Und keiner kann uns aufhalten, nicht mal wir selbst. Ich drehe auf laut. Singe laut mit.

Ein Kreuzberger Musikfan darf diese Stunde radioeins gestalten. Er hat den Cat-Stevens-Song zuerst als Werbung für einen Tee kennengelernt. Der Arme. Ich habe ihn bei meinem Bruder auf dem Tonbandgerät gehört. Als die

Bänder noch rissen und man sie mit Klebstoff flicken konnte. Es blieb nur ein kleiner Hopser im Lied. Egal. So ein Band war unendlich kostbar. Eine Cat-Stevens-Platte, *The White Album* von den Beatles, Jethro Tull – das waren die Gefühle der Siebziger. Nie vergangen. Nie getoppt. Meine Kinder lieben dieselbe Musik. Und ich höre auch ihre. Danach läuft die englische Rockband Cold Play, ein Song von 2000. Auch nicht schlecht. Genauso sentimental. Cooler Sender. Tolle Stadt. Wunderbares Leben.

Nach Hause kommen. Allein. Und nicht einsam sein. Verstehen. Alles war richtig. Auch das Falsche. Nach dem Schweren kommt das Leichte. Um mich herum lebt es. Ich bin ein Teil von diesem Gebrumm der ganzen Welt. Hier gehöre ich hin.

Ich bin da. Mein Dorf. Die Störche auf dem Schornstein der stillgelegten Schnapsbrennerei füttern ihre Jungen. Das immer noch räudige Schloss der Mendelssohns mit einem rosa Abendsonnenstreifen darüber. Daneben mein Hof, das gelbe Häuschen. Die roten Malven davor. Ich bin, wo ich immer hin wollte. Bei mir.

Literatur

Berg, Lilo: Brustkrebs – Wissen gegen Angst, Das Handbuch. München 2007

Herbert, Sibylle: Überleben Glücksache. Was Sie als Krebspatient in unserem Gesundheitswesen erwartet. Frankfurt am Main 2005

LeShan, Lawrence: Diagnose Krebs. Wendepunkt und Neubeginn. Ein Handbuch für Menschen, die an Krebs leiden, für ihre Familien und für ihre Ärzte und Therapeuten. Stuttgart 2006

Servan-Schreiber, David: Das Anti-Krebs-Buch. München 2008

Simon, Muriel: Wieder im Leben. Bergisch-Gladbach 2006

Simonton, O. Carl: Wieder gesund werden. Reinbek 2007

Stap, Sophie van der: Heute bin ich blond. München 2008

Terzani, Tiziano: Noch eine Runde auf dem Karussell. Vom Leben und Sterben. München 2007

–: Das Ende ist mein Anfang. Ein Vater und ein Sohn und die große Reise des Lebens. Berlin 2007

Internetadressen

Es gibt Hunderte von Internetadressen zum Thema Krebs. Hier nur eine kleine Auswahl von Adressen, die vielfach Links zu anderen Websites aufweisen:

Krebsinformationsdienst Deutsches Krebsforschungszentrum Heidelberg: www.krebsinformationsdienst.de

Deutsche Krebsgesellschaft e. V.: www.krebsgesellschaft.de

Brustkrebs-Info: www.brustkrebs.de

Krebs-Kompass (Informationen mit Chat): www.krebs-kompass.de

Service mit Verbindungshinweisen zu Selbsthilfegruppen: www.onkologie.de

Frauenselbsthilfe nach Krebs e.V.: www.frauenselbsthilfe.de

Deutsche Gesellschaft für Radioonkologie: www.degro.org

Gesellschaft für Biologische Krebsabwehr e.V.: www.biokrebs-heidelberg.de

Dank

Ich danke zuallererst Ralf, mit dem ich in der schlimmsten Zeit lachen konnte.

Dank vor allem auch an die Ärzte Antje und Bodo, die Professionalität mit Menschlichkeit verbinden und ihrer Patientin damit in großer Unsicherheit ein Stück Sicherheit zurückgaben.

Ich danke meinen Freundinnen, die mit mir zusammen versuchten, das Unverstehbare zu verstehen. Ilka, immer zur Stelle, wenn sie gebraucht wird, Katrin, die eine Schwester geworden ist, Tanja mit langen guten Gesprächen, Sonja, die als Bereicherung dazu kam, Blocki, die die ersten guten Worte direkt nach dem Schock für mich fand.

Dankbar bin ich meiner Hamburger Redaktion für die Solidarität und Wärme, die mir aus beruflichem Umfeld fast überraschend entgegen kam.

Und ich danke meinen Kindern, Paul und Lilly – weil es sie gibt.